社区与家庭精神医学

主　审

阮　治　蒋陆友

主　编

罗　诚

副主编

张　劲　杨俊伟

编著者

姚　坚　黄朝红　高长青

余发春　杨　丽　杨蜀云

杨明丽　李惠仙　佘维祥

鲍建军

金盾出版社

内 容 提 要

本书由从事精神医学临床经验丰富的医师撰写，以问答的形式，简单介绍了精神医学的基础知识，系统介绍了精神分裂症、癔症、人格障碍、心境障碍、焦虑症、孤独症、抑郁症、恐惧症、失眠症、注意力缺陷多动障碍、心理创伤后遗症等具有代表性的疾病，并对药物治疗及心理治疗的方法进行了详细叙述。其内容丰富，通俗易懂，科学实用，适用于广大精神障碍者阅读，也适用于从事精神医学工作人员教学与科研参考。

图书在版编目(CIP)数据

社区与家庭精神医学/罗诚主编.--北京：金盾出版社，2013.2
ISBN978-7-5082-7793-6

Ⅰ.①社… Ⅱ.①罗… Ⅲ.①精神病学—问题解答 Ⅳ.①R74-44

中国版本图书馆 CIP 数据核字(2012)第 176914 号

金盾出版社出版、总发行
北京太平路 5 号(地铁万寿路站往南)
邮政编码：100036
电话：68214039 83219215
传真：68276683 网址：www.jdcbs.cn
封面印刷：北京印刷一厂
正文印刷：双峰印刷装订有限公司
装订：双峰印刷装订有限公司
各地新华书店经销
开本：850×11681/32 印张：9.75 字数：243 千字
2013 年 2 月第 1 版第 1 次印刷
印数：1～6000 册 定价：24.00 元

序

我国精神卫生的发展可谓日新月异，近年来国家政策的扶持力度也愈来愈大，精神卫生机构得到迅速发展，精神病患者的治疗率也有了明显的提高。但由于精神卫生服务起步较晚、起点较低，国民对精神卫生的认识仍严重不足，有关精神医学、精神疾病、心理健康的知识有待精神医学从业者通过长期坚持不懈的努力来提高。

在我国的很多地方，不少民众，甚至部分基层医务人员，尚未把精神疾病当作医学问题来看待。他们的误解往往朝两个极端倾斜：部分人认为医生解决的是躯体有痛苦的问题，精神问题是思想或者个性问题；另一部分人则带有一定的悲观主义和疾病歧视倾向，认为一旦得上这方面的疾病就无药可医或者不可能治愈。两种误区在我国不同历史时期各个阶层都不同程度的存在，使得人们患上精神疾病时不能及时、正确地求助和就医，得不到持续的治疗和康复服务；在社会上不容易被人接受，工作机会丧失，社会交际机会减少，使得这类疾病患者的社会处境和医学处理更加困难。

近年来，随着国民素质整体的提高，大众对精神医学的知识需求不再满足于简单的科普材料，尤其是患者或家属多希望阅读较有专业水平的科普书籍，以帮助自己进行合理的求助、自助及居家康复、社区康复。这本书的作者长期从事各种精神障碍的临床诊治及社区服务、疾病管理，经验丰富，他们精心选取的内容有针对性、实用性，能够满足这部分读者的需求，这对推动精神卫生知识的普及很有意义，本人愿意为之作序并推荐。

中国心理卫生协会常委、心理治疗与咨询专业委员会主任委员
同济大学医学院人文医学与行为科学教研室主任
同济大学附属东方医院临床心理科主任
中国医师协会精神科医师分会常委
赵旭东

很久就希望出版一本供基层医生和普通大众学习的精神医学书籍，使精神医学知识向全社会普及。我院罗诚和其他几位专家，近年来在出色完成临床工作的同时，利用业余时间编写的这本专业参考书，经过了以下过程：从 2008 年起，他们就开始利用对患者及其家属进行健康教育的机会，不断地向患者及家属宣传精神医学知识，并根据参与者的疑问，逐步把相关专业知识整理成文字材料，分为若干分册免费赠送给患者和家属；2010 年云南省重性精神疾病防治工作全面铺开后，他们又根据国家卫生部精神疾病防治政策和操作规范，对原有文字资料进行补充完善，把它们作为培训教材，对社区医生及相关基层精神卫生工作者进行培训。当本书示我时，已经多次修改其稿，内容基本成形。

细观本书，对照其他精神科专业书籍，有如下特点：首先是实用。本书理论相对通俗易懂，以精神科常见症状学内容、常见重点疾病诊断和治疗为主体，能够帮助社区医生和家庭解决基本的精

神疾病预防、治疗与康复问题；其次是全面细致。本书在重性精神疾病的编写上考虑到了基层医生和家庭使用者的各个临床常见问题，如家庭内服药投药技巧、疾病复发前的蛛丝马迹等，能够帮助患者家庭成员全面细致地了解精神康复的各个细节，减少病情波动与复发；再者是方便。本书采用问答编写方式，使得重性精神疾病的大部分常见问题通过目录就能检索到希望得到的知识，使用者无需从头到尾读完就能理解。全书各个章节及问题按照一定顺序排列，先宏观后细节，先理论后日常问题，但具体问题之间仍按目前专业书编排体例呈现，使得内容严谨易懂。

近年来，随着党和政府越来越重视精神卫生防治工作，投入逐年增加。而基层医生和普通大众又极度缺乏相关的通俗易懂的精神卫生防治知识，此书正是基于这种需求而编辑。有了此书，医院可以将其作为健康教育题材之参考；社区基层医生可以作为工作工具书；家庭可以作为精神康复的操作手册；这实乃精神病患者之福，构建和谐社会所需。

云南省医院管理协会精神病医院管理分会主任委员

中国医院管理协会精神病医院管理分会委员

云南省精神病医院院长、书记

云南省心理卫生协会理事长

杨家义

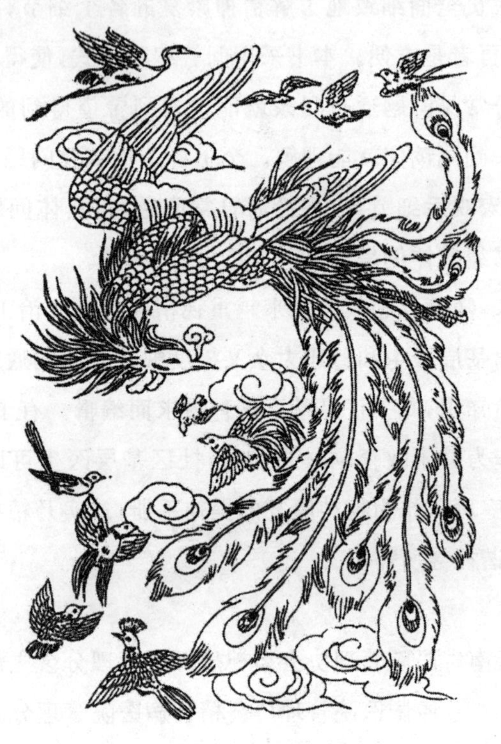

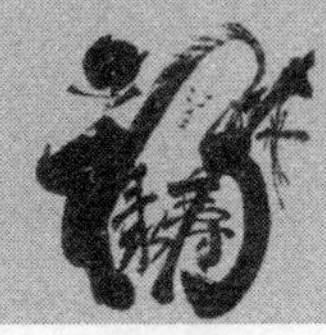

CONTENTS 目录

第一章 精神医学基础

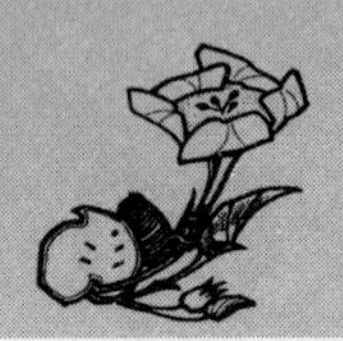

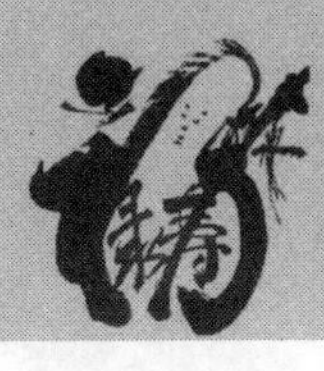

第二章 社区重性精神医学

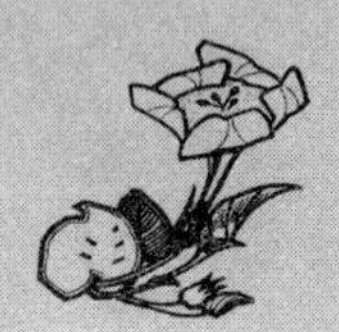

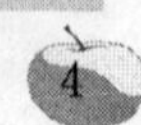

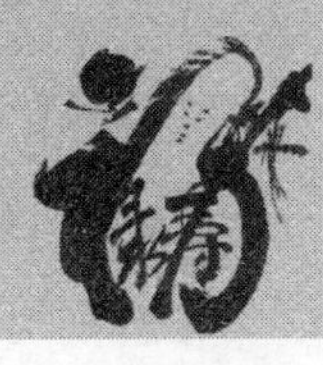

目录

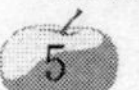

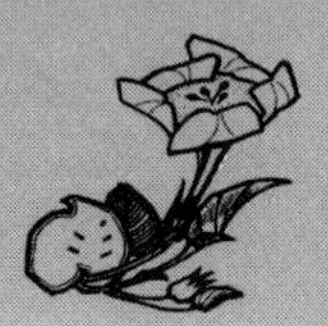

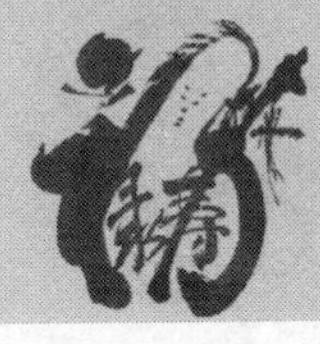

目 录

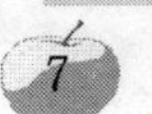

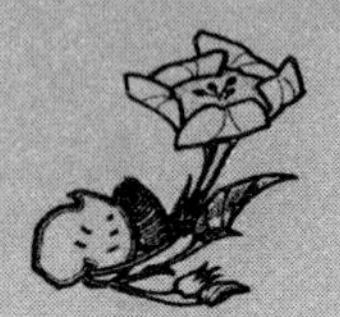

第三章　普通精神医学

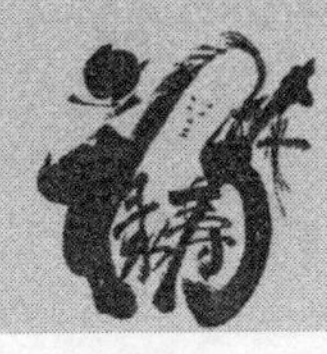

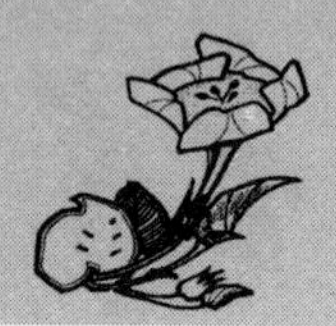

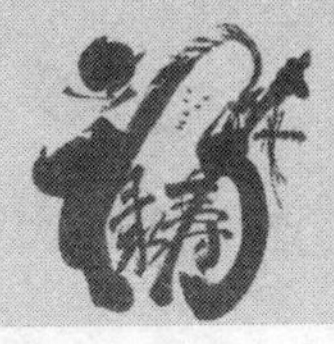

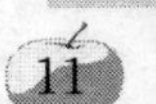

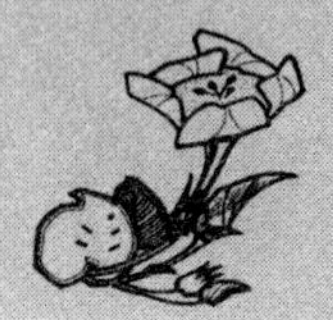

第四章　家庭精神医学

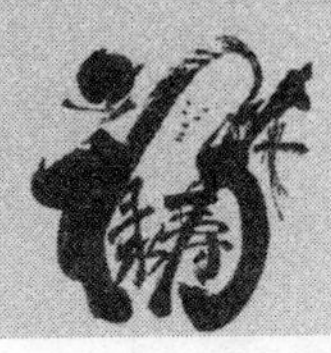

目录

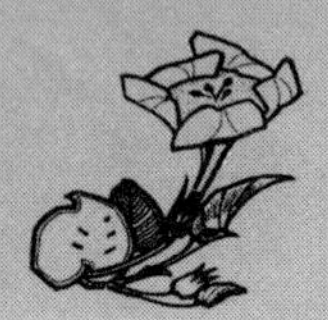

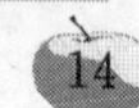

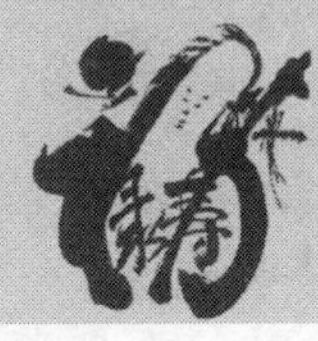

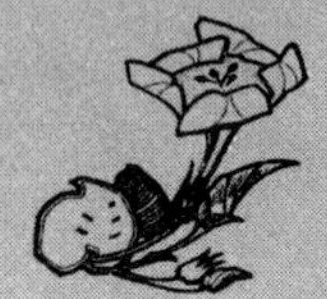

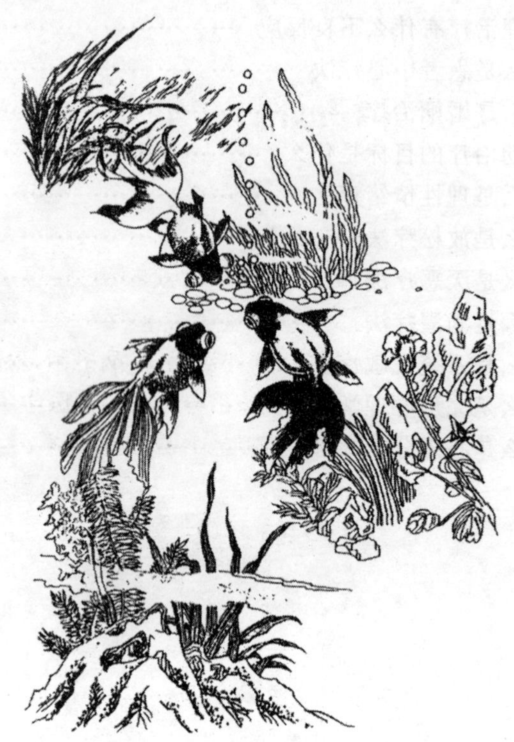

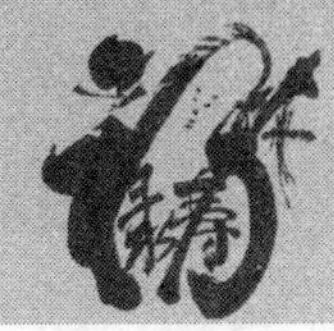

第一章　精神医学基础

一、社区精神病学基础知识

1. 什么是精神医学

精神医学与精神病学概念在我国尚有模糊性，通常人们会把两者等同起来，其实质两者有一定的差异。精神医学的基本内涵一般有二，一是研究各类精神疾病的病因、发病机制、表现、发展规律、治疗和预防为主的医学问题，该部分的内涵是医学临床诊疗的重要组成部分，又称为精神病学，是精神医学的基本内涵；二是研究社会心理因素，也就是精神因素对人体健康和发展产生的正面或负面影响，与社会医学和心理学等密切相关，是精神医学的高级内涵，我国现阶段的精神医学以前者为主要工作内容，随着国家经济形势的发展和国民素质的提高，人们对精神医学的服务需求将越来越全面，层次也将日益提高。

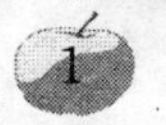

由于精神医学科学仍有较多的局限性，精神障碍患者疾病症状的复杂性，疾病形态涉及个人以外的社会关系问题，所以精神医学也与其他多种学科方面相关，如社会、司法、教育、人力资源分配等。目前，人们暂时对精神医学和精神障碍患者仍然存在一定的误解和偏见，需要精神卫生工作者和全社会共同努力，积极营造有利于精神障碍患者生存的社会氛围。随着精神科药物的发展和治疗方法的改进，精神障碍患者的预后大为改善，使得人们的误解有所减少，精神病患者也逐步被人们接受。

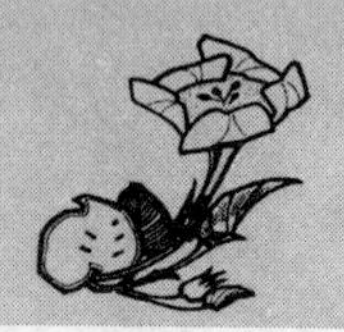

2. 什么是精神障碍

精神障碍是目前精神医学的核心词汇，是指以人的认知、情绪、行为等方面的改变，可伴有痛苦体验和（或）功能损害，并且具有明确诊断意义的医学问题。例如，阿尔茨海默病有典型的认知（特别是记忆）方面的损害，抑郁症有明显病态的抑郁体验；而儿童注意缺陷障碍的主要特征是多动。这些认知、情绪、行为改变使得患者感到痛苦，功能受损或增加患者死亡、残疾等危险性。在精神医学中，另有精神病和精神病性障碍的概念，精神病是一种传统而通俗的说法，一般是指具有精神病性障碍的疾病，如精神分裂症。精神病性障碍是一个学术名称，是指具有幻觉、妄想或思维和行为明显紊乱的临床症候群。

精神障碍与其他躯体疾病一样，是由生物、心理、社会（文化）因素相互作用的结果。例如，糖尿病和精神分裂症的发生都可认为是生物、心理、社会因素相互作用所致。对于某些疾病来说，生物学易感性是必要因素，但并不能足以说明疾病的发生与发展的全部过程。对于另一些疾病来说，心理、社会因素可能是必要因素，但也不足以解释全部的病因。脑是产生精神活动的器官，正常与异常的心理现象均来源于脑。

3. 什么是重性精神疾病

重性精神疾病是相对于普通的精神疾病而言，对患者个体健康状态影响严重、社会功能严重损害的精神疾病。广义地说，重性精神疾病可以包含各类型器质性精神障碍、精神活性物质所致精神障碍、精神分裂症及精神病性障碍和心境障碍等，是一个相对的概念。我国受国家经济条件制约，国家对各种重性精神疾病暂时不能全面兼顾进行管理，采用狭义的重性精神疾病概念，主要包括精神分裂症、双向障碍、偏执性精神病、分裂情感障碍等，是我国目

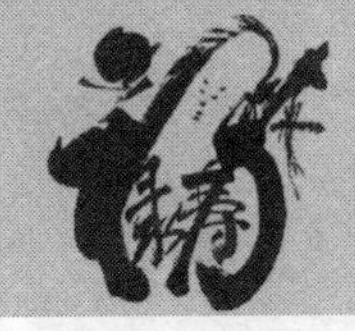

前进行社区管理的主要病种，这些病种可能会根据国家经济状况进行调整。这些疾病有一定社会公共安全风险，发病时，患者丧失对疾病的自知力或者对行为的控制力，并可能导致危害公共安全和他人人身安全的行为，长期患病者可造成社会功能严重损害。

4. 什么是普通精神障碍

普通精神障碍是相对于重性精神疾病而言，对患者个体健康预后、社会功能损害较轻的精神障碍，既往在教科书中称“轻性精神障碍”。因为“轻性精神障碍”中一部分疾病仍有严重的后果，给患者带来严重的健康影响，严重的导致精神残疾，部分患者伴有自杀和暴力风险，所谓“轻性”容易误导患者和精神科工作者，近年来“轻性”一词已经不再常用。但相对于我国已经习惯的“重性精神疾病”需要另一名称来归类余下的精神障碍。为了减少公众对精神障碍的误解，“普通”一词带有常见、多发的特点，取代“轻性”一词可以作为对非重性精神障碍的认识。在国际上暂时没有“重性”、“轻性”、“普通”精神障碍的分类法。

5. 遗传对精神障碍有什么影响

人们早就认识到遗传基因是影响人类和动物正常与异常行为的主要因素之一。科学家对所谓“功能性精神障碍”（如精神分裂症、情感障碍、儿童孤独症等）进行了家族研究，包括从了解这些障碍的遗传方式、遗传度到基因扫描等。共同的结论是：这些疾病具有遗传性，是基因将疾病的易感性一代传给一代。如亨廷顿病等属于单基因遗传性疾病，突变的基因使疾病代代相传；但目前绝大多数的精神障碍都不能用单基因遗传来解释，而是多个基因的相互作用，使危险性增加，加上环境因素的参与，产生了疾病。从这一意义上说，基因的相互作用可增加疾病的危险性。因此，改变导致疾病的环境因素，将会是当前预防精神障碍的重点。

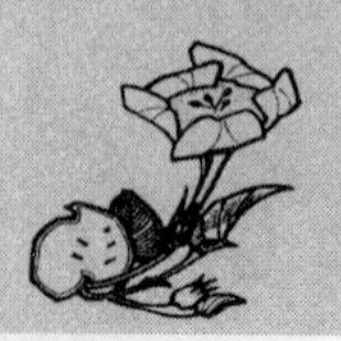

多基因遗传病中，遗传和环境因素的共同作用，决定了某一个体是否患病。需要强调的是，即使有较高的遗传度，环境因素（社会心理、营养、健康保健等）在疾病的发生、发展、严重程度、表现特点、病程及预后等方面，仍起着非常重要的作用。例如，精神分裂症同卵双生子同病率不到50%，这就是说，具有相同基因的双生子一方患精神分裂症时，另一方患精神分裂症的可能性尚不足50%。

6. 感染与精神障碍有什么关系

早在20世纪初期，我们就已知道感染因素能影响中枢神经系统，产生精神障碍。例如，通过性传播的梅毒螺旋体首先引起生殖系统症状，在多年的潜伏后，进入脑内，导致神经梅毒。神经梅毒主要表现为神经系统的退行性变，表现为痴呆、精神病性症状及麻痹。人类免疫缺陷病毒（HIV）也能进入脑内，产生进行性的认知行为损害，早期表现为记忆损害，注意力不集中及情绪淡漠等，随着时间的推移，出现更为广泛的损害，如缄默症、大小便失禁、截瘫等。有15%～44%的HIV感染者出现痴呆样表现。HIV不是直接感染了神经元，而是感染了免疫细胞——巨噬细胞，巨噬细胞死亡后，释放毒素，损伤了周围的神经元。引起精神障碍的感染还包括诸如单纯疱疹性脑炎、麻疹性脑脊髓炎、慢性脑膜炎、亚急性硬化性全脑炎等。近年来还发现，有些儿童在链球菌性咽炎后突然出现强迫症的表现。

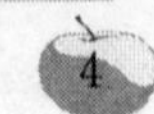

7. 生活事件应激与精神障碍有什么关系

任何个体都不可避免地会遇到各种各样的生活事件，这些生活事件常常是导致个体产生应激反应的应激源。其中恋爱婚姻与家庭内部问题、学校与工作场所中的人际关系常是应激源的主要来源；社会生活中的一些共同问题，如战争、洪水、地震、交通事故、

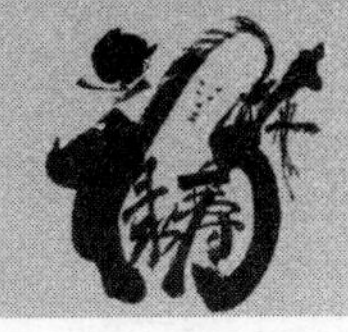

种族歧视,以及个人的某种特殊遭遇,如身体的先天或后天缺陷,某些遗传病、精神病、难治性疾病,被虐待、遗弃、强暴等则是应激源的另一重要来源。

在临床上,与急性应激有关的精神障碍主要有急性应激反应和创伤后应激障碍。慢性应激反应可能与人格特征关系更大,临床上可见适应障碍等。另外,社会、心理刺激常常作为许多精神障碍的诱因出现,应予以充分注意。除外来的生活事件外,内部需要得不到满足、动机行为在实施过程中受挫,也会产生应激反应;长时间的应激则会导致神经症、心身疾病等。

8. 人格特征与精神障碍有什么关系

人格可以定义为个体在日常生活中所表现出总的情绪和行为特征,此特征相对稳定并可预测。性格是在气质(一个人出生时固有的、独特的、稳定的心理特性)的基础上,由个体活动与社会环境相互作用而形成的。一个具有开朗、乐观性格的人,对人也坦率、亲热,思想、感情容易交流,乐于助人,也容易得到别人的帮助,愿意理解别人,也容易被人理解,在人际关系中误会与矛盾较少,即使有也容易获得解决;这种人外向,追求刺激与挑战,在心理应激过程中对挫折表现出较强的耐受性。与此相反,一个比较拘谨、性格抑郁的人,与他人保持一定距离,含蓄隐秘,对人心存疑虑戒备,不太关心别人,别人对他也就比较疏远和冷淡,在人际关系中误会与隔阂较多;他们内向、懦弱、回避刺激,在困难面前显得无能为力,容易悲观丧气,对心理应激的耐受能力较差,易患神经症、心身疾病、酒精与药物滥用等。

有些人的性格自幼就明显偏离正常、适应不良,达到了害人害己的程度,人们称之为人格障碍。有些人格障碍与精神障碍关系十分密切,如具有表演型性格的人容易罹患癔症,具有强迫性格的人容易罹患强迫症,分裂样人格障碍者则患精神分裂症的可能性

较大。

9. 世界卫生组织是怎样分类精神疾病的

世界卫生组织(WHO)公布的《疾病及有关健康问题的国际分类(ICD)》,简称国际疾病分类,从1948年至今已出版了第10版,简称ICD-10,包括各科疾病,第五章是关于精神障碍的分类,为欧亚多数国家采用。ICD-10第五章主要分类类别如下:①F00~F09器质性(包括症状性)精神障碍。②F10~F19使用精神活性物质所致的精神及行为障碍。③F20~F29精神分裂症、分裂型及妄想性障碍。④F30~F39心境(情感性)障碍。⑤F40~F49神经症性、应激性及躯体形式障碍。⑥F50~F59伴有生理障碍及躯体因素的行为综合征。⑦F60~F69成人的人格与行为障碍。⑧F70~F79精神发育迟缓。⑨F80~F89心理发育障碍。⑩F90~F98通常发生于儿童及少年期的行为及精神障碍。⑪F99待分类的精神障碍。

10. 什么是社区

社区是人们生活中不可缺少的一个综合基础的群众基础机构。它为居住在一个固定区域范围内的居民,起着一种媒介桥梁作用,并为广大居民群众做着一些日常生活中所需的事情,以及起着与社会团体环节沟通连贯的作用。社区是大家信任的一个基础机构,与居民群众生活有着息息相关的关联性基层组织。从这个概念中可以看到,社区至少应该包括这样几方面内容:①社区是一个特定地区内的人口集团。②社区成员之间的联系纽带是共同语言、风俗和文化,由此产生共同的结合感和归属感。③每一社区都有共同的活动场所和活动中心。④每一社区都有自己的组织和制度。⑤每一社区都有它特有的自然条件或生态环境。社区医学中的社区含义为国家的一个基层行政组织,该组织为所辖居民提供社会服务和维持区域良好的社会秩序。

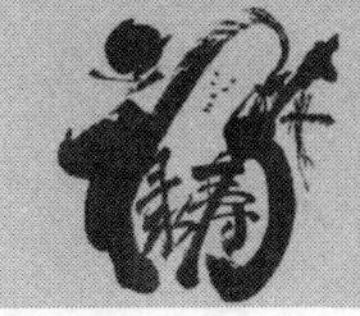

11. 社区医生如何处理重性精神病患者

社区精神病管理医生对重性精神病患者的处置，首先应该询问和检查患者有无出现暴力、自杀自伤等危险行为，以及急性药物不良反应和严重躯体疾病。若有，对症处理后立即转诊至专科医院或对应的医疗机构。总之，应根据病情稳定程度采取不同的处理措施。

重性精神病患者病情稳定，是指精神症状基本消失，自知力基本恢复，社会功能处于一般或良好状态，无严重药物不良反应，躯体疾病稳定。对这类患者若无其他异常，基层医疗卫生机构继续执行上级医院制定的治疗方案，3 个月随访一次。

重性精神病病情基本稳定患者，是指精神症状、自知力、社会功能状况至少有一方面较差，处于“病情不稳定”和“病情稳定”之间的患者。对这类患者若无其他异常，基层医疗卫生机构的医生可在现用药物基础上在规定剂量范围内调整剂量。调整过一次剂量后，可连续观察 4～6 周，若患者症状稳定或比上次已有好转，可维持目前治疗方案，3 个月随访一次。若仍无效果，应转诊到上级医院，2 周内随访转诊结果。若同时伴有躯体症状恶化或药物不良反应，要查找原因对症治疗，2 周随访一次，观察治疗效果。若有必要，转诊到上级医院，2 周内随访转诊情况。

12. 社区医生如何处理病情不稳定重性精神病患者

病情不稳定患者，是指精神症状明显，自知力缺乏，社会功能较差，有影响社会或家庭的行为，有严重药物不良反应或躯体疾病的患者。对这类患者基层医疗卫生机构进行对症治疗后建议转诊到上级医院，2 周内随访转诊情况。另要求如下：

(1)每次随访根据患者病情的控制情况，对患者及其家属进行

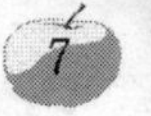

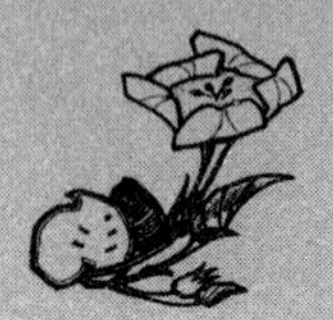

有针对性的健康教育和生活技能训练等方面的康复指导，对家属提供心理支持和帮助。

（2）每年应至少进行 1 次健康检查，可与随访相结合。内容包括血压、体重、空腹血糖，一般体格检查和视力、听力、活动能力的检查，有条件的地区建议增加血常规、尿常规、血脂、眼底、心电图、大便隐血、B 超等检查项目。

（3）建议增加对患者的随访次数和工作内容。

13. 重性精神病患者的危险性如何评估

社区个案管理员对新进入个案管理的患者，首先应开展危险性评估，重性精神病患者的危险性评估共分为如下 6 级。

0 级：无符合以下 1～5 级中的任何行为。

1 级：口头威胁，喊叫，但没有打砸行为。

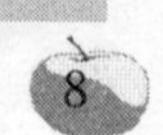

2 级：打砸行为，局限在家里，针对财物，能被劝说制止。

3 级：明显打砸行为，不分场合，针对财物，不能接受劝说而停止。

4 级：持续的打砸行为，不分场合，针对财物或人，不能接受劝说而停止。

5 级：持管制性危险武器的针对人的任何暴力行为，或者纵火、爆炸等行为。无论在家里还是公共场合。

个案管理员在每次随访时，都应进行危险性评估，或根据需要随时进行。一旦发现患者出现危害行为（危险性评估在 1 级和 2 级），或者出现严重药物不良反应等需要紧急处置的情况（见“应急医疗处置”部分），应及时请精神科执业医师会诊，同时向个案管理组长报告，增加随访频度，至少每周 1 次。发现患者危险性评估在 3 级以上，应及时请精神科执业医师会诊，同时向个案管理组长报告，实时紧急住院治疗。

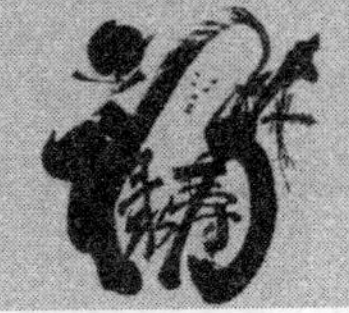

14. 重性精神病患者如何分级管理

(1)一级管理(符合下列其中之一,危险性评估为1～5级)

①半年内出现过口头威胁,喊叫,但没有打砸行为。

②半年内出现过自杀行为或明显自杀企图者。

③半年内有影响社会或家庭的行为者(指冲动、伤人、毁物行为或倾向、或违犯《中华人民共和国治安管理处罚法》的其他行为)。

④半年内有明显幻觉、妄想、行为紊乱者。

(2)二级管理(符合下列其中之一,危险性评估为0级)

①经治疗后,精神病性症状基本得到控制,时间持续0.5～2年以内,基本能按照医嘱维持治疗。

②曾有轻度自伤行为或企图,或有轻度冲动行为但对社会、家庭影响极小,目前无实施的可能性者。

③病情基本稳定,时间持续0.5～3年以内,虽不能或基本不能按照医嘱维持治疗,但无自杀、自伤行为或企图、无影响社会或家庭的行为者。

④治疗或者个人生活料理需要别人协助者。

(3)三级管理(符合下列其中之一,危险性评估为0级)

①病情稳定或基本稳定时间在5年以内,按照医嘱维持治疗者。

②病情稳定或基本稳定时间在3～5年以内,虽不能或基本不能按照医嘱维持治疗者,但无自杀、自伤行为或企图、无影响社会或家庭的行为者。

(4)四级管理(危险性评估为0级):病情稳定或基本稳定时间在5年以上,同时无自杀、自伤行为或企图、无影响社会或家庭的行为者。

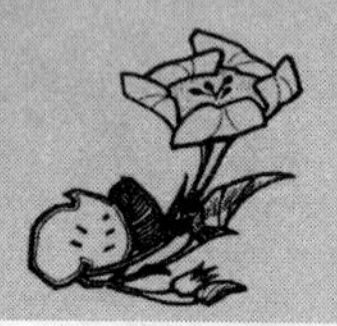

15. 重性精神病患者如何分级干预与随访

社区个案管理员按照“患者基础管理”中分类干预的随访时间要求开展患者随访，填写《患者个案管理记录手册》，基层医疗卫生机构应每3个月定期将个案管理患者的随访情况填写《重性精神疾病社区/乡镇个案管理情况季度报表》，上报县级精神卫生防治机构。随访时间要求如下：

一级管理患者，执行“危重情况紧急处理”和“病情不稳定患者”的随访时间要求。

二级管理、三级管理患者，执行“病情基本稳定患者”的随访时间要求。

四级管理患者，执行“病情稳定患者”的随访时间要求。

随访内容包括：①执行患者基础管理的随访内容和要求。②评估患者危险性和各项心理社会功能，提出个案管理计划更改建议。③提出管理等级更改建议。④如发现患者病情变化或者有发生危险性行为的可能，随时向组长报告，必要时向精神科执业医师报告。

16. 社区应急处理的精神病患者有哪些

突发重性精神疾病，或重性精神疾病患者病情急剧变化，已经出现或可能出现对自身的伤害（自杀、自伤行为），或者对他人造成伤害、对财物造成重大损失、严重扰乱社会治安等（危害社会行为）；或者出现急性或严重药物不良反应，需要通过应急医疗处置及时采取干预措施，以避免伤害和损失的发生或者减轻伤害和损失程度。除已经纳入重性精神疾病管理治疗的疾病外，如癫痫所致精神疾病、精神活性物质所致精神疾病等其他精神疾病患者，也可能出现上述需要应急医疗处置。

在精神卫生医疗机构对患者实施应急医疗处置之前，患者家属或者监护人应在《重性精神疾病应急医疗处置非自愿医疗意见书》

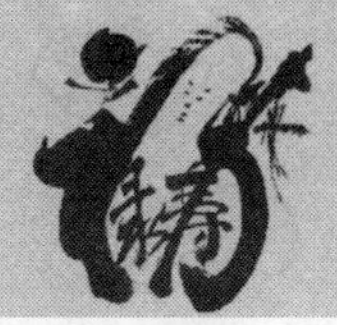

上签字同意。《非自愿治疗医疗意见书》不能及时送达患者家属或者监护人时，由在现场履行公务的公安机关公务人员签字证实。

17. 精神病患者应急处置前要有哪些准备

(1)应急医疗处置组：参加重性精神疾病管理治疗工作的精神卫生医疗机构应当建立应急医疗处置组，制定针对危害社会行为的重性精神疾病患者的应急医疗处置预案。

应急医疗处置组由具有连续5年以上精神科临床工作经验、并且接受过重性精神疾病规范化治疗培训的精神科执业医师，以及具有连续3年以上精神科临床工作经验的精神科专业护士组成。组长应为具有临床和应急处理经验的副主任职称以上精神科高年资医师。应急医疗处置组人员实行24小时轮班。在执行应急医疗处置任务时，所有医护人员需佩戴胸牌，标明身份。

(2)其他参与人员：患者家属或监护人和(或)公安机关公务人员，在需要采取保护性或强制性应急医疗处置措施(如保护性约束、强制性治疗)时，应参与并协同实施应急医疗处置措施。执行应急医疗处置任务的救护车驾驶员、护理员，须接受危险行为防范措施培训。

在对已接受社区/乡镇管理的患者进行应急医疗处置时，基层精防医生和精防护士应尽可能全程参与现场临时性应急医疗处置过程，并在应急医疗处置组到达现场前做必要的前期处置和准备工作。

(3)设备和设施：具有必要安全防护设施并且设有保护性约束功能的救护车及相关的精神科药品。

18. 精神病患者应急处置前要有哪些指征

(1)危害公共安全或者危害他人安全的行为：危险性评估在3级及以上，已经或可能对他人造成人身伤害、对财物和公共安全造

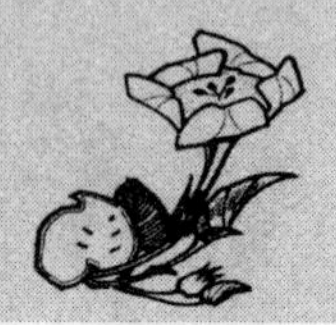

成损失的患者。

(2)自伤或者自杀行为:患者出现下列行为之一,例如:①有明显的自杀观念,可能出现自伤或者自杀行为。②已经出现有自伤或者自杀行为,对自身造成人身伤害。③有扩大性自伤或者自杀的言语、企图或行为,对他人可能或已经造成人身伤害。

(3)急性的或严重的药物不良反应:包括急性药物中毒(自杀或误服),或者长期服药过程中出现的需及时处理的严重药物不良反应。

19. 社区如何报告和处置精神病患者应急事件

如何报告和处置精神病患者应急事件应该视情况而定,如已经接受社区/乡镇管理的患者发生应急事件的,患者家属或监护人可向所在社区卫生服务中心或乡镇卫生院报告,卫生服务机构在接到报告后,应及时报告上级精神卫生医疗机构。情况紧急的,患者家属或监护人可直接向就近精神卫生医疗机构报告。尚未接受社区/乡镇管理的患者或疑似患者发生应急事件的,患者家属或监护人可直接送往就近精神卫生医疗机构;目击者、知情者或当事人可拨打“110”向当地公安机关报警,送往当地卫生行政部门指定的精神卫生医疗机构。

如非本地常住居民,包括临时居住人员、观光旅游人员、流浪乞讨人员中的精神病患者或疑似患者发生应急事件的,目击者、知情者或当事人可拨打“110”向当地公安机关报警,送往就近精神卫生医疗机构。

精神病患者的现场临时性处置用于疾病诊断明确,问题清楚,处理措施不复杂的情况。主要针对一般的急性药物不良反应患者,或病情不重,治疗依从性较好,患者家庭有一定管理条件的患者。对已经接受社区/乡镇管理的患者,在现场临时性应急医疗处

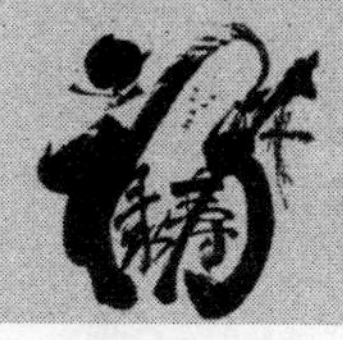

置完毕后，基层精防医生或者精防护士应每4小时随访一次。连续2次随访病情稳定后可停止随访。如果现场临时性应急医疗处置未能达到预期效果，应及时转为精神科门诊留观或精神科紧急住院治疗。

20. 院外精神病患者应急医疗处置有哪些措施

(1)心理危机干预：使用支持性和解释性言语，缓解患者紧张、恐惧和愤怒情绪，劝说患者停止危害行为。同时，对现场其他人的焦虑、紧张、恐惧情绪给予必要的安慰性疏导、转移。

(2)保护性约束：保护性约束为及时控制和制止危害行为发生或者升级，而对患者实施的保护性措施。经患者监护人（家属）同意，在当地公安机关公务人员协同下，使用有效的保护性约束手段对患者进行约束，对其所携危险物品及时全部搜缴、登记、暂存，将患者限制于相对安全的场所。

(3)快速药物镇静：为迅速控制患者情绪，经应急医疗处置组的精神科执业医师诊断并处方，可使用抗精神病药物（如氟哌啶醇等，或加用苯二氮䓬类药物）快速镇静。用药后，应注意观察药物不良反应。

(4)持续性药物治疗：对已经接受社区/乡镇管理的患者，根据疾病诊断和既往治疗情况，应及时制定和调整长期药物治疗方案，以巩固治疗效果，控制并缓解病情。

(5)其他治疗：查看并处理患者出现的身体损伤。必要时，请就近去综合性医院会诊或协助诊疗。

21. 社区如何处理精神病患者的暴力攻击行为

(1)评估患者危险性：根据患者病史及目前的状况，评估冲动

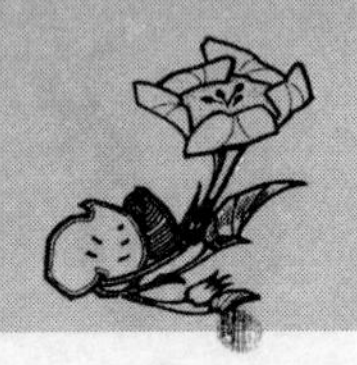

和暴力行为发生的可能性及可能带来的不良后果，进行危险性评估。

(2)非药物性干预措施：①一般的安全技巧。与对方保持一定的距离，避免直接的目光对视，不要随便打断患者的谈话，要有安全的逃离通道，及时发现患者愤怒的迹象，取走患者携带的凶器等。②检查技巧。避免给患者过度的刺激(声光)，予以足够的个人空间，尽量保持开放的身体姿势，尊重、认可患者的感受，向患者表示随时愿意提供帮助。多做言语的安抚，以减少患者的恐惧，劝阻患者停止暴力无效时，则予以身体约束。

(3)药物治疗：采用快速镇静疗法，如使用氟哌啶醇或氯硝西泮肌内注射。

(4)积极处理原发疾病。

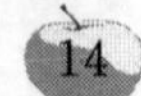

22. 社区如何处理精神病患者的自杀行为

(1)阻止自伤自杀行为，救治躯体损伤：立即阻止正在实施的自伤自杀行为；快速进行必要的躯体检查，实施现场急救，恢复并维持生命体征正常。视躯体损伤程度及医疗处理条件，决定是否转入综合性医院急诊科急救，或请其他科会诊。

如生命体征平稳，应将患者转移至安全场地，由专人看护，避免再度发生自伤自杀行为。如在社区内缺少安全保护措施，应采取精神科门诊留观或紧急住院治疗。

(2)快速药物镇静：使用氟哌啶醇或氯硝西泮。

(3)积极处理原发疾病：适时开始或调整针对原发疾病的治疗方案。了解并分析自伤自杀的成因，给予支持性心理治疗。

23. 精神医学中常需要哪些辅助检查配合诊断

无论在社区还是医院精神科，对于一个精神障碍患者，常常需

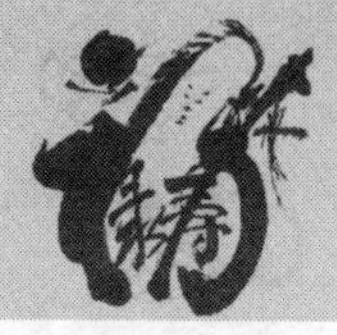

要一定的辅助检查方能做出正确的诊断。常用的方法如下。

(1)躯体检查与神经系统检查：许多躯体疾病会伴发精神症状，精神病患者也会发生躯体疾病。因此，无论是在门诊还是在急诊，都应对患者进行全面的躯体及神经系统检查。

(2)实验室检查：在躯体疾病所致的精神障碍、精神活性物质所致的精神障碍及中毒所致的精神障碍中，实验室检查可以提供确诊的依据。

(3)脑影像学检查：现代技术不仅提供了大脑形态学的检查手段，也可以对大脑不同区域的功能活动水平进行检查。CT、磁共振成像(MRI)等可以了解大脑的结构改变，功能性磁共振成像(fMRI)、单光子发射计算机断层成像(SPECT)、正电子发射断层成像(PET)等，可对脑组织的功能水平进行定性甚至定量分析。这都有助于进一步了解精神障碍的神经生理基础。

(4)神经心理学评估：神经心理学评估需要由经过专门训练的神经心理学家完成。评估内容包括对怀疑存在智能障碍的患者进行的智能检查，对学习困难儿童进行的阅读、书写方面的评估，以及对人格的评估。精心设计的神经心理学测验可对大脑的某些部位的功能进行专门评估，如评定额叶功能的测验。这些测验可以与神经影像学检查相结合，追踪大脑病变的演变。

二、常见精神症状

24. 怎样确认为精神症状

精神症状是指患者通过人的外显行为(如言谈、书写、表情、动作行为等)表现出来的异常精神活动。每一精神症状均有其明确的定义，并具有以下特点：①症状的出现不受患者意识的控制。②症状一旦出现，难以通过转移令其消失。③症状的内容与周围客观环

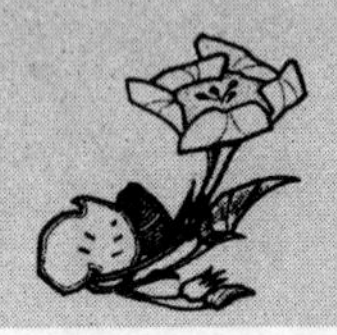

境不相称。④症状会给患者带来不同程度的社会功能损害。

为了判定某一种精神活动属于病态或正常范围，一般应从 3 个方面进行对比分析：①纵向比较，即与其过去一贯表现相比较，精神状态的改变是否明显。②横向比较，即与大多数正常人的精神状态相比较，差别是否明显，持续时间是否超出了一般限度。③应注意结合当事人的心理背景和当时的处境进行具体分析和判断。

在观察精神症状时，不但要观察精神症状是否存在，而且要观察其出现频度、持续时间和严重程度。精神症状一般并不是随时随地都表现出来的，因此必须进行仔细的观察和反复检查。精神检查的方法主要是交谈和观察，能否发现患者的精神症状，特别是某些隐蔽的症状常取决于医患关系及检查技巧，根据短暂、片面观察所作出的结论，很容易漏诊和误诊。

25. 什么是感觉异常

感觉是客观刺激作用于感觉器官所产生对事物个别属性的反映，如形状、颜色、大小、重量和气味等。感觉异常是指感觉器官所产生对事物个别属性的反映出现错误或失真。如感觉过敏、减退和体感异常状态。

感觉过敏是患者对外界一般强度的刺激感受性增高，如感到阳光特别刺眼，声音特别刺耳，轻微的触摸皮肤感到疼痛难忍等，多见于神经症、更年期综合征等。感觉减退是对外界一般刺激的感受性减低，感觉阈值增高，患者对强烈的刺激感觉轻微或完全不能感知，见于抑郁状态、木僵状态和意识障碍。感觉缺失见于癔症，称转换性症状，如失明、失聪等。

内感性不适又称体感异常，是躯体内部产生的各种不舒适和(或)难以忍受的异样感觉，如牵拉、挤压、游走、蚁爬感等。有的感觉性质难以描述，没有明确的局部定位，可继发疑病观念。多见于神经症、精神分裂症、抑郁状态和躯体化障碍。

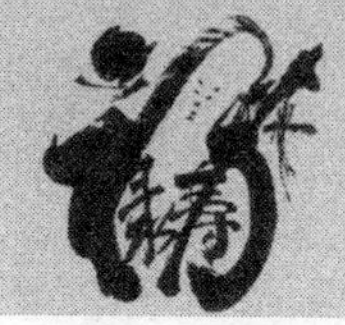

26. 什么是错觉和幻觉

错觉和幻觉都是心理过程中知觉的障碍，是精神科常见的症状。错觉是指对客观事物歪曲的知觉。正常人在光线暗淡、恐惧、紧张和期待等心理状态下可产生错觉，经验证后可以认识纠正。临床上多见错听和错视。如将地上的一条绳索看成一条蛇。病理性错觉常在意识障碍时出现，带有恐怖色彩，多见于器质性精神障碍的谵妄状态。如谵妄的患者把输液瓶标签上的一条黑线看成是蜈蚣在爬动。

幻觉指没有现实刺激作用于感觉器官时出现的知觉体验，是一种虚幻的知觉。幻觉是临床上最常见而且重要的精神病性症状，常与妄想合并存在。根据其所涉及的感官分为幻听、幻视、幻嗅、幻味、幻触、内脏性幻觉。幻觉（真性）具有感、知觉的4个特点：①形象的生动性。②存在于客观空间。③不从属于自己。④也不能随自己的意愿而加以改变。一般指正常人的感觉、知觉与表象的区别，以及幻觉与表象的区别：感觉、知觉时都有客观事物存在，所感知事物的形象是非常清晰、鲜明的，比在回忆或想象中的形象（即表象）生动得多。感觉、知觉时事物的形象是投射在外部的客观空间的，而表象存在于主观的空间。感觉、知觉使客观事物的形状、大小和颜色，不能随本人的意愿而加以改变，但表象中的事物则可随本人的想象而发生变化。正常的感、知觉常参与表象，但表象不具有感性生动性，而真性幻觉时表象特别强烈和鲜明，并投射于外部客观空间，从而具有客观事物那样的客观性的特点。

27. 幻听的临床特点和意义是什么

幻听是精神科临床上最常见的症状之一，患者可听到单调的或复杂的声音。非言语性幻听属原始性幻听，如机器轰鸣声、流水声、鸟叫声，多见之于脑局灶性病变。最多见的是言语性幻听，常

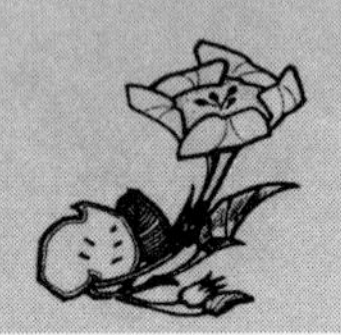

具有诊断意义。言语性幻听的内容通常是对患者的命令、赞扬、辱骂或斥责，因此患者常为之苦恼和不安，并产生拒食、自伤或伤人行为。有时“声音”把患者作为第三者，内容是几个人议论患者。幻听常影响思维、情感和行为，如侧耳倾听，甚至与幻听对话，破口大骂，也可能出现自杀及冲动毁物的行为。幻听可见于多种精神障碍，其中评论性幻听、议论性幻听和命令性幻听为诊断精神分裂症的重要症状。另外，在重度抑郁发作或躁狂时也会随异常情绪的严重程度出现变化，这些幻听的内容往往与他的情绪状态有一定的关系，容易使人误诊为分裂症。

28. 幻视的临床特点和意义是什么

幻视也是常见的幻觉形式，是指患者能够看到实际并不存在、他人不能看到的视觉现象。幻视内容也十分多样，从单调的光、色、各种形象到人物、景象、场面等。在意识障碍时，幻视多为生动鲜明的形象，并常具有恐怖性质，如多个有伤人的动物准备向他袭击，多见于躯体疾病伴发精神障碍的谵妄状态，此时常合并听幻觉一起出现，构成一个鲜活的恐怖场面，使患者恐惧万分。如在意识清晰时出现的幻视见于精神分裂症。例如，一位精神病患者说：“看到自己家的房顶上有一闪光的十字架及一具可怕的骷髅头，十字架发出的光在我家中扫来扫去，他们找死亡女神和希望女神。”同时，又可见于分离性障碍。

29. 幻嗅、幻味、幻触和内脏幻觉的临床特点是什么

幻嗅的患者能够闻到一些不存在的气味，这些气味常常以难闻的气味居多。如腐败的尸体气味、化学物品烧焦味、浓烈刺鼻的药物气味及体内发生的气味等，往往引起患者产生不愉快的情绪体验，常与其他幻觉和妄想结合在一起。如患者坚信他所闻到的

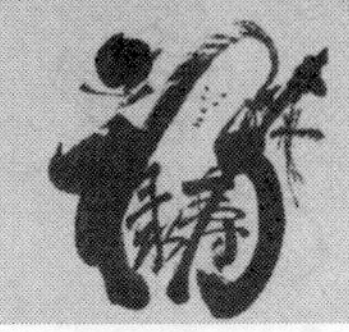

气味是坏人故意放的，从而加强了迫害妄想，可表现为捏鼻动作或拒食，可见于精神分裂症。单一出现的幻嗅，需考虑颞叶癫痫或颞叶器质性损害。

幻味的患者能够尝到食物内有某种特殊的怪味道，这种味道是其他的人不能够感受到的，患者经常与可能有人要用毒药害他的观念联系因而拒食，以防被人所害。常继发被害妄想，主要见于精神分裂症。

幻触也称皮肤与黏膜幻觉。患者感到皮肤或黏膜上有某种异常的感觉。如虫爬感、针刺感等，也可有性接触感。可见于精神分裂症或器质性精神病。

内脏幻觉的患者，对躯体内部某一部位或某一脏器的一种异常感知。如感到肠扭转、肺扇动、肝破裂、心脏穿孔、腹腔内有虫爬行等，能被检查或解剖推理否定其真实现象的存在，常与疑病妄想、虚无妄想或被害妄想伴随出现，多见于精神分裂症及抑郁症。

30. 什么是真性或假性幻觉

真性幻觉的患者体验到的幻觉形象鲜明，如同外界客观事物形象一样，存在于外部客观空间，是通过感觉器官而获得的。患者常叙述这是他亲眼看到的，亲耳听到的。因而患者常常坚信不疑，并对幻觉作出相应的情感与行为反应。

假性幻觉患者所感到的幻觉形象不够鲜明生动，产生于患者的主观空间如脑内、体内。幻觉不是通过感觉器官而获得，如听到肚子里有说话的声音，可以不用自己的眼睛就能看到头脑里有一个人像。虽然幻觉的形象与一般知觉不同，但是患者却往往非常肯定地认为他的确是听到了或看到了，因而对此坚信不疑。

31. 什么是感知觉综合征

感知觉综合征是患者对客观事物能够正确认识，但对部分属

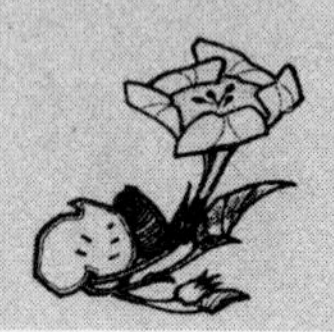

性如大小比例、形态结构、空间距离、运动速度产生错误的体验，常见的异常情况有视物变形症、时间、空间知觉障碍等。

视物变形症：患者感到周围的人或物体在大小、形状、体积等发生了变化。看到物体的形象比实际增大称为视物显大症，如看到他的父亲变成了巨人，头顶着房顶；比实际缩小称为视物显小症。例如，一成年男性患者感到自己睡的床只有童床那么大小，认为容纳不下自己的身体而坐着睡觉。可见于癫痫及器质性疾病。

空间知觉障碍：患者感到周围事物的距离发生改变，如候车时汽车已驶进站台，而患者仍感觉汽车离自己很远。可见于癫痫及器质性疾病。时间感知综合障碍患者对时间的快慢出现不正确的知觉体验。如感到时间在飞逝，似乎身处于“时空隧道”之中，外界事物的变化异乎寻常地快；或者感到时间凝固了，岁月不再流逝，外界事物停滞不前。可见于癫痫及器质性疾病。

非真实感：患者感到周围事物和环境发生了变化，变得不真实，视物如隔一层帷幔，像是一个舞台布景，周围的房屋、树木等好像是纸板糊成的，毫无生气；周围人似没有生命的木偶等。对此患者具有自知力。见于抑郁症、神经症和精神分裂症，也可见于癫痫及器质性疾病。

32. 什么是思维

思维是人脑对客观事物间接概括的反映，是人类认识活动的最高形式。由感知所获得的材料，经过大脑的分析、比较、综合、抽象和概括而形成概念，在概念的基础上进行判断和推理，这整个过程称为思维。思维是通过言语或文字来表达。正常人的思维有以下几个特征：①目的性。思维指向一定的目的，解决某一问题。②连贯性。指思维过程中的概念是前后衔接，相互联系的。③逻辑性。指思维过程符合思维逻辑规律，有一定的道理。④实践性。正确的思维是能通过客观实践检验的。

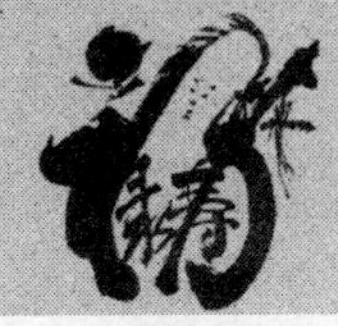

33. 什么是思维奔逸与迟缓

思维奔逸又称观念飘忽，指联想速度加快、数量增多、内容丰富生动。患者表现健谈，说话滔滔不绝、口若悬河、出口成章，诉述脑子反应快，特别灵活，好像机器加了"润滑油"，思维敏捷，概念一个接一个地不断涌现出来。说话增多，语速加快，说话的主题极易随环境而改变（随境转移），也可有音韵联想（音联），或字意联想（意联）。多见于躁狂症。

思维迟缓即联想抑制，联想速度减慢、数量的减少和困难。患者表现言语缓慢、语量减少，语声甚低，反应迟缓。患者自觉脑子变笨，反应慢，思考问题困难。患者感到"脑子不灵了"、"脑子迟钝了"，多见于抑郁症。

34. 什么是思维贫乏

思维贫乏是指患者联想数量减少，概念与词汇贫乏。患者自己可能能够体验到脑子空洞无物，没有什么东西可想，但也可能没有任何体验，即使有体验也无法描述。这样的患者表现为沉默少语，谈话言语空洞单调或词穷句短，回答简单。严重的患者也可以什么问题都回答不知道。思维贫乏是典型的阴性症状，往往是因为病程较长或大脑已经存在较为严重的功能损害，思维贫乏往往与情感淡漠，意志缺乏相伴随出现，构成为精神分裂症的三项基本症状。可见于精神分裂症、脑器质性精神障碍及精神发育迟滞。

35. 什么是思维散漫与破裂

思维散漫与破裂都是指思维的目的性、连贯性和逻辑性障碍。思维散漫患者思维活动表现为联想松弛，内容散漫，缺乏主题，一个问题与另外一个问题之间缺乏联系。说话东拉西扯，以致别人弄不懂他要阐述的是什么主题思想。对问话的回答不切题，以致

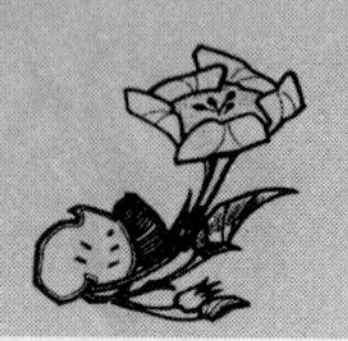

检查者感到交谈困难。

思维破裂者是在散漫基础上更深一步，指概念之间联想的断裂，建立联想的各种概念内容之间缺乏内在联系。表现为患者的言语或书写内容有结构完整的句子，但各句含意互不相关，变成语句堆积，整段内容令人不能理解。严重时，言语支离破碎，个别词句之间也缺乏联系，成了语词杂拌。多见于精神分裂症。如在意识障碍的背景下出现语词杂拌，称之为思维不连贯。例如，“鸡在叫，人生，人生，我是周老爷（患者姓周），宝莲灯，保养身体”等。

36. 什么是病理性赘述与思维中断

病理性赘述和思维中断都是属于所谓联想过程的障碍，通过与患者谈话的过程，可以感到患者在交谈时思维状态的不能自主，与谈话的内容无关。

病理性赘述是指思维活动停滞不前、迂回曲折，联想枝节过多，做不必要的过分详尽的累赘的描述，无法使他讲得扼要一点，一定要按他原来的方式讲完。见于癫痫、脑器质性及老年性精神障碍。

思维中断，又称思维阻滞。患者无意识障碍，又无外界干扰等原因，思维过程突然出现中断。表现为患者说话时突然停顿，片刻之后又重新说话，但所说内容不是原来的话题。若患者有当时的思维，被某种外力抽走的感觉，则称为思维被夺。两症状均为诊断精神分裂症的重要症状。

37. 什么是思维插入和强制性思维

思维插入指患者感到有某种思想不是属于自己的，不受他的意志所支配，是别人强行塞入其脑中，称为思维插入；如果是大量无现实意义的联想或不属于自己的思维，被强制性地涌现在脑内，称为强制性思维。强制性思维内容往往杂乱多变，且出于患者意

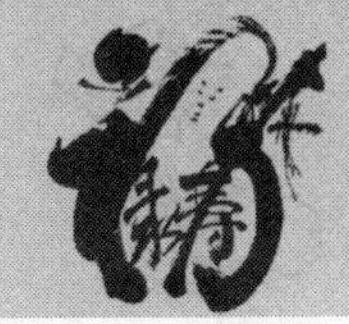

料以外,有时甚至是他所厌恶的。它往往突然出现,迅速消失。多见于精神分裂症、流行性脑炎和颅脑损伤伴发精神障碍,尤其对诊断精神分裂症有重要意义。如患者自诉:“脑子很乱,自己怎么也控制不了自己,思想太乱了,想的事毫无意义,毫无系统,由东到西,由西到东,一件事刚想一点,又出现另外的事情。”

38. 什么是思维化声或扩散

思维化声和思维扩散都是患者的病理体验,都是感到自己的思维想法被不自主的与人共享,是精神分裂症的常见症状之一,某些专家认为是一种特殊的幻觉形式。

思维化声是指患者思考时体验到自己的思想同时变成了言语声,自己和他人均能听到,是一种特殊的听幻觉。多见于精神分裂症。

思维扩散是患者体验到自己的思想一出现,即为尽人皆知,感到自己的思想与人共享,毫无隐私而言。如果患者认为自己的思想是通过广播而扩散出去,为思维被广播。上述症状亦为诊断精神分裂症的重要症状。

39. 什么是象征性思维和语词新作

象征性思维属于概念转换,以无关的具体概念代替某一抽象概念,不经患者解释,旁人无法理解。如某患者经常反穿衣服,以表示自己为“表里合一、心地坦白”,常见于精神分裂症。正常人可以有象征性思维,如以鸽子象征和平。正常人的象征以传统和习惯为基础,彼此能够理解,而且不会把象征当作现实的东西。

语词新作指概念的融合、浓缩及无关概念的拼凑。患者自创一些新的符号、图形、文字或语言并赋予特殊的概念。如“犭市”代表狼心狗肺;“%”代表离婚。多见于精神分裂症青春型。

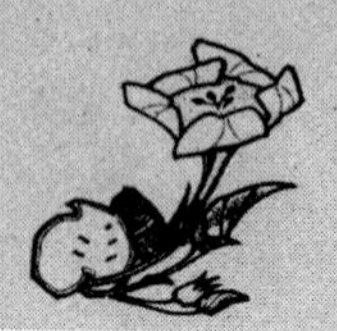

40. 什么是强迫观念或强迫性思维

强迫现象或强迫性思维，是指在患者脑中反复出现的某一概念或相同内容的思维，明知没有必要，但又无法摆脱。强迫性思维可表现为某些想法，反复回忆(强迫性回忆)，反复思索无意义的问题(强迫性穷思竭虑)，脑中总是出现一些对立的思想(强迫性对立思维)，总是怀疑自己的行动是否正确(强迫性怀疑)。强迫性思维常伴有强迫动作。见于强迫症，它与强制性思维不同，前者明确是自己的思想，反复出现，内容重复；后者体验到思维是异己的。

41. 什么是妄想

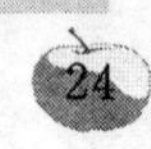

妄想是一种病理性的歪曲信念，是病态推理和判断，有以下特征：①信念的内容与事实不符，没有客观现实基础，但患者坚信不疑。②妄想内容均涉及患者本人，总是与个人利害有关。③妄想多为患者个人自我卷入的，具有个人独特性。④妄想内容因文化背景和个人经历而有所差异，但常有浓厚的时代色彩。

妄想按其起源与其他心理活动的关系可分为原发性妄想和继发性妄想。原发性妄想是突然发生，内容不可理解，与既往经历、当前处境无关，也不是来源于其他异常心理活动的病态信念。包括突发妄想，妄想知觉(患者突然对正常知觉体验赋以妄想性意义)，妄想心境或妄想气氛(患者感到他所熟悉的环境突然变得使他迷惑不解，而且对他具有特殊意义或不祥预兆，但很快即发展为妄想)。原发性妄想是精神分裂症的特征性症状，对诊断分裂症具有重要价值。继发性妄想是发生在其他病理心理基础上的妄想，或在某些妄想基础上产生另一种妄想等。按照妄想的结构可将其分为系统性妄想和非系统性妄想。系统性妄想是指妄想内容前后相互联系、结构严密、逻辑性较强的妄想，反之则称为非系统性妄想。见于多种精神疾病。

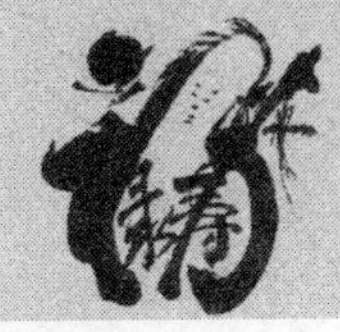

42. 什么是被害妄想

被害妄想是最常见的一种妄想。患者坚信他被跟踪、监视、诽谤、隔离、刁难、试验、迫害、毒害、减少自己合法利益等。患者受妄想的支配可出现拒食、控告、逃跑或采取自卫、自伤、伤人等行为。主要见于精神分裂症和偏执性精神病,也常见于其他重性精神疾病患者。

病例王某,男,45 岁,精神分裂症偏执型。患者于 5 年前开始觉得脑子不好,不能集中注意力,并常失眠。患者认为这是别人"暗害"自己的结果。妻子或别人搬动花盆、家具和看表等动作,患者都认为是故意刺激他的,使他脑子起反应,而不能够集中注意力。吃饭时发现筷子上有黑点就认为是有人下过毒药,并且还认为有人在饭里和汤里放了"原子粉"。患者虽然未见过"原子粉"是什么东西,但每次吃饭后都感到胃里难受,头、背发麻发凉,患者认为这是"原子粉"的作用。患者还认为他上颌牙齿发白而下颌牙齿发黑也是"原子粉"的作用,因而 3 年来一直未敢刷牙。

43. 什么是关系妄想

关系妄想又称牵连观念,患者把周围环境中一些实际与他无关的现象,都认为与他本人有关。把别人所说的话、报纸上的文章、不相识的人的举动,都认为对他有一定的关系。常与被害妄想交织在一起。例如,某患者坚信别人咳嗽、吐痰、关门、谈笑,以及收音机的广播、报上的文章,都是别有用心地针对他做的,或在"暗示"、"影射"他。常与被害妄想伴随出现,主要见于精神分裂症。

病例李某,女,30 岁,精神分裂症偏执型。病情好转后,患者对医生叙述如下:"10 月 30 日我上班,一走进办公室就看见几个人在谈论,我感到他们是在议论我。我听不清楚他们说些什么,但我愈听愈觉得他们是在说我,他们是在指桑骂槐地讽刺我,所以我

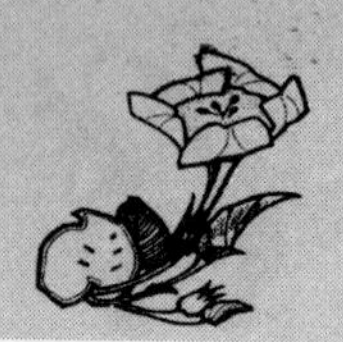

哭起来了。同事们都来劝我，问我有什么不舒服，我认为他们在故意嘲笑我，因此，一直哭到下午。那时我心里非常紧张，感到草木皆兵，把所有的事都跟我自己联系起来。有一次《人民日报》发表一篇社论，谈论发展养猪，我当时认为这篇社论也是说我，它说的猪指的是我。还有一次，看见马路上有标语不要让小孩玩火，不要让小孩一个人过马路，我也认为是说我，不让我在家里烧火做饭，不让我过马路。因此，我那时没有过马路就回来了。现在想起来是可笑的，但当时我坚信自己的想法是正确的。”

44. 什么是影响妄想

影响妄想又称被控制感。患者觉得他自己的思想、情感和意志行为都受到外界某种力量的控制，如物理影响妄想受到电波、超声波，或特殊的先进仪器控制而不能自主。如患者觉得自己的大脑已被电脑控制，自己已是机器人。另外，也有的患者是被某种特殊的、或看不见的、或远方的人物（神明或其他）带有的超能力、强大权利或意念所控制或干扰，此症状是精神分裂症的特征性症状。

病例张某，男，30 岁，精神分裂症偏执型。患者常常觉得自己不能自由控制本人的思想活动，如突然感到必须赶快往外跑或马上出城等。但为什么要这样做患者自己也莫明其妙。有时，感到四肢的活动是不由自己支配的。深信有人在控制、操纵他，并且肯定在科学很发达的现在，人家这样做是完全可能的。但是，谁用什么方法，他还不知道。

45. 什么是夸大或罪恶妄想

夸大妄想和罪恶妄想是对自己身份、能力责任的判断，常常带有一定的情感色彩。

夸大妄想患者认为自己有非凡的才智、至高无上的权利和地位，大量的财富和发明创造，或是名人的后裔。可见于躁狂症和精

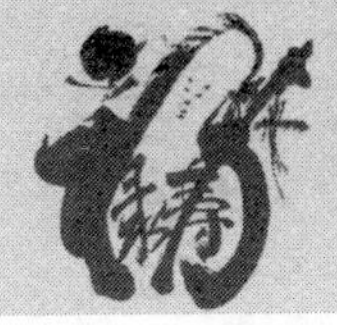

神分裂症及某些器质性精神病。

罪恶妄想是指患者毫无根据地认为自己犯了严重错误和罪行，以致国家和人民遭受了不可弥补的损失。认为自己罪大恶极，死有余辜，应受人民惩罚，以致坐以待毙或拒食自杀。患者要求劳动改造或请罪等手段以罚其罪。常见于抑郁症和精神分裂症。

病例吴某，男，43 岁，商人，无文化，麻痹性痴呆夸大型。患者自称是“超级司令”，有 90 个军，有一千架飞机，有无数坦克、大炮、步枪等。说中国是他解放的。他曾留学过许多国家，会说好几国语言。有巨大财富，有好几个银行，家里有几百个佣人，有 30 个儿女等。

46. 什么是疑病妄想

患者毫无根据地坚信自己患了某种严重躯体疾病或不治之症，因而到处求医，即使通过一系列详细检查和多次反复的医学验证都不能纠正。如认为脑内长有肿瘤，全身各部分均被癌细胞侵犯，心脏已经停止跳动等。严重时患者认为“自己内脏腐烂了”、“脑子变空了”、“血液停滞了”，称之为虚无妄想。多见于精神分裂症，更年期及老年期精神障碍。

病例杨某，女，30 岁，精神分裂症。患者于 1953 年 3 月因感腹内不适，做了针灸治疗。当时针刺有疼痛，患者觉得“筋断了”，以后经常为此着急。同年产后症状加重，感到体内“许多肌肉都断裂，并掉进肚子里去了”，“有些筋已经在肚子里烂了”。从此，整天卧床不起，饮食、大小便都需要母亲照顾。患者还“感觉血从血管里流出来了”，因此，“全身肌肉都发干了”，自称“全身只有一层皮包着”。不久，患者又感觉头部肌肉也“断裂”了，因此不能转头和抬头。

47. 什么是嫉妒或钟情妄想

嫉妒妄想患者无中生有地坚信自己的配偶移情别恋，或配偶

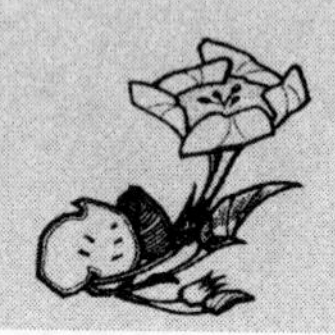

做出对自己不忠诚的事情。为此，患者跟踪监视配偶的日常活动或截留拆阅别人写给配偶的信件，检查配偶的衣服等日常生活用品，以寻觅私通情人的证据。可见于精神分裂症、更年期精神障碍。

钟情妄想则反之，坚持患者坚信自己被异性钟情。因此，患者采取相应的行为去追求对方，即使遭到对方严词拒绝，仍毫不置疑，而认为对方在考验自己对爱情的忠诚，仍反复纠缠不休。主要见于精神分裂症。嫉妒妄想和钟情妄想都是源于感情生活中出现的异常思维。

病例黄某，女，25 岁，精神分裂症偏执型。18 岁结婚，夫妇感情一直很好，其夫作风正派。半年来坚信丈夫有外遇，丈夫上班，患者便尾随其后，见丈夫眼望过路女人就吵闹，说丈夫爱上那个女人了。丈夫上班时，患者便在机关门外等候，后来甚至坐在丈夫办公室门口，一见丈夫和女同志谈话就大怒，说他们在谈情说爱。丈夫开会，患者也要求在一旁看着。后来跟自己的母亲也吵起来，说母亲夺走了她的丈夫，和丈夫有暧昧关系。

48. 什么是被洞悉感

被洞悉感又称内心被揭露，读心症。患者认为其内心所想的事，未经语言文字表达就被别人知道了，但是通过什么方式被人知道的则不一定能描述清楚。有时患者确信他未说出的事情已经尽人皆知，甚至搞得满城风雨，所有的人都在议论他。内心被揭露感可与假性幻觉、被控制感相结合而出现，即康金斯基综合征，为精神分裂症的特征性症状。有时，读心症可因为幻听谈出患者的思想内容，或在关系妄想的基础上产生。该症状对诊断精神分裂症具有重要意义。

病例朱某，男，26 岁，精神分裂症偏执型。3 年来患者认为有一组人，通过“电波、人造卫星，培养我做第三代接班人”。患者坚

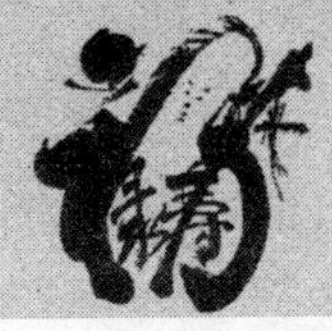

信他想的事别人都知道,“这是因为电波把自己脑子里想的事变成声音告诉了别人。所以我想什么,别人都知道”。“我想什么,别人马上就有反应。我想吃饭,别人就用筷子敲碗。我心里想某某是坏人,他就用不满的眼光看我,好像说‘不坏’。广播、报纸和人们的言语行动,都和我的思想是一致的”。

49. 什么是超价观念

超价观念是指由某种强烈情绪加强了,并在意识中占主导地位的超出原有实际价值的异常思维,这种异常思维往往有一定事实作为基础,由于强烈情绪的存在,患者对某些事实做出超过寻常的评价,并坚持这种观念,因而影响其行为。这种错误见解的产生,与其说是逻辑上的障碍,不如说是强烈的情绪影响所造成,因此在逻辑推理上并不荒谬,而接近正常思维。从内容上讲是某些现实的反映。这些概念往往与切身利益有关,如自身的健康,亲人的安危、荣誉、发明创造等。如个别发明家、艺术家,存在对个人天才的超价观念,他们的想法虽然与事实不相符合,却往往因为过于迷恋于他们的理想而不易纠正。因而超价观念在一定程度上讲,是一种片面性的判断。往往见于人格障碍和心因性障碍。

50. 什么是情感高涨与低落

情感和情绪在精神医学中常作为同义词,它是指个体对客观事物的态度和因之而产生相应的内心体验。心境是指一种较微弱而持续的情绪状态。情感障碍必定涉及情绪和心境。

情感高涨是指情感活动明显增强,表现为不同程度的病态喜悦,自我感觉良好,有与环境不相符的过分的愉快、欢乐。语音高昂,眉飞色舞,喜笑颜开,表情丰富。表现可理解的、带有感染性的情绪高涨,且易引起周围人的共鸣,常见于躁狂症;表现不易理解的、自得其乐的情感高涨状态称为欣快时,多见于脑器质性疾病或

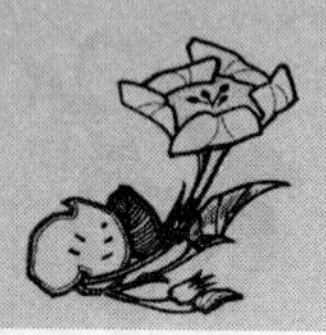

醉酒状态。

情感低落是指患者表情忧愁、唉声叹气、心境苦闷，觉得自己前途灰暗，严重时悲观绝望而出现自杀观念及企图。常伴有思维迟缓、动作减少及某些生理功能的抑制，如食欲缺乏、闭经等。情感低落是抑郁症的主要症状。

51. 什么是焦虑与恐惧

焦虑是指在缺乏相应的客观因素情况下，患者表现为顾虑重重、紧张恐惧，以致搓手顿足似有大祸临头，惶惶不可终日，伴有心悸、出汗、手抖、尿频等自主神经功能紊乱症状。严重的急性焦虑发作，称惊恐发作，常体验到濒死感、失控感，伴有呼吸困难、心跳加快等自主神经功能紊乱症状，一般发作持续数分钟至十余分钟。多见于焦虑症、恐惧症及更年期精神障碍。

恐惧是指面临不利或危险处境时出现的情绪反应。表现为紧张、害怕、提心吊胆，伴有明显的自主神经功能紊乱症状，如心悸、气急、出汗、四肢发抖，甚至大小便失禁等。恐惧常导致逃避。对特定事物的恐惧是恐惧症的主要症状。恐惧亦可见于儿童情绪障碍及其他精神疾病。

52. 什么是情感波动性障碍

情感波动性障碍是情感启动功能失调，可以表现为情感不稳定、淡漠、易激惹、病理性激情爆发、麻木等。

情感不稳定表现为情感反应(喜、怒、哀、愁等)极易变化，从一个极端波动至另一极端，显得喜怒无常，变幻莫测。与外界环境有关的轻度的情感不稳可以是一种性格的表现；与外界环境无相应关系的情感不稳则是精神疾病的表现，常见于脑器质性精神障碍。

情感淡漠指对外界刺激缺乏相应的情感反应，即使对自身有密切利害关系的事情也如此。患者对周围发生的事物漠不关心，

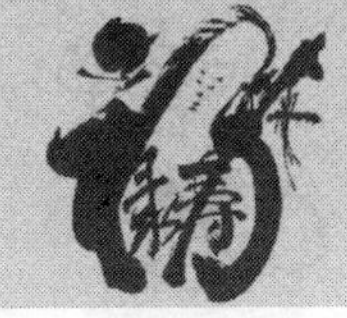

面部表情呆板，内心体验贫乏。可见于单纯型及慢性精神分裂症。

易激惹性表现为极易因小事而引起较强烈的情感反应，持续时间一般较短暂。常见于疲劳状态、人格障碍、神经症或偏执型精神病患者。

53. 什么是意志障碍

意志是指人们自觉地确定目标，并克服困难，用自己的行动去实现目标的心理过程。意志与认识活动、情感活动及行为紧密相连而又相互影响。认识过程是意志的基础，而人的情感活动则可能成为意志行动的动力或阻力。在意志过程中，受意志支配和控制的行为称为意志行为。常见的异常病例表现有意志增强、减退、缺乏和犹豫不决等。

意志增强指意志活动增多。在病态情感或妄想的支配下，患者可以持续坚持某些行为，表现出极大的顽固性。例如，有嫉妒妄想的患者坚信配偶有外遇，而长期对配偶进行跟踪、监视、检查；有疑病妄想的患者到处求医；在夸大妄想的支配下，患者夜以继日地从事无数的发明创造等。

意志减弱指意志活动的减少。患者表现出动机不足，常与情感淡漠或情感低落有关，缺乏积极主动性及进取心，对周围一切事物无兴趣以致意志消沉，不愿活动，严重时日常生活都懒于料理。工作学习感到非常吃力，即使开始做某事也不能坚持到底，甚至不能工作，整日呆坐或卧床不起，患者一般能意识到，但总感到做不了。常见于抑郁症及慢性精神分裂症。

意志缺乏指意志活动缺乏。表现为对任何活动都缺乏动机、要求，生活处于被动状态，处处需要别人督促和管理。严重时本能的要求也没有，行为孤僻、退缩，且常伴有情感淡漠和思维贫乏。多见于精神分裂症晚期精神衰退时及痴呆。

犹豫不决表现为遇事缺乏果断，常常反复考虑，不知如何是好。

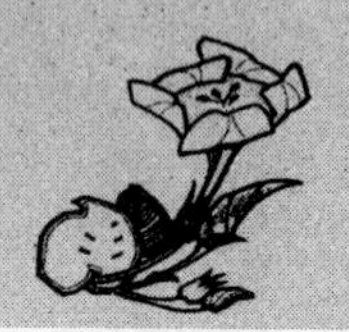

对于两可之间的事，更是不能作出选择和决定。矛盾意向表现为同一事物，同时出现两种完全相反的意向和情感。例如，碰到朋友时，一面想去握手，一面却把手马上缩回来。多见于精神分裂症。

54. 什么是精神运动性兴奋

精神运动性兴奋是指患者整个精神活动的兴奋，重点表现在动作和行为的增加。依据动作行为是否与思维情感一致，分为协调性与不协调性精神运动型兴奋。患者的动作和行为的增加与思维、情感活动协调一致时称为协调性精神运动性兴奋状态，并和环境密切配合。患者的行为是有目的的，可理解的，整个精神活动是协调的，多见于躁狂症。

不协调性精神运动兴奋主要是指患者的言语动作增多与思维及情感不相协调。患者动作单调杂乱，无动机及目的性，使人难以理解，所以精神活动是不协调的，与外界环境也是不配合的。如紧张型精神分裂症的兴奋、青春型精神分裂症的愚蠢淘气的行为和装相、鬼脸等。谵妄时也可出现明显的不协调性行为。

55. 什么是精神运动性抑制

精神运动性抑制是指患者整个精神活动的抑制，重点表现在动作和行为的减少。常见有木僵、蜡样屈曲、缄默症、违拗症等。

木僵指动作行为和言语活动的完全抑制或减少，并经常保持一种固定姿势。严重的木僵称为僵住，患者不言、不动、不食、面部表情固定，大小便潴留，对刺激缺乏反应，如不予治疗，可维持很长时间。轻度木僵称为亚木僵状态，表现为问之不答、唤之不动、表情呆滞，但在无人时能自动进食，能自动大小便。严重的木僵见于精神分裂症，称为紧张性木僵。较轻的木僵可见于严重抑郁症、反应性精神障碍及脑器质性精神障碍。

蜡样屈曲是在木僵的基础上出现的，患者的肢体任人摆布，即

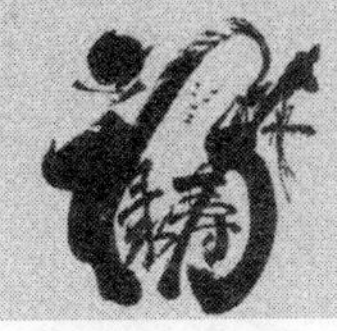

使是不舒服的姿势，也较长时间似蜡塑一样维持不动。如将患者头部抬高似枕着枕头的姿势，患者也不动，可维持很长时间，称之为“空气枕头”，此时患者意识清楚，病好后能回忆。见于精神分裂症紧张型。

缄默症患者缄默不语，也不回答问题，有时可以手示意。见于癔症及精神分裂症紧张型。

违拗症是指患者对于要求他做的动作，不但不执行，而且表现抗拒及相反的行为。若患者的行为反应与医生的要求完全相反时称为主动违拗，例如，要求患者张开口时他反而紧闭口。若患者对医生的要求都加以拒绝而不作出行为反应，称为被动违拗。多见于精神分裂症紧张型。

56. 常见的怪异动作有哪些

对于精神病患者而言，时常出现一些为常人难以理解的行为和动作，这些动作目的性一般不强，但难以自己控制，常见的如刻板动作、模仿、作态等。

刻板动作是指患者机械刻板地反复重复某一单调的动作，常与刻板言语同时出现。多见于精神分裂症紧张型。

模仿动作是指患者无目的地模仿别人的动作，常与模仿言语同时存在，见于精神分裂症紧张型。

作态是指患者做出古怪的、愚蠢的、幼稚做作的动作、姿势、步态与表情，如做怪相、扮鬼脸等。多见于精神分裂症青春型。

57. 什么是注意

注意是指个体的精神活动集中地指向于一定对象的过程。注意的指向性表现出人的心理活动具有选择性和保持性。注意的集中性使注意的对象鲜明和清晰。注意过程与感知觉、记忆、思维和意识等活动密切相关。

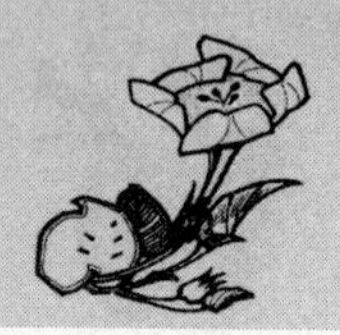

注意有被动注意和主动注意。主动注意又称随意注意，是由外界刺激引起的定向反应；主动注意为既定目标的注意，与个人的思想、情感、兴趣和既往体验有关。被动注意也称为不随意注意，它是由外界刺激被动引起的注意，没有自觉的目标，不需任何努力就能实现。注意障碍有主动注意的增强、减退、涣散、转移和狭窄等情况。

58. 注意障碍有哪些表现

注意障碍有增强、减弱、涣散、转移和狭窄等，常常是基于一定的病理背景下的临床表现。

注意增强是指患者的主动注意的增强。如有妄想观念的患者，对环境保持高度的警惕，过分地注意别人的一举一动是针对他的；有疑病观念的患者注意增强，指向身体的各种细微变化，过分地注意自己的健康状态。见于神经症、偏执型精神分裂症、更年期抑郁症等。

注意减弱是指患者注意力主动及被动注意兴奋性减弱。注意的广度缩小，注意的稳定性也显著下降。多见于神经衰弱、脑器质性精神障碍及伴有意识障碍等。

注意涣散是指患者的主动注意的不易集中，注意稳定性降低所致。多见于神经衰弱、精神分裂症和儿童多动综合征。

注意转移是指患者的主动注意不能持久，注意稳定性降低，很容易受外界环境的影响而注意的对象不断转换。可见于躁狂症。

注意狭窄是指患者的注意范围的显著缩小，当注意集中于某一事物时，不能再注意与之有关的其他事物。见于意识障碍或智能障碍患者。

59. 什么是记忆

记忆是既往事物经验的可重现。记忆是在感知觉和思维基础

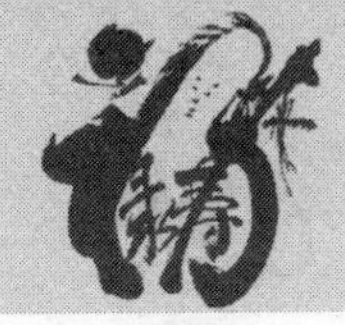

上建立起来的精神活动。包括识记、保持、再认和回忆4个基本过程。①识记是事物或经验在脑子里留下痕迹的过程,是反复感知的过程。②保持是使这些痕迹免于消失的过程。③再认是现实刺激与以往痕迹的联系过程。④回忆是痕迹的重新活跃或复现。

识记是记忆保存的前提,再认和回忆是某种客体在记忆中保存下来的结果和显现。对既往感知的事物不能回忆称为遗忘。人们感知的事物不可能都能回忆起来,所以正常人也存在遗忘。根据里博定律,越是新近识记的事物越是遗忘得快,遗忘的发展总是由近事记忆逐渐发展到远事记忆。常见的障碍有记忆的增强和减退,少见的有遗忘、错构、虚构等。

记忆减退是指记忆的4个基本过程普遍减退,临床上较多见。轻者表现为回忆的减弱,如记不住刚见过面的人、刚吃过的饭。严重时远记忆力也减退,如回忆不起个人经历等。可见于较严重的痴呆患者。神经衰弱患者记忆减退都较轻,只是记忆困难。也可见于正常老年人。病态的记忆增强,对病前不能够且不重要的事都能回忆起来。主要见于躁狂症和偏执状态患者。

60. 什么是遗忘、错构、虚构

遗忘是指部分或全部地不能回忆以往的经验。一段时间的全部经历的丧失称为完全性遗忘,仅仅是对部分经历或事件不能回忆称为部分性遗忘。顺行性遗忘即紧接着疾病发生以后一段时间的经历不能回忆,遗忘的产生是由于意识障碍而导致识记障碍,不能感知外界事物和经历,如脑震荡、脑挫伤的患者回忆不起受伤后一段时间内的事。逆行性遗忘指回忆不起疾病发生之前某一阶段的事件,多见于脑外伤、脑卒中发作后,遗忘阶段的长短与外伤的严重程度及意识障碍的持续时间长短有关。界限性遗忘指对生活中某一特定阶段的经历完全遗忘,通常与这一阶段发生的不愉快事件有关。见于癔症,又称为癔症性遗忘。

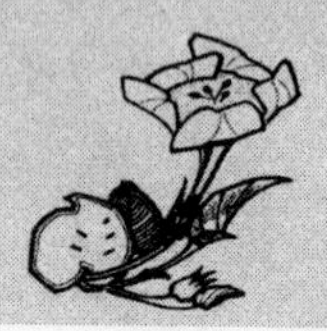

错构是指自身再认、回忆过程中内容的错误，对过去曾经历过的事件，在发生的地点、情节，特别是在时间上出现错误回忆，并坚信不疑。多见于老年性、动脉硬化性、脑外伤性痴呆和酒精中毒性精神障碍。

虚构是指由于遗忘，患者以想象的、未曾亲身经历过的事件来填补自身经历的记忆缺损。由于虚构患者常有严重的记忆障碍，因而虚构的内容自己也不能再记住，所以其叙述的内容常常变化，且容易受暗示的影响。多见于各种原因引起的痴呆。当虚构与近事遗忘、定向障碍同时出现时称为柯萨可夫综合征，又称遗忘综合征。多见于慢性酒精中毒所致精神障碍、颅脑外伤后所致精神障碍及其他脑器质性精神障碍。

61. 什么是智能

智能是一个复杂的综合精神活动的功能，反映的是个体在认识活动方面的差异，是对既往获得的知识、经验的运用，用以解决新问题、形成新概念的能力。智能包括观察力、记忆力、注意力、思维能力、想象能力等。它涉及感知、记忆、注意和思维等一系列认知过程。

一个人智力的高低可以从解决实际问题中反映出来，临床上常常通过一些简单的提问与操作，了解患者的理解能力、分析概括能力、判断力、一般常识的保持、计算能力、记忆力等，可对智能是否有损害进行定性判断，对损害程度作出粗略判断。另外，可通过智力测验方法得出智商(IQ)，对智能进行定量评价。有两种慢性的智能障碍，一种叫做痴呆，另一种叫做精神发育迟滞(精神发育迟滞见儿童相关疾病章节)。

62. 什么是痴呆

痴呆是一种综合征，是后天获得的智能、记忆和人格的全面受

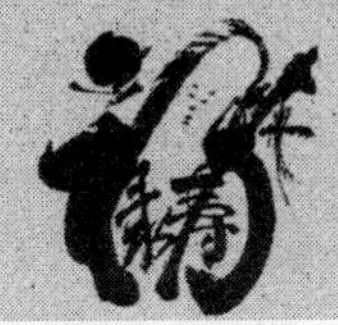

损。但没有意识障碍。其发生具有脑器质性病变基础。临床主要表现为创造性思维受损，抽象、理解、判断推理能力下降，记忆力、计算力下降，后天获得的知识丧失，工作和学习能力下降或丧失，甚至生活不能自理，并伴有行为精神症状，如情感淡漠、行为幼稚及本能意向亢进等。根据大脑病理变化的性质和所涉及的范围大小的不同，可分为全面性痴呆及部分性痴呆。

全面性痴呆大脑的病变主要表现为弥散性器质性损害，智能活动的各个方面均受到损害，从而影响患者全部精神活动，常出现人格的改变。定向力障碍及自知力缺乏。可见于阿尔茨海默病和麻痹性痴呆等。

部分性痴呆大脑的病变只侵犯脑的局部，如侵犯大脑血管的周围组织，患者只产生记忆力减退，理解力削弱，分析综合困难等，但其人格仍保持良好，定向力完整，有一定的自知力，可见于脑外伤后及血管性痴呆的早期。但当痴呆严重时，临床上很难区分是全面性或部分性痴呆。临床上在强烈的精神创伤后可产生一种类似痴呆的表现，而大脑组织结构无任何器质性损害，称之为假性痴呆。预后较好，可见于癔症及反应性精神障碍。

63. 什么是心因性假性、童样、抑郁性假性痴呆

心因性假性痴呆，即对简单问题给予近似而错误的回答，给人以故意做作或开玩笑的感觉。如一位 20 岁的患者，当问到她一只手有几个手指时，答“4 个”，对简单的计算如 2＋3＝4 以近似回答。患者能理解问题的意义，但回答内容不正确。行为方面也可错误，如将钥匙倒过来开门，但对某些复杂问题反而能正确解决，如能下象棋、打牌，一般生活问题都能解决。

童样痴呆以行为幼稚、模拟幼儿的言行为特征。即成人患者表现为类似一般儿童稚气的样子，学着幼童讲话的声调，自称自己才 3 岁，逢人就称阿姨、叔叔。

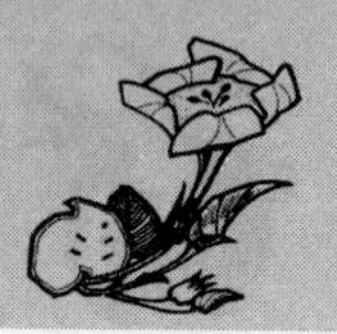

抑郁性假性痴呆指严重的抑郁症患者在精神运动性抑制的情况下，出现认知能力的降低，表现为痴呆早期的症状，如计算能力、记忆力、理解判断能力下降、缺乏主动性。但患者有抑郁的体验可予以鉴别。抑郁消失后智能完全恢复。

64. 什么是定向力

定向力是指一个人对时间、地点、人物及自身状态的认识能力。前者称为对周围环境的定向力，后者称为自我定向力。时间定向包括对当时所处时间如白天或晚上、上午或下午的认识，以及年、季、月、日的认识；地点定向或空间定向是指对所处地点的认识，包括所处楼层、街道名称；人物定向是指辨认周围环境中人物的身份及其与患者的关系；自我定向包括对自己姓名、性别、年龄及职业等状况的认识。对环境或自身状况的认识能力丧失或认识错误即称为定向障碍。定向障碍多见于症状性精神病及脑器质性精神病伴有意识障碍时。定向力障碍是意识障碍的一个重要标志，但有定向力障碍不一定有意识障碍，例如，酒精中毒性脑病患者可以出现定向力障碍，而没有意识障碍。

双重定向即对周围环境的时间、地点、人物出现双重体验，其中一种体验是正确的，而另外一种体验与妄想有关，是妄想性的判断或解释。如一位患者将医院认为又是医院又是监狱，或认为这里表面上是医院而实际上是监狱等。

65. 什么是意识障碍

意识是指患者对周围环境及自身的认识和反应能力。大脑皮质及网状上行激活系统的兴奋性对维持意识起着重要作用。当意识障碍时精神活动普遍抑制，表现为：①感知觉清晰度降低、迟钝、感觉阈值升高。②注意难以集中，记忆减退，出现遗忘或部分性遗忘。③思维变得迟钝、不连贯。④理解困难，判断能力降低。⑤情

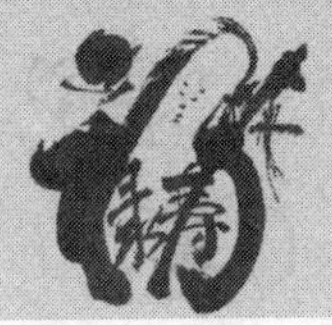

感反应迟钝、茫然。⑥动作行为迟钝，缺乏目的性和指向性。⑦出现定向障碍，对时间、地点、人物定向不能辨别，严重时自我定向力，如姓名、年龄、职业也不能辨认。定向障碍为意识障碍的重要标志，但仍应根据以上几点综合判断有无意识障碍。意识障碍可表现为意识清晰度的降低，意识范围缩小及意识内容的变化。临床上常见的意识障碍，以意识清晰度降低为主的有嗜睡、意识混浊、昏睡、昏迷，其他的有意识范围缩小或意识内容变化等。

66. 什么是嗜睡、昏睡、昏迷

嗜睡者意识清晰度水平降低较轻微。在安静环境下经常处于睡眠状态，但接受刺激后可以立即醒转，并能进行正常的交谈，只是比较简单，刺激一旦消失患者又入睡。见于功能性及脑器质性疾病。

昏睡者意识清晰度水平较前者更低，环境意识及自我意识均丧失，言语消失。患者对一般刺激没有反应，只有强痛刺激才引起防御性反射，如以手指压患者眶上缘内侧时，可引起面肌防御反射。此时角膜、睫毛等反射减弱，对光反射、吞咽反射仍存在，深反射亢进，病理反射阳性。可出现不自主运动及震颤。

昏迷者意识完全丧失，以痛觉反应和随意运动消失为特征。对任何刺激均不能引起反应，吞咽、防御，甚至对光反射均消失，可引出病理反射。多见于严重的脑部疾病及躯体疾病的垂危期。

67. 什么是意识混浊与朦胧状态

意识混浊是指意识清晰度轻度受损，患者反应迟钝、思维缓慢，注意、记忆、理解都有困难，有周围环境定向障碍，能回答简单问题，但对复杂问题则茫然不知所措。此时吞咽、角膜、对光反射尚存在，也可出现原始动作，如舔唇、伸舌、强握、吸吮和病理反射等。多见于躯体疾病所致精神障碍。

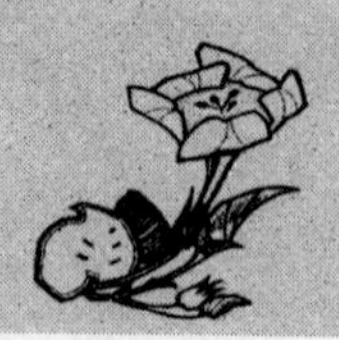

朦胧状态是指患者的意识范围缩窄，同时伴有意识清晰度的降低。患者在狭窄的意识范围内，可有相对正常的感知觉，以及协调连贯的复杂行为，但除此范围以外的事物都不能进行正确感知判断。表现为联想困难，表情呆板或迷惘，也可表现为焦虑或欣快的情绪，有定向障碍，片断的幻觉、错觉、妄想及相应的行为。常忽然发生，突然中止，反复发作，持续数分钟至数小时，事后遗忘或部分遗忘。多见于癫痫性精神障碍、脑外伤、脑缺氧及癔症。

68. 什么是谵妄状态

在意识清晰度降低的同时，出现大量的错觉、幻觉，以幻视多见，视幻觉及视错觉的内容多为生动而鲜明的形象性的情境，如见到昆虫、猛兽等。有的内容具有恐怖性，患者常产生紧张、恐惧情绪反应，出现不协调性精神运动性兴奋。思维不连贯，理解困难，有时出现片断妄想。患者的定向力全部或部分丧失，多数患者表现自我定向力保存而周围环境定向力丧失。谵妄状态往往夜间加重，表现为昼轻夜重。持续数小时至数日，意识恢复后可有部分遗忘或全部遗忘。以躯体疾病所致精神障碍及中毒所致精神障碍较多见。

69. 什么是自知力

自知力又称领悟力或内省力，是指患者对自己精神疾病认识和判断能力。在临床上一般以精神症状消失，并认识自己的精神症状是病态的，即为自知力恢复。

神经症患者有自知力，主动就医诉说病情。但精神病患者一般均有不同程度的自知力缺失，他们不认为有病，更不承认有精神病，因而拒绝治疗。临床上将有无自知力及自知力恢复的程度作为判定病情轻重和疾病好转程度的重要指标。自知力完整是精神病病情痊愈的重要指标之一。自知力缺乏是精神病特有的表现。

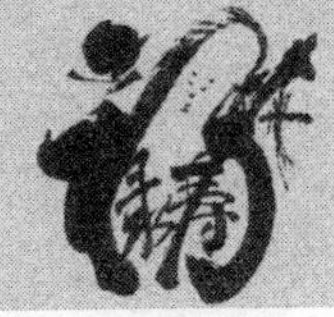

第二章　社区重性精神医学

一、精神分裂症及其他精神病性障碍

70. 怎样区分精神病与精神分裂症

平常人们称的精神病是指可造成社会功能障碍和现实检验能力下降的一组重性精神障碍。临床多以幻觉、妄想为突出表现，病程长短不一，部分患者会出现持久的功能损害。在这一组障碍中，最为常见的是精神分裂症、偏执性精神障碍和急性短暂性精神病。精神科医师将带有幻觉、妄想为突出表现的临床症候群称为精神病性障碍，其中包含了精神分裂症。

精神分裂症是一组病因未明的精神疾病，具有思维、情感、行为等多方面的障碍，以精神活动和环境不协调为特征。通常意识清晰，智能尚好，部分患者可出现认知功能损害。多起病于青壮年，常缓慢起病，病程迁延，有慢性化倾向和衰退的可能，但部分患者可保持痊愈或基本痊愈状态。

71. 当今世界有多少精神分裂症患者

精神分裂症可见于各种社会文化和各个社会阶层中。在成年人中的终生患病率在1%左右。但在世界不同地区患病率的差异可以很大，如在爱尔兰可达17.4‰，太平洋上的岛国汤加只有0.9‰。总的来看，发展中国家的平均患病率要低于发达国家。这种差异除了地域、种族、文化等因素之外，诊断标准的采用与掌握

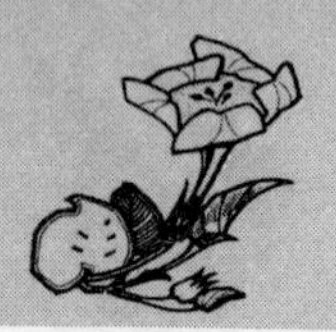

上的不一致也是相当重要的原因。精神分裂症的发病高峰集中在成年早期这一年龄段:男性为15～25岁,女性稍晚。精神分裂症的慢性病程导致患者逐步脱离正常生活的轨道,个人生活陷入痛苦和混乱。有50%的患者曾试图自杀,10%的患者最终死于自杀。此外,精神分裂症患者遭受意外伤害的几率也高于常人,平均寿命缩短。

1993年,我国的流行病学调查资料显示,精神分裂症的终生患病率为6.55‰。我国的大部分调查资料都提示女性患病率高于男性,性别差异在35岁以上年龄组较明显;城市患病率高于农村。同时发现,无论城乡,精神分裂症的患病率均与家庭经济水平呈负相关。我国目前有近700万人罹患精神分裂症。由此每年所造成的医疗费用支出、患者本人及家属的劳动生产力损失是十分惊人的。

72. 精神分裂症患者有哪些感知觉障碍

精神分裂症最突出的感知觉障碍是幻觉,以幻听最为常见。精神分裂症的幻听内容多半是争论性的,如两个声音议论患者的好坏;或评论性的,声音不断对患者的所作所为评头论足。如一位50多岁的女性患者出门买菜,声音讲“大破鞋又出门了”,患者听后十分气愤,掉头回家,声音马上又说“装洋蒜”;幻听也可以是命令性的,如在大夫检查患者时询问患者的姓名,声音告诉患者“别说你的真名”,患者就随口编了一个假名;幻听还可能以思维鸣响的方式表现出来,即患者所进行的思考,都被自己的声音读了出来。

其他类型的幻觉虽然少见,但也可在精神分裂症患者身上见到。如一位患者拒绝进食,因为她看见家中盘子里装有碎玻璃(幻视);一位患者感到有人拿手术刀切割自己的身体,并有电流烧灼伤口的感觉(幻触)等。

精神分裂症的幻觉体验可以非常具体、生动,也可以是朦胧模

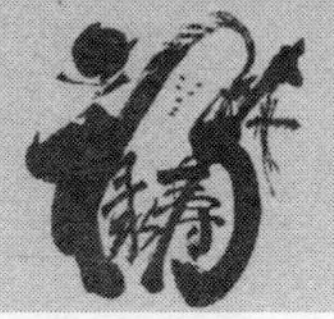

糊，但多会给患者的思维、行动带来显著的影响，患者会在幻觉的支配下做出违背本性、不合常理的举动。如有的患者在幻听的影响下辱骂甚至殴打亲人，有的患者为了躲避幻听的“骚扰”而频频上访，要求有关部门拆除安装在自己脑子里的“播音器”。曾有一位老年妇女，因为总是听到声音讲水里有毒，为了喝上“干净”的水，提着暖瓶走了20多千米，路上花了4个小时。

73. 精神分裂症患者有哪些异常的思维内容

精神分裂症患者的思想中常常存在一些妄想和被动体验，这些思想往往是患者表现出人际关系和社会功能的破坏。

妄想的荒谬性往往显而易见。也许在疾病的初期，患者对自己的某些明显不合常理的想法还持将信将疑的态度，但随着疾病的进展，患者逐渐与病态的信念融为一体。最多见的妄想是被害妄想与关系妄想，可见于各个年龄层。涉及的对象从最初与患者有过矛盾的某个人渐渐扩展到同事、朋友、亲人，直至陌生人。他人的一颦一笑、一举一动都暗有所指，寒暄问候、家常聊天都别有深意。严重者甚至连报纸杂志、广播电视的内容都认为与己有关。

妄想的内容与患者的生活经历、教育背景有一定程度的联系。如一位在化工行业工作的工程师认为自己喝水的杯子被人做了手脚，每天都会释放出定量的毒药，造成自己慢性中毒；一位老护士认为自己在上次住院时被人注射了艾滋病病毒；一位没有文化的家庭妇女称自己丢了一块价值“5万元”的罗马表，是让邻居偷走送给了国家领导人。

被动体验在正常人，对自己的精神和躯体活动有着充分的自主性，即能够自由支配自己的思维和运动，并在整个过程中时刻体验到这种主观上的支配感。但在精神分裂症患者中，常常会出现精神与躯体活动自主性方面的问题。患者丧失了支配感，相反，感到自己的躯体运动、思维活动、情感活动、冲动都是受人控制的，有

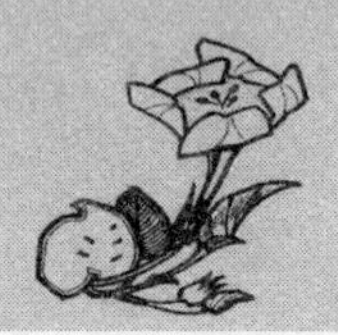

一种被强加的被动体验，常常描述思考和行动身不由己。被动体验常常会与被害妄想联系起来。患者对这种完全陌生的被动体验赋予种种妄想性的解释，如“受到某种射线影响”、“被骗服了某种药物”、“身上被安装了先进仪器”等。

一位患者这样表述自己的被动体验：“我觉得自己变成了一个木偶，一举一动都受人操纵。想什么事，说什么话，做什么表情，都是被安排好的。最让人难受的是，我说的话，我做的事，跟我平常没什么两样，外人根本看不出来我有什么变化。只有我自己知道我已经不是我，是完全受人摆布的。”

74. 精神分裂症患者有哪些思维形式障碍

思维联想障碍，有经验的精神科医生通过与患者的一般性交谈，仅凭直觉就可以做出倾向精神分裂症的判断。这种直觉具体来说就是与精神分裂症患者交谈“费劲”。确实，与精神分裂症患者交谈，即使为了收集一般资料，也需要较多的耐心和较高的技巧；而要想与患者做深入的交谈，往往会十分困难。读患者书写的文字材料，往往不知所云。由于原发的精神活动损害，精神分裂症患者在交谈中忽视常规的修辞、逻辑法则，在言语的流畅性和叙事的完整性方面往往出现问题。

患者在交谈时经常游移于主题之外，尤其是在回答医生的问题时，句句说不到点子上，但句句似乎又都沾点儿边，令听者抓不住要点（思维散漫）。病情严重者言语支离破碎，根本无法交谈（思维破裂）。有的患者说话绕圈子，不正面回答问题，或者对事物做一些不必要的、过度具体化的描述，令人费解，明明可以用一个大家都懂的通俗的名称，却偏偏不必要地使用具体概念加以解释，如患者在被问到“做什么工作”时，答“我在单位做数数的工作”，实际上患者在单位做会计。与上述情况相反，有的患者不恰当地使用符号、公式、自造的字（词语新作）、示意图表达十分简单的含义。

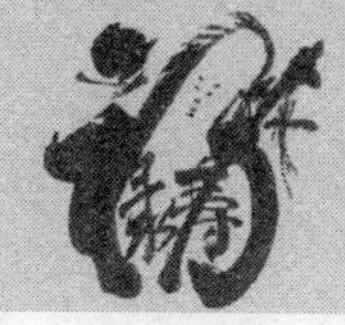

如一位女患者画了一大张图，有不相交的曲线、带泪珠的英文“love”等，只为了表示“男友与我分手了”；有的患者在口语中不恰当地使用书面语言，如一位患者称赞大夫：“某大夫跟人说话总是那么不卑不亢的。”

患者言谈令人难以理解的另一个原因是逻辑关系混乱。如一位女患者说：“我脑子里乱哄哄的，都是因为我太聪明了。我的血液里全是聪明，又浓又稠。我必须生个孩子，把我的聪明分给他一半，我才能好。要不然我就得喝美年达汽水，把我的聪明冲淡一点……我想喝美年达汽水。”这里也有概念义上的混乱，如患者把抽象的“聪明”视为可被“汽水稀释”的具体物质。

思维贫乏可根据患者言语的量和言语内容加以判断。语量贫乏，缺乏主动言语，在回答问题时异常简短，多为“是、否”，很少加以发挥。同时患者在每次应答问题时总要延迟很长时间。即使患者在回答问题时语量足够，内容却含糊、过于概括，传达的信息量十分有限。

75. 精神分裂症患者有哪些情感障碍

主要表现为情感迟钝或平淡。情感平淡并不仅仅以表情呆板、缺乏变化为表现，患者同时还有自发动作减少、缺乏体态语言，在谈话中很少或几乎根本不使用任何辅助表达思想的手势和肢体姿势，讲话语调很单调、缺乏抑扬顿挫，同人交谈时很少与对方有眼神接触，多茫然凝视前方；患者丧失了幽默感及对幽默的反应，检查者的诙谐很难引起患者会心的微笑；患者对亲人感情冷淡，亲人的伤病痛苦对患者来说无关痛痒。一位住院的女性精神分裂症患者，每到探视日，只关心七旬老母给自己带来什么零食。一次老母在来院途中跌了一跤，待老母到后，患者接过零食便大吃起来，对母亲脸上、身上的伤痕不闻不问。少数患者有情感倒错。但抑郁和焦虑情绪在精神分裂症患者中也并不少见。

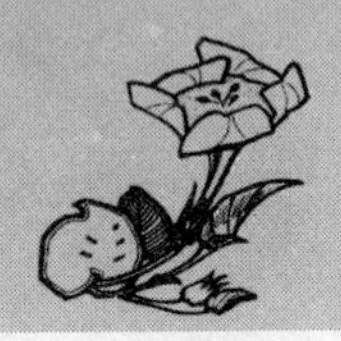

76. 精神分裂症患者有哪些意志和行为障碍

意志减退患者在坚持工作、完成学业、料理家务方面有很大困难，往往对自己的前途毫不关心、没有任何打算，或者虽有计划，却从不施行。活动减少，可以连续坐几个小时而没有任何自发活动。有的患者自称“我就喜欢在床上躺着。”患者忽视自己的仪表，不知料理个人卫生。一位青年男性患者连续3年从来没有换过衣服，入院后给患者洗澡，头几盆水都是黑的。

紧张综合征以患者全身肌张力增高而得名，包括紧张性木僵和紧张性兴奋两种状态，两者可交替出现，是精神分裂症紧张型的典型表现。木僵时以缄默、随意运动减少或缺失及精神运动无反应为特征。严重时患者保持一个固定姿势，不语不动、不进饮食、不自动排便，对任何刺激均不起反应。在木僵患者中，可出现蜡样屈曲，特征是患者的肢体可任人摆布，即使被摆成不舒服的姿势，也较长时间似蜡塑一样维持不变。如将患者的头部抬高，好像枕着枕头，患者也能保持这样的姿势一段时间，称之为“空气枕头”。木僵患者有时可以突然出现冲动行为，即紧张性兴奋。

77. 精神分裂症患者有哪些临床分型

依据偏重于精神病理学，可根据精神分裂症的临床特征将其划分为如下几个亚型。

(1)偏执型：是精神分裂症最常见的一个类型。其表现以相对稳定的妄想为主，往往伴有幻觉(特别是幻听)。情感、意志、言语、行为障碍不突出。起病多在30岁以后。这类患者较少出现显著的人格改变和衰退，但幻觉妄想症状长期保留。

(2)紧张型：以明显的精神运动紊乱为主要的表现。可交替出现紧张性木僵与紧张性兴奋，或自动性顺从与违拗。典型表现是患者出现紧张综合征。紧张型目前在临床上有减少趋势。

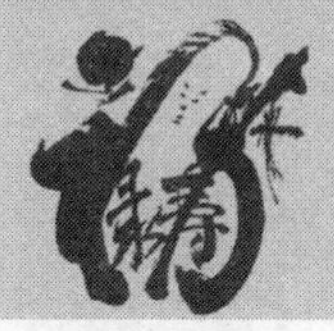

(3)青春型:多于青春期发病,起病较急,病情进展快,多在2周之内达到高峰。以情感改变为突出主要表现,情感肤浅、不协调,有时面带微笑,却给人傻气的感觉;有时又态度高傲,显得不可一世;或喜怒无常、扮鬼脸、恶作剧,不分场合与对象,开一些幼稚的玩笑。思维破裂,言语内容松散、不连贯,令人费解,有时会伴有片断的幻觉、妄想。行为不可预测,缺乏目的。病情进展迅速,预后欠佳。

(4)单纯型:起病缓慢,持续发展。早期多表现类似“神经衰弱”的症状,如主观的疲劳感、失眠、工作效率下降等,逐渐出现日益加重的孤僻退缩、情感淡漠、懒散、丧失兴趣、社交活动贫乏、生活毫无目的。疾病初期,常不引起重视,甚至会误认为患者“不求上进”、“性格不够开朗”或“受到打击后意志消沉”等,往往在病程多年后才就诊,治疗效果较差。

78. 精神分裂症诊断中需要考虑哪些因素

起病,大多数精神分裂症患者初次发病的年龄在青春期至30岁之间。起病多较隐袭,急性起病者较少。

前驱期症状,是在出现典型的精神分裂症症状前,患者常常伴有不寻常的行为方式和态度的变化。由于这种变化较缓慢,可能持续几个月,甚至数年,或者这些变化不太引人注目,一般并没有马上被看做是病态的变化,有时是在回溯病史时才能发现。前驱期症状包括神经衰弱症状,如失眠、紧张性疼痛、敏感、孤僻、回避社交、胆怯、情绪不好、执拗、难于接近、对抗性增强、与亲人好友关系冷淡疏远等,有些出现不可理解的行为特点和生活习惯的改变,如一位年轻的大学生,在本次住院前半年,每天5点起床,背贴墙站立1个半小时,自称这样可以纠正自己的驼背;另一位护士,在发病后同事回忆说,患者在1年前就有些古怪的行为,如将所有的体温计编上号,测体温时必须将体温计的编号与病床号相匹配,否

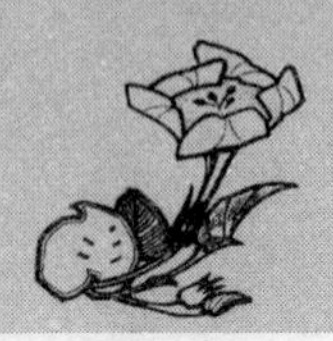

则就要重测。

症状学，有关精神分裂症的表现，需要指出的是，有些症状的临床诊断一致性不高。Schneider 在 1959 年提出了所谓精神分裂症的“一级症状”，临床应用表明有较高的一致性，它们是：①争论性幻听。②评论性幻听。③思维鸣响或思维回响。④思维被扩散。⑤思维被撤走。⑥思维阻塞。⑦思维插入。⑧躯体被动体验。⑨情感被动体验。⑩冲动被动体验及妄想知觉。这里需要指出的是，“一级症状”并非精神分裂症的特异性症状，其他一些精神障碍如双相情感障碍、脑器质性精神障碍中均可见到。

79. 精神分裂症患者的病程与预后怎样

精神分裂症在初次发病缓解后可有不同的病程变化。大约 1/3 的患者可获临床痊愈，即不再存有精神病理症状。但即使在这些“康复者”中，由于精神分裂症深刻地影响了患者的正常生活和体验，患者在病愈后也会发现自我感受与过去有所改变。另一些患者可呈发作性病程，其发作期与间歇期长短不一，复发的次数也不尽相同，复发与社会心理因素有关。与抑郁和躁狂症的完全缓解不同，精神分裂症的发作与中止无突然的转变与明显的界限。

一些患者在反复发作后可出现人格改变、社会功能下降，临床上呈现为不同程度的残疾状态。残疾状态较轻时，患者尚保留一定的社会适应能力和工作能力。另有一小部分患者病程为渐进性发展，或每次发作都造成人格的进一步衰退和瓦解。病情的不断加重最终导致患者长期住院或反复入院治疗。

总体上讲，在第一次发作的精神分裂症患者中，有 75%可以治愈，约 20%可保持终生健康。因此，精神分裂症的预后并不像人们所想象的那样悲观。由于现代治疗学的不断进步，大约 60%的患者可以达到社会性缓解，即具备一定的社会功能。对于某一具体的患者，在患病初期确定预后比较困难。有利于预后的一些

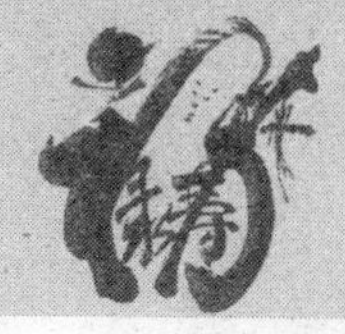

因素是:起病年龄较晚,急性起病,明显的情感症状,人格正常,病前社交与适应能力良好,病情发作与心因关系密切。通常女性的预后要好于男性。

80. 怎样掌握精神分裂症急性期的治疗策略

(1)全面检查,明确诊断,做好治疗前的基线评定,包括精神状态、症状的严重性、躯体状况,以及实验室检查,如心电图、脑电图、血尿常规、肝肾功能、血糖、血脂等各项生化指标。基线评定将为今后疗效评估、不良反应的判定提供对比资料,以便调整治疗方案和采取对应措施。

(2)进行强化性药物治疗,抓住治疗有效时机,争取最佳预后。治疗前选择强效、安全、获益/风险比大的药物。对今后社会功能恢复有利。治疗方式根据患者精神状况的轻重程度,是否合作及治疗环境条件予以选择。如患者安静合作,病情处于轻、中度状态,可采取口服给药方式保证治疗。如患者处于兴奋,激越或敌对不合作状态,则宜在1～2周内采取注射方式给药以保障急性期治疗得以实施,待病情有所控制后再改为口服给药治疗。

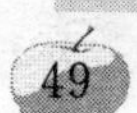

(3)根据病情,家庭照料条件选择治疗场所。如病情较轻,家中有人负责照料,可考虑门诊和(或)社区治疗;如病情严重、不合作或家庭乏人照料,则宜住院治疗。

(4)根据患者对出现的病理体验的不适应和对治疗环境的陌生,应给予关爱、理解、支持和帮助等一般性支持性心理治疗。对患者亲属进行疾病和治疗知识的教育,帮助患者家属应对亲人患病的现实,与医生建立治疗联盟,疗程6～8周。

81. 怎样掌握精神分裂症稳定期和维持期的治疗策略

(1)患者经过急性期治疗,症状得到缓解后,应注意如下几点,

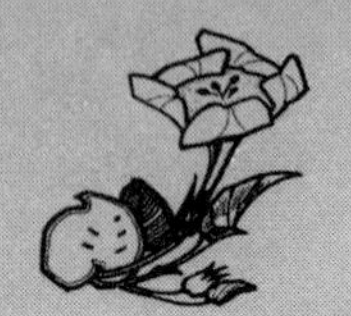

以巩固治疗稳定病情。

①以原来有效药物有效剂量治疗为主,疗程3～6个月。

②治疗场所包括家庭(门诊)、社区、康复病房或康复基地。

③家庭教育和心理治疗,目标为增加患者对疾病和治疗的认识能力;提高对治疗的合作性、依从性和对社会的适应性,以及自我保健能力。可采取集体心理治疗、认知疗法、技能训练和行为治疗。

(2)患者经过以上治疗,病情基本缓解,一般表现正常,坚持如下几种方法维持治疗,以预防病情复发和恶化。

①继续原来有效药物治疗,酌情调整剂量,把握预防复发的剂量,如无特殊不良反应,尽可能不更换药物。

②疗程酌情而定。

③治疗场所,以家庭(门诊)和社区治疗为主。

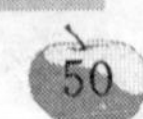

④加强心理治疗,争取社会支持,回归社会。

82. 药物治疗精神分裂症的基本原则和目标是什么

药物治疗精神分裂症的基本原则是:第一以单一用药为宜。第二治疗中注意患者个体特殊情况,用药个体化。第三小剂量起始,根据病情变化和耐受性及治疗场所确定药物滴定速度。如病情紧急严重,身体状况良好耐受性可以,住院有良好监护条件时可以快速滴定至有效剂量;争取足量、足疗程治疗;定期复查,认真评定疗效和不良反应,积极调整治疗方案。

药物治疗的目标可根据不同的临床阶段而有所变化。

(1)急性期治疗目标:①消除主要症状,争取临床缓解。②预防自杀和冲动行为发生。③将药物不良反应降到最低,防止严重不良反应的发生。④为恢复社会功能、回归社会作准备。

(2)巩固稳定期治疗目标:①防止症状复发。②控制精神分裂

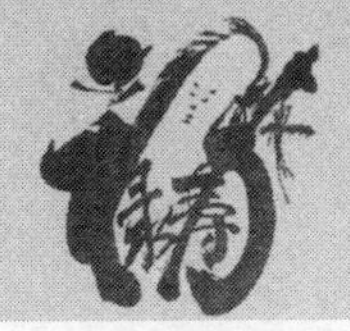

症后抑郁或强迫症状。③预防自杀。④控制和预防长期药物不良反应。⑤促进回归社会。

(3)预防复发的维持期治疗目标:①预防病情复发和恶化。②提高患者对治疗的依从性。③恢复社会功能。④增强应对躯体疾病、心理应激的能力。

83. 精神分裂症患者如何进行规范的药物治疗

精神分裂症药物治疗应系统而规范,强调早期、足量、足疗程的"全病程治疗"。一旦明确诊断应及早开始用药。药物应达到治疗剂量,一般急性期治疗为2个月。有些患者、家属甚至医生过分担心药物不良反应而常采取低剂量用药,症状长期得不到控制,达不到应有的治疗效果。治疗应从低剂量开始,逐渐加量,高剂量时密切注意不良反应,门诊患者用药剂量通常低于住院患者,一般情况下不能突然停药。

维持治疗对于减少复发或再住院具有肯定的作用。第一次发作维持治疗1~2年,第二次或多次复发者维持治疗时间应更长一些,甚至是终生服药。维持治疗的剂量应个体化,一般为急性治疗期剂量的1/2~2/3。美国精神分裂症结局研究组的研究结论是,经典抗精神病药物维持治疗剂量不应低于每日300毫克(以氯丙嗪计算),否则预防复发的效果会降低。非经典抗精神病药物维持剂量比急性期治疗量适当减少,但具体减少到何种程度,尚缺乏成熟的模式。

不管是急性期还是维持治疗,原则上单一用药,作用机制相似的药物原则上不宜合用。对于出现抑郁情绪、躁狂状态、睡眠障碍的患者,可酌情选用抗抑郁剂、心境稳定剂、镇静催眠药,有锥体外系反应可合用盐酸苯海索(安坦)。

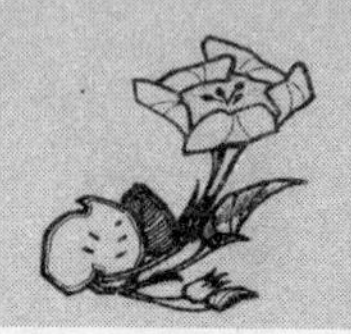

84. 什么是偏执性精神障碍

偏执性精神障碍是一组以妄想为突出临床特征的精神病性障碍。妄想常具有系统化的倾向，个别可伴有幻觉但历时短暂而不突出，一般不会出现人格衰退和智能缺损，并有一定的工作和社会适应能力。本病演进较慢，逐渐发展为一种或一整套相互关联的妄想，内容可为被害、嫉妒、诉讼、钟情、夸大、疑病等。妄想多持久，有时持续终生。很少出现幻觉，也不出现精神分裂症的典型症状如被控制感、思维被广播等。

被害妄想往往与诉讼妄想相伴随。患者认为社会中存在针对他的恶势力，有计划地迫害他，为达到目的不择手段、不惜代价。患者不断扩大自己的对立面，从最初的对手扩展到一个部门乃至整个社会，谁不相信他讲的话，谁就是被敌人收买了。为此患者会一次次、一级级上告，不达目的，誓不罢休。

嫉妒妄想多见于男性。他们无端怀疑配偶的忠贞，千方百计搜集所谓证据，逼迫配偶“招供”、写“保证书”，但所有这一切只会令情况更加恶化。有时患者会在妄想支配下产生伤害行为。

钟情妄想多见于未婚中年女性。她所认定的爱人多具有较高的社会地位、名声，也有妻室。患者坚信对方通过各种暗示传达爱意，并认为只有自己才能给对方带来真正的幸福。

抗精神病药可以起到镇静情绪、缓解妄想的作用，但药物治疗最大的障碍是患者不依从。必要时可使用长效针剂。心理治疗对妄想的作用不佳。病程多呈持续性，有的可终生不愈；但老年后由于体力与精力日趋衰退，症状可有所缓解。个别患者经治疗缓解较彻底。

85. 什么是急性短暂性精神病

急性短暂性精神病包括了一组具有下列共同特点的精神障

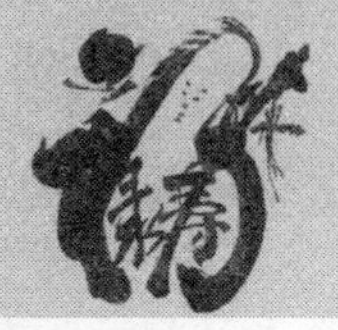

碍:①起病急骤。②以精神病性症状为主,包括片断妄想,片断幻觉或多种妄想、多种幻觉,言语紊乱,行为紊乱或紧张症。③多数患者可缓解或基本缓解。

有的患者表现以精神分裂症性症状为主,如果病程不超过1个月,临床可诊断为分裂样精神病。

有的患者在路途中发病,病前有明显精神应激、过度疲劳、过分拥挤、慢性缺氧、睡眠缺乏、营养水分缺乏等综合因素作用。常可出现意识障碍,片断的妄想、幻觉,或行为紊乱。在停止旅行和充分休息后,在数小时或数周内自行缓解。

86. 精神病性障碍急性期如何选择和使用药物

精神病性障碍急性期是指精神分裂症及偏执障碍、急性短暂性精神障碍等带有幻觉或妄想的功能性精神障碍的急性发作期,此时患者症状明显,多以阳性症状为主,此时首选抗精神病药物为主,根据患者躯体条件回避相关不良反应明显的药物,根据患者经济条件选择价格相适应的药物,尽量以单一药物治疗为主,小剂量逐步加至有效治疗剂量。

(1)药物的选择主要取决于不良反应的差别。在剂量充足情况下,传统抗精神病药物间的治疗效应没有多少差异。兴奋躁动者宜选用镇静作用强的抗精神病药物或采用注射制剂(氟哌啶醇、氯丙嗪等)治疗。如果患者无法耐受某种药物,可以换用其他类型的药物。目前,新一代抗精神病药物在临床应用中有取代传统药物的趋势。长效制剂有利于解决患者的服药不合作的问题,从而减少复发,但发生迟发性运动障碍可能性较大。

(2)急性期的治疗用药前必须排除禁忌证,做好常规体格和神经系统检查,以及血常规、血生化(包含肝肾功能)和心电图检查。首次发作、首次起病或复发、加剧患者的治疗,均应视为急性期治

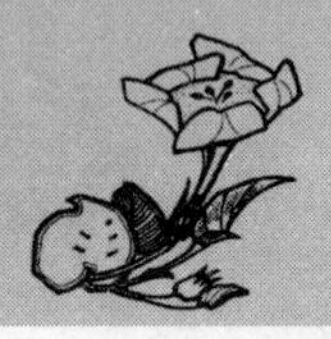

疗。此时患者往往以兴奋躁动、幻觉妄想、联想障碍、行为怪异及敌对攻击等症状为主。对于合作的患者,给药方法以口服为主。多数情况下,尤其症状较轻者,通常采用逐渐加量法。一般1～2周逐步加至有效治疗剂量。急性症状在有效剂量治疗2～4周后可开始改善。不同的患者,症状的缓解程度不一,恢复的时间长短不定。如剂量足够,治疗4～6周无效或疗效不明显者,可考虑换药。获得较为彻底缓解的基础上,仍要继续以原来的有效剂量巩固治疗数月,一般为4～6个月,然后可以缓慢减量进入维持治疗。待病情充分缓解4～6月个后,才可缓慢减至维持剂量。剂量应结合每个患者的具体情况实行个体化治疗。老年人、儿童和体弱患者的用量参照药物剂量范围酌情减少。

(3)对于兴奋躁动较严重、不合作或不肯服药的患者,常采用注射给药。注射给药应短期应用,注射时应固定好患者体位,避免折针等意外,并采用深部肌内注射。通常使用氟哌啶醇或氯丙嗪。一般来说,肌内注射氟哌啶醇5～10毫克或氯丙嗪50～100毫克,必要时24小时内每6～8小时重复1次,也可以采用静脉注射或静脉滴注给药。患者应卧床护理,出现肌张力障碍可以注射抗胆碱能药物东莨菪碱0.3毫克来对抗。由于治疗的目的是使患者安静,也可以应用苯二氮䓬类药物注射给药,如地西泮(安定)和氯硝西泮等。此时可以减少合用的抗精神病药物的剂量。

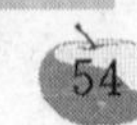

87. 精神病性障碍治疗应该维持多久

抗精神病药物的长期维持治疗可以显著减少精神分裂症的复发。有资料表明,持续2年的维持治疗可以将精神分裂症患者的复发率降至40%,而2年的安慰剂对照治疗却有80%的精神分裂症患者复发。一般维持剂量比治疗剂量低,传统药物的维持剂量可以减至治疗剂量的1/2～2/3;除氯氮平外,第二代抗精神病药物安全性提高,可以采用略低于急性期有效剂量维持治疗。临床

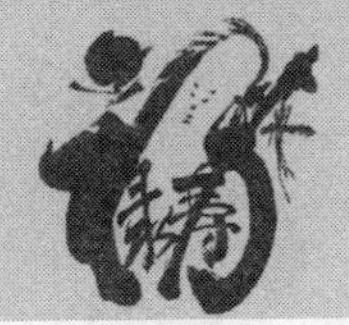

研究表明，过低的维持剂量仍有较高的复发率。维持治疗的时间，根据不同的病例有所差别。对于首发的、缓慢起病的精神分裂症患者，维持治疗时间一般需要2～5年。急性发作、缓解迅速彻底的患者，维持治疗时间可以相应较短。反复发作、经常波动或缓解不全的精神分裂症患者常需要终身治疗。如果经过反复工作，患者仍然无法接受药物的维持治疗，可以使用与急性治疗期药物机制相同或相近的长效制剂或片剂治疗。

88. 如何处理精神病药物锥体外系反应

锥体外系不良反应是抗精神病药物使用过程中最常见药物的不良反应，尤其以第一代抗精神病药物多见，部分第二代抗精神病药物随着剂量的加大也有可能出现，容易被误诊或忽略。短期服药可出现急性肌张力不全、静坐不能和类帕金森综合征，长期服药可致迟发性运动障碍。

(1)急性肌张力不全：多见于青少年，特别是带有氟基的抗精神病药尤易引起，多在服药数日内发生，表现为眼、面、口、颈、躯干肌的局部性肌痉挛所致的怪异表现，常见的有动眼危象、颈面征等。易误诊为破伤风、癫痫、癔症等，服抗精神病药物史常有助于确立诊断。处理：肌内注射东莨菪碱0.3毫克可即时缓解。有时需减少药物剂量，加服抗胆碱能药如盐酸苯海索，或换服锥体外系反应低的药物。

(2)静坐不能：是一种常见的抗精神病药物的不良反应。常在治疗1～2周后最为常见，发生率约为20%。表现为无法控制的激越不安、不能静坐、反复走动或原地踏步。易误诊为精神病性激越或精神病加剧，故而错误地增加抗精神病药剂量，而使症状进一步恶化。处理：苯二氮䓬类药和β受体阻滞剂如普萘洛尔（心得安）等有效，而抗胆碱能药通常无效。有时需减少抗精神病药剂量，或选用锥体外系反应低的药物。

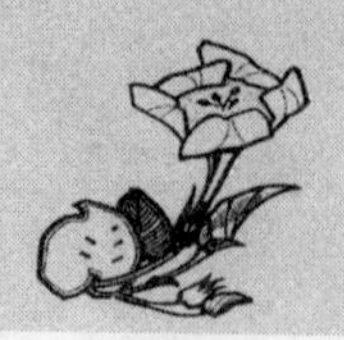

(3)类帕金森综合征：是抗精神病药物使用过程中最为常见的一种药物不良反应。治疗的最初1～2个月发生，发生率可高达56%。女性比男性更常见，老年患者常见并因淡漠、抑郁或痴呆而误诊。表现可归纳为：运动不能、肌张力高、震颤和自主神经功能紊乱。最初始的形式是运动过缓，体征上主要为手足震颤和肌张力增高，严重者有协调运动的丧失、僵硬、佝偻姿势、慌张步态、面具脸、粗大震颤、流涎和皮脂溢出。处理：服用抗胆碱能药物盐酸苯海索，抗精神病药物的使用应缓慢加药或使用最低有效剂量。没有证据表明常规应用抗胆碱能药物会防止锥体外系症状发展，反而易发生抗胆碱能不良反应。如果给予抗胆碱能药物，应该在2～3个月后逐渐停用。常用的抗胆碱能药物是盐酸苯海索(安坦)，剂量范围每日2～12毫克。

(4)迟发性运动障碍(TD)：是一种常见的抗精神病药物的慢性不良反应。多见于持续用药几年后，极少数可能在几个月后发生。用药时间越长，发生率越高。女性稍高于男性，老年和脑器质性患者中多见。TD是以不自主的、有节律的刻板式运动为特征。其严重程度波动不定，睡眠时消失、情绪激动时加重。TD最早体征常是舌或口唇周围的轻微震颤。处理：尚无有效治疗药物，关键在于预防、使用最低有效剂量或换用锥体外系反应低的药物。抗胆碱能药物会促进和加重TD，应避免使用。早期发现、早期处理有可能逆转TD。

89. 抗精神病药物性神经系统不良反应有哪些

(1)恶性综合征：是一种少见的、严重的不良反应。临床特征为意识波动、肌肉强直、高热和自主神经功能不稳定。多为大量服药后出现，伴有心动过速、出汗、排尿困难、血压波动等自主神经症状，部分患者伴有意识障碍，病情急剧，处理不当可致死亡。最常见于氟哌啶醇、氯丙嗪和氟奋乃静等药物治疗时。药物加量过快、

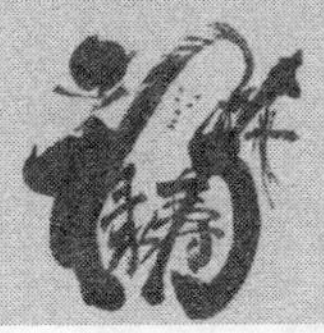

用量过高、脱水、营养不足、合并躯体疾病及气候炎热等因素，可能与恶性综合征的发生、发展有关。可以发现肌酸磷酸激酶(CPK)浓度升高，但不是确诊的指征。处理是停用抗精神病药物，给予支持性治疗。可以使用肌肉松弛剂丹曲林(硝苯呋海因)和促进中枢多巴胺功能的溴隐亭治疗。

(2)癫痫发作：抗精神病药物能降低抽搐阈值而诱发癫痫，多见于氯氮平、氯丙嗪和硫利达嗪治疗时。氟哌啶醇和氟奋乃静等在治疗伴有癫痫的精神病患者中可能较为安全。

(3)自主神经的不良反应：抗胆碱能的不良反应表现为：口干、视力模糊、排尿困难和便秘等。硫利达嗪、氯丙嗪和氯氮平等多见，氟哌啶醇、氟奋乃静等少见。严重反应包括尿潴留、麻痹性肠梗阻和口腔感染，尤其是抗精神病药物合并抗胆碱能药物及三环类抗抑郁药物治疗时更易发生。肾上腺素能阻滞剂的作用表现为直立性低血压、反射性心动过速及射精的延迟或抑制。直立性低血压在治疗的头几天最为常见，氯丙嗪肌内注射时最容易出现。患者由座位突然站立或起床时可以出现晕厥无力、摔倒或跌伤。嘱咐患者起床或起立时动作要缓慢。有心血管疾病的患者，剂量增加应缓慢。处理：让患者头低脚高位卧床；严重病例应输液并给予去甲肾上腺素、间羟胺(阿拉明)等升压药，禁用肾上腺素。

迟发性运动障碍(TD)是一种常见的抗精神病药物药物慢性不良反应。多见于持续用药几年后，极少数可能在几个月后发生。用药时间越长，发生率越高。女性稍高于男性，老年和脑器质性患者中多见。TD是以不自主的、有节律的刻板式运动为特征。其严重程度波动不定，睡眠时消失、情绪激动时加重。TD最早体征常是舌或口唇周围的轻微震颤。处理：尚无有效治疗药物，关键在于预防、使用最低有效剂量或换用锥体外系反应低的药物。抗胆碱能药物会促进和加重TD，应避免使用。早期发现、早期处理有可能逆转TD。

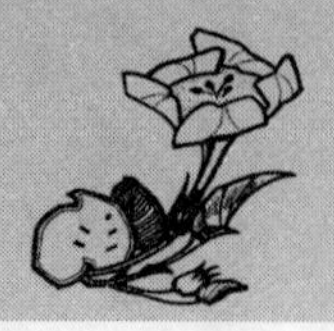

90. 如何处理抗精神病药物性内脏系统不良反应

抗精神病药物对非神经系统的内脏系统有不同程度的不良反应，各类药物发生率不一致，特定的器官和严重程度也不相同，有的是可以预见的，但大多数是难以预见的。一般通过合理的检测不会导致生命危险，但特殊体质和特殊病理条件下可能出现严重的后果，需要认真及时处理。常见的问题有如下几种。

(1)肝损害：氯丙嗪等所致的胆汁淤滞性黄疸的发生率约为0.1%。无黄疸性肝炎较之更为常见。系过敏所致，停药1～2周可恢复，临床上应与传染性肝炎相鉴别。

(2)消化系统症状：药物引起平滑肌肌张力降低，常见的是肠动力性便秘，严重时可致麻痹性肠梗阻。如发生便秘时，可以早期适量使用莫沙必利5～10毫克，每日1次或2次，如便秘严重时用番泻叶适量泡水服用导泻，也可用开塞露直肠导泻，更严重者要及时清洁灌肠。

(3)心血管系统症状：直立性低血压较常见，多见于治疗初期，尤其是用药后第一周，与药物阻断了外周α肾上腺素受体有关。心动过速和心电图异常颇为常见，主要表现为S—T段压低、Q—T延长、T波增宽或倒置等，少数患者出现心律失常或传导阻滞，宜停药并做对症处理。

(4)造血系统的不良反应较少见，药物所致粒细胞减少症的发生率为0.1%～0.7%，以氯氮平所致的比率为高，属变态免疫反应。早期诊断，及时处理，预后多数良好，严重而又处理不当者可能造成死亡。

(5)皮肤症状：为过敏所致常发生于治疗的第1～4周，一般表现为红色丘疹，开始于手与面等暴露部位，亦可扩及躯干，呈对称性分布，严重者发生疱疹，剥脱性皮炎、皮肤糜烂等，应立即停药。

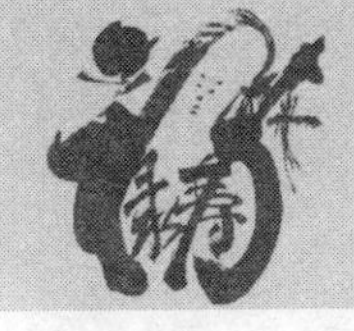

(6)其他:心脏猝死是精神科最为严重的问题,北京安定医院姜佐宁教授(1988)报告,抗精神病药治疗期内猝死占同期住院死亡总数的3.9%,其中各种原因造成的机械性窒息约占1/3。但有些患者的突然死亡,尸体解剖却未发现致死病因。

91. 抗精神病药物性精神不良反应有哪些

抗精神病药物对精神本身有一定的不良反应,可能过度镇静或兴奋等,这种镇静作用通常很快因耐受而消失。头晕和迟钝常是由于直立性低血压引起。哌嗪类、吩噻嗪、苯甲酰胺类和利培酮有轻度激活或振奋作用,可以产生焦虑、激越。药物对精神分裂症患者认知功能的影响与疾病本身的认知缺陷交织在一起。镇静作用较强的吩噻嗪类倾向于抑制精神运动和注意,但一般不影响高级认知功能。如果加上抗胆碱能药物,记忆功能可能暂时受影响。抗精神病药物是否能引起抑郁目前尚不清楚。不论是否用药,精神分裂症患者都可以出现明显的情感波动。精神分裂症发病初期和恢复期均可出现抑郁症状,自杀在精神分裂症中并不少见。锥体外系不良反应,如运动不能可能被误认为是抑郁。抗胆碱能作用强的抗精神病药物如氯氮平、氯丙嗪等较易出现撤药反应,如失眠、焦虑和不安,应予注意。

92. 抗精神病药物性中毒如何处理

过量中毒精神分裂症患者常常企图服过量抗精神病药物自杀。抗精神病药物的毒性比巴比妥和三环类抗抑郁剂低,死亡率低。过量的最早征象是激越或意识混浊,可见肌张力障碍、抽搐和癫痫发作,脑电图显示突出的慢波。常有严重低血压及心律失常、低体温。抗胆碱能作用(尤其是硫利达嗪)可使预后恶化;毒扁豆碱可用作解毒药。由于过量药物本身的抗胆碱能作用,锥体外系不良反应通常不明显。治疗基本上是对症性的,大量输液,注意维

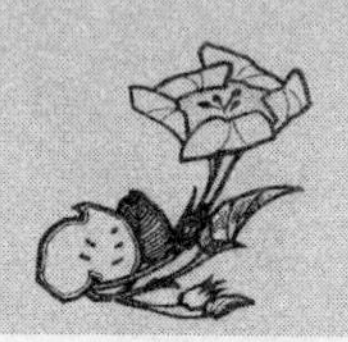

持正常体温,应用抗癫痫药物控制癫痫。由于多数抗精神病药物蛋白结合率较高,血液透析作用有限,而抗胆碱能作用使胃排空延迟,所以过量数小时后都应洗胃。低血压只能用间羟胺和去甲肾上腺素等升压,禁用肾上腺素。意外过量见于儿童。

93. 常用第一代抗精神病药物有哪些特点

常用的第一代抗精神病药物主要有氯丙嗪、奋乃静、氟哌啶醇、三氟拉嗪、五氟利多、氟哌塞吨、氯普塞吨、舒必利等,以氯丙嗪为代表,是抗精神病药物的传统药物,具有价格低廉,镇静和抗幻觉、妄想等阳性症状作用突出的特点,但使用过程中锥体外系不良反应较为明显,对患者的自身舒适体验造成明显的影响,妨碍患者社会交往和自信。目前,在欠发达地区和家庭经济基础较差的患者身上仍常常使用。

(1)氯丙嗪既有较强镇静作用,又有抗幻觉、妄想作用。多为口服给药,也有注射制剂可用于快速有效地控制患者的兴奋和急性精神病性症状。较易产生体位性低血压、锥体外系不良反应、抗胆碱能反应(如口干、便秘、心动过速等)、催乳素水平升高及皮疹。

(2)奋乃静自主神经不良反应较少。适用于老年或伴有脏器(如心、肝、肾、肺)等躯体疾病患者。主要不良反应为锥体外系症状。

(3)氟哌啶醇注射剂常用于处理精神科的急诊问题。也适用于老年人或伴有躯体疾患的兴奋躁动的精神病患者。小剂量也可用于治疗儿童多动症及抽动秽语综合征。主要不良反应为锥体外系症状。长效制剂锥体外系不良反应较口服用药轻。

(4)五氟利多为口服长效制剂,每周给药 1 次。该药碾碎后易溶于水,无色无味,给药方便,在家属协助下常用于治疗不合作患者。主要不良反应为锥体外系症状,少数患者可发生迟发性运动障碍和抑郁。

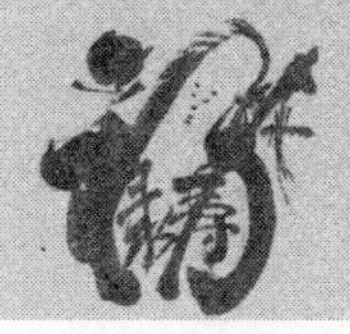

（5）舒必利治疗精神分裂症需要较高剂量。静脉滴注可以用于缓解患者的紧张性症状。主要不良反应为引起内分泌变化，如体重增加、泌乳、闭经、性功能减退。

94. 常用第二代抗精神病药物有哪些特点

常用的第二代抗精神病药物主要有利培酮、喹硫平、齐拉西酮、奥氮平、氯氮平、阿立哌唑、氨磺必利、舍吲哚等，这些药物多数是在氯氮平的化学结构基础上发展起来的，主要通过药物对多巴胺（DA）、5-羟色胺（5-HT）两个系统的协同作用达到治疗精神分裂症阳性症状、阴性症状及情感症状和认知障碍的目标，相对第一代抗精神病药物减少了锥体外系反应和肝脏等方面的不良反应，患者使用后生活体验和人际交往能力有一定的优势。但相对第一代抗精神病药物催乳素水平升高的不良反应又是新的医学问题，常常出现体重增加、泌乳、闭经、血糖血脂升高等，形成第二代抗精神病药物的药理学和临床学特点，但总体而言较第一代抗精神病药物具有其一定的临床应用优势。其中阿立哌唑因为作用机制较为特殊，无明显的催乳素水平升高问题，部分参考资料称之为第三代抗精神病药物。

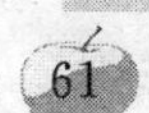

95. 利培酮临床价值怎样

利培酮是目前国内外非典型抗精神病药物使用最为常用的药物之一，除成人使用疗效良好外，儿童和青少年使用也是相对安全高效的药物之一。利培酮设计剂型较多，长效针剂、口服液、口腔崩解片和普通片剂，兼顾了临床上各种需要层次，为此价格上差异较大，普通片剂相对价格便宜，能为中国一般家庭承受。

（1）适应证：①精神分裂症及其他精神病性障碍的急性期治疗与维持治疗，预防精神分裂症复发、急性躁狂。②双相障碍的维持和双相抑郁的治疗。③痴呆中的行为问题、儿童和青少年的行为

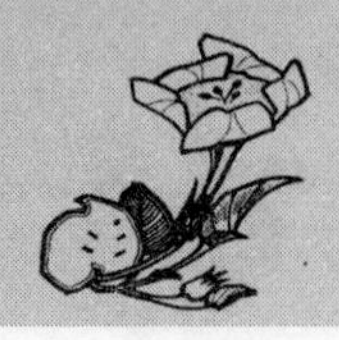

问题、与冲动控制障碍有关的问题的治疗。主要针对症状有精神病的阳性症状、阴性症状、认知症状、不稳定情绪及攻击症状。

(2)起效时间:精神病性症状在1周内改善,但行为、认知和情感稳定的作用需数周才能达到完全的效果,需4～6周才能确定药物是否有效,但部分患者需要16～20周才能达到较好的反应,特别是认知症状。

(3)使用方法:①普通片剂。治疗急性精神病和双相障碍时剂量每日为2～6毫克,口服,儿童和老年人剂量每日为0.5～2.0毫克。起始剂量为每日1毫克,分2次口服,每日增加1毫克,直至出现最佳效果,一般每日为4～6毫克,口服。有肝肾损害的患者和老年患者起始剂量要小,加药速度要缓慢。有心脏疾病的患者要慎用。②口服液。适用于有吞咽困难或其他原因不能服用片剂的患者。每日1次或2次。起始剂量1毫克,第一周左右的时间内逐渐将剂量加大到每日2～4毫克,第二周内可逐渐加量到每日4～6毫克。此后,可维持此剂量不变,或根据个人情况进一步调整。一般情况下,最适剂量为每日2～6毫克,一般不超过10毫克。③长效针剂。适用于经常复发的患者和药物依从性较差的患者,可以使用长效针剂。对针剂有疗效的患者,针剂剂量25～50毫克。通常每2周注射1次。采用臀部深层肌内注射的方法,应当在左右两侧半臀交替注射。不得静脉给药。要注意在针剂治疗开始至少3周内口服药物需要继续使用并逐渐减量。长效针剂不宜用于控制急性症状。

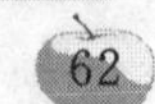

(4)注意事项:治疗前要测体重、血压、血糖和血脂,治疗中也要注意监测。

(5)相对优势:该药的优势是可用于治疗其他抗精神病药治疗无效的精神病和双相障碍,伴有攻击、激越行为的痴呆,多种原因引起的儿童行为问题。

(6)不良反应:可能存在剂量依赖性的锥体外系症状和高催乳

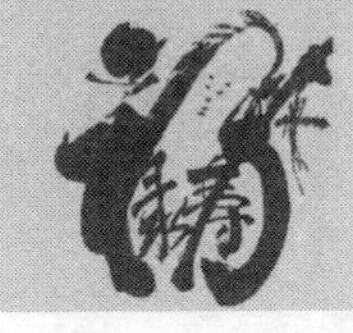

素血症、头晕、失眠、头痛、焦虑、镇静、恶心、便秘、腹痛、体重增加等一般药物反应。少部分患者催乳素增高，不推荐用于哺乳期妇女。罕见迟发性运动障碍、直立性低血压，通常在开始加量时出现，心动过速、性功能障碍。高血糖症，恶性综合征和抽搐更为罕见。

(7)价格层次：口服液为中高等级价格；普通片剂为中等级价格，国产利培酮(思利舒)为中低等级价格。

96. 阿立哌唑临床价值怎样

阿立哌唑作为机制特殊的新一代抗精神病药物，没有明显的镇静作用和锥体外系不良反应，也没有高催乳素血症和糖脂代谢不良反应，在急性精神病性控制后只要能够坚持治疗，随着治疗时间的延伸，患者的思维、行为、情感等阳性和阴性症状可以得到相对全面改善，但也有部分患者需要联合治疗才能在急性期有更好的效果。药物半衰期长，每日 1 次，服药后镇静疲乏感不明显，部分患者能够一边服用药物一边正常地从事日常生活和工作，依从性良好。国产药阿立哌唑(博思清)在我国使用广泛，价格中等，能被大部分患者接受。

(1)适应证：精神分裂症和精神分裂症的维持治疗，其他还有急性躁狂症，双相障碍的维持治疗，双相抑郁，痴呆中的行为紊乱，儿童和青少年的行为障碍，冲动控制障碍伴随的问题。主要针对症状有精神疾病的阳性症状、阴性症状及攻击症状、认知症状和情感症状。

(2)起效时间：精神病性症状在 1 周内即可改善，但是行为、认知、情感方面的改善需数周才能见效。需用药 4～6 周后才能决定药物是否有效，但实际上患者使用 16～20 周后疗效更为满意，特别是认知症状的改善。

(3)使用方法：口服，每日 1 次。起始剂量为 10 毫克，用药 2

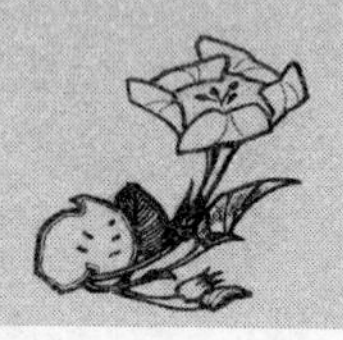

周后，可根据个体的疗效和耐受性情况逐渐增加剂量，最大可增至30毫克，平均有效剂量每日为20毫克，维持期可以此剂量不变，亦可依据具体情况稍减。急性激越时，可联合使用苯二氮䓬类药物或其他非典型抗精神病药。在部分已经起效的患者中，在合理剂量时，不要盲目增加本药的用量，应考虑合用情感稳定剂、抗癫痫药，如丙戊酸盐或拉莫三嗪。

(4)注意事项：已知对本品过敏的患者禁用，老年人和儿童应减少用量。在心血管疾病、痴呆、癫痫病史、有吸入性肺炎风险性、长期联合使用降压药物及经常轮换降压药物的患者应谨慎使用，规范治疗，合理检测。服药不宜驾驶汽车或小心驾驶。

(5)相对优势：因该药半衰期长，所以达峰时间和清洗时间都比其他药物长。该药的优势在于对于难治性精神病患者和双相障碍患者有效，特别是担心体重增加和伴有糖尿病的患者及希望能够快速起效不需剂量滴定者。

(6)不良反应：可能存在头晕、失眠、静坐不能和激活、恶心、呕吐，开始用药时偶见直立性低血压，便秘、头痛、困倦等一般药物反应。

(7)价格层次：博思清：中等级价格；原药：中高等级价格。

97. 齐拉西酮临床价值怎样

齐拉西酮是第二代抗精神病药物，与阿立哌唑一样，特点是没有镇静作用和代谢综合征不良反应，疗效根据剂量的增加而发生变化。由于不良反应不大，齐拉西酮的疗效难以优于其他抗精神病药物。在维持期治疗方面，研究表明对于稳定期的精神分裂症患者，与安慰剂对比，一年的维持治疗对于阴性症状的改善、较低复发率方面优于安慰剂。每日在120～160毫克剂量下，齐拉西酮对于精神分裂症相关的抑郁症状有效。现已经开发的齐拉西酮短效针剂对于激越有效。

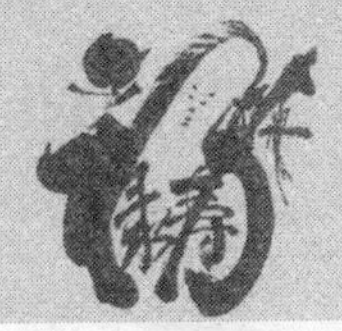

(1)适应证:对核心精神病性症状、阴性症状、情感症状及认知症状都有疗效。与奎硫平一样,齐拉西酮对于阳性及阴性症状的疗效均优于安慰剂。

(2)起效时间:一般需要2周以上起效,一般为2～6周。

(3)使用方法:齐拉西酮20毫克,每日2～3次,与餐同服,可以在2周左右逐渐加量至有效剂量每日120～160毫克。

(4)注意事项:齐拉西酮应与食物同时服用,因为是否与食物同时服用,齐拉西酮的生物利用度差别较大,所以需要与食物同时服用。

(5)相对优势:短期和长期齐拉西酮对体重、血糖没有明显影响。

(6)不良反应:齐拉西酮耐受性较好,锥体系症状(EPS)发生率较低,早期可能出现困倦、嗜睡、自限性。对已患有心脏疾病患者可能延长QT间期,对于普通患者并不需要过度心电监测,但对于QT间期明显延长的患者应慎用,需要每月1次以上复查心电图至正常6个月左右。

(7)价格层次:原药:中高价格;国产药如齐拉西酮(思贝格):中等价格。

98. 奎硫平临床价值怎样

喹硫平较少出现锥体外系不良反应,加药迅速,具有一定的镇静作用,可以用于一般的精神病性障碍,对于症状较轻又需要有一定镇静作用的患者比较容易接受,但总体起效较慢,在精神疾病较重的患者看来,容易在早期误认为疗效不足而换药。

(1)适应证:精神分裂症,急性躁狂(单药治疗或联合锂盐或丙戊酸盐治疗),另外还有其他精神病性障碍,双相障碍的维持治疗,双相障碍抑郁,痴呆的行为紊乱,帕金森病和路易小体痴呆的行为紊乱,与左旋多巴治疗相关的精神病,儿童和青少年的行为问题,

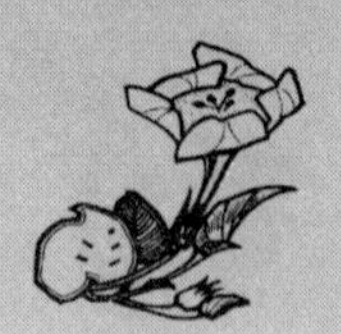

与冲动控制相关的疾病。主要针对症状有精神病的阳性症状、阴性症状、认知症状、不稳定情绪及攻击症状。

(2)起效时间:症状较轻的精神病性症状在1周内改善,但行为、认知和情感稳定的作用需数周才能达到完全的效果,需4～6周才能确定药物是否有效,但部分患者需要16～20周才能达到较好的反应,特别是认知症状。

(3)剂量范围:治疗精神分裂症时每日150～750毫克,分次服用,治疗急性双相躁狂时每日400～800毫克。起始剂量为25毫克,每日2次,每日增加25～50毫克,直至最佳效果,最高剂量为800毫克。药物的半衰期为6～7小时。

(4)注意事项:治疗前要测量体重、血压、血糖和血脂,治疗中也要注意监测。有心脏疾病的患者应慎用,老年患者要减量,不推荐用于8岁以下的儿童。不推荐用于孕妇和哺乳期妇女。

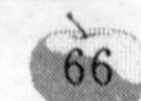

(5)相对优势:无运动系统不良反应和催乳素增高。可用于治疗其他抗精神病药治疗无效的精神疾病和双相障碍患者,帕金森病需抗精神病药物或情感稳定剂治疗的患者,路易小体痴呆需抗精神病药或情感稳定剂治疗的患者。

(6)不良反应:可能出现头晕、镇静、口干、便秘、消化不良、腹痛、体重增加、心动过速、脂蛋白异常等,直立性低血压通常在开始治疗时或加量时出现;严重的不良反应罕见有高血糖症、恶性综合征和癫痫。

(7)价格层次:原药:高等级价格;国产:中等级价格。

99. 帕利哌酮临床价值怎样

帕利哌酮是近年上市的新型抗精神病药物,是利培酮经过肝脏代谢后的产物,即九羟利培酮,市场提供的剂型为缓释胶囊。与利培酮相比,保持了利培酮的疗效优点,具有更高的$5\text{-}HT_{2A}$与D_2受体亲和力,临床应用处方简单,患者服用方便。目前,成熟的商

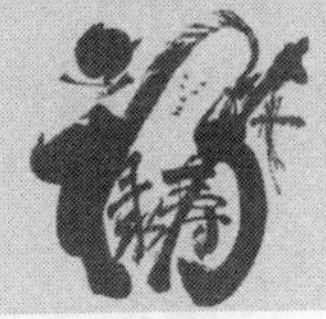

品主要是原药，相对较贵，原产药日治疗费用稍高，但在维持期使用简单依从性好，适用于具有一定经济层次的患者。

(1)适应证：为精神分裂症及分裂情感障碍全病程治疗，同利培酮。

(2)使用方法：建议起始剂量为每日6毫克，以后可根据疗效和不良反应调整剂量，增加至每日9毫克或12毫克。帕利哌酮缓释制剂在临床剂量3～15毫克范围内，药物代谢动力学呈线性。此特点可提高有效性，改善耐受性。帕利哌酮实质上不会抑制由细胞色素P450 CYP同工酶代谢的药物的代谢。由于吸收速率呈上升特征，起始剂量即治疗剂量，不需要进行初始剂量滴定。

(3)起效时间：1周左右开始起效。在给药后约1天时达到峰值血浆浓度，终末半衰期约为1天，每日服用1次，在多数患者中，4～5天后均可达到稳态血药浓度。

(4)注意事项：帕利哌酮目前剂型为缓释剂，帕利哌酮缓释制剂借助液体整体吞服，胶囊不能咀嚼、掰开或者碾碎。肾脏是原型帕利哌酮的主要清除途径，肝脏受损者服用帕利哌酮安全。对于肾脏中度到重度受损者，应该考虑降低帕利哌酮的剂量。

(5)相对优势：服用方便，每日服用1次，依从性良好，起效较快，药效持久稳定。

(6)不良反应：不良反应与利培酮相似，多见于较大剂量时，最常见的不良反应为头痛和失眠。其他问题的发生率随剂量增加而升高，主要有锥体外系障碍、静坐不能、心动过速、直立性低血压和泌乳素水平升高，其余同利培酮。

(7)价格层次：原药帕利哌酮(芮达)为高等级价格。

100. 奥氮平临床价值怎样

奥氮平属多受体阻断作用类的抗精神病药物，是氯氮平的同类药物，因具有较好的疗效和使用早期较轻的不良反应获得临床

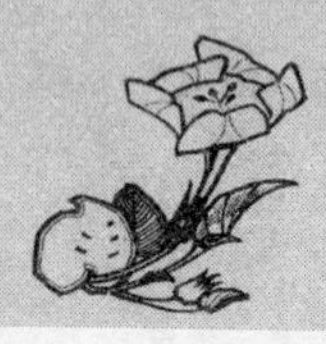

认可。奥氮平有水溶剂和片剂，水溶剂能以肌内注射方式控制患者激越、敌意及其他危险行为，但国内尚未正式用于临床。目前，片剂无论原药或国产药物均相对较昂贵，仅适用于具有一定经济层次的患者，或者用于具有严重躯体疾病同时伴有精神障碍的患者急性期。

(2)适应证：精神分裂症的急性期和维持期治疗，可用于双相障碍躁狂发作、双相抑郁(与氟西汀合用)，还有其他精神病性障碍、抗抑郁药物治疗无效的单相抑郁、痴呆的行为紊乱、冲动控制障碍相关的问题。

(3)使用方法：起始剂量为5～10毫克，每周增加5毫克，直至出现最佳效果，最大剂量每日为20毫克。剂量范围每日为10～20毫克。奥氮平每日5～10毫克和氟西汀联合用于抑郁。每日服药1次即可，亦可分2次服用。

(3)起效时间：精神病性症状是在1周内改善，但行为症状、认知症状及情感症状需数周才能起效，至少需4～6周才能确定是否有效，但在部分患者中需16～20周才能起效。

(4)不良反应：发生总体较少，常见有肥胖、糖尿病、血脂异常、头晕、过度镇静、口干、便秘、消化不良、关节痛、背痛、胸痛、心律失常等，罕见直立性低血压，多于开始治疗时或加药时出现，罕见迟发性运动障碍和日光性皮炎。严重罕见不良反应：老年痴呆患者中出现的脑血管事件，包括卒中、短暂性胸痛、恶性综合征和抽搐等。

(5)注意事项：治疗前要测体重、血压、血糖和血脂，治疗中也要注意监测。肝脏疾病患者应减少用量，心脏病患者要慎用，老年患者要减少用量。不推荐用于18岁以下的患者和哺乳期妇女。早期使用过后容易导致体重增加和糖脂代谢问题，不能用于肥胖和糖尿病患者。

(6)相对优势：药物使用早期不良反应少见，用药迅速，可以作

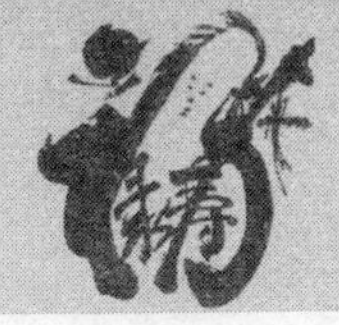

为危重精神症状时冲击治疗常常迅速见效。作用谱广，可以作为精神病性疾病、双相障碍和抑郁发作的辅助药物，都有较好的效果。

(7)价格层次：原药：高等级价格；国产药如氯氮平(欧兰宁)：中低等级价格。

101. 氯氮平临床价值怎样

氯氮平属于多受体阻断作用类的抗精神病药物，20 世纪 70 年代开始用于临床，是我国 20 世纪 80 年代末至 21 世纪初的主要精神科临床药物之一。目前，该药在大部分国家发达国家不是一线治疗药物，近年来随着我国其他第二代抗精神病药物的使用，用量也有所减少，但仍被作为二线药物应用，尤其以中西部不发达地区使用量较大。本药效果很好，其总体效果上超出目前市场上其他种类药物，部分患者使用其他药物无效后使用本药可能会起到独特的效果。但临床应用如果不规范的检测药物不良反应，危险性也比较大。如在使用后出现糖尿病、肥胖、肺部感染、动力性便秘及心脏功能损害的患者应用需要严格注意随时检查评估风险。价格便宜，能够为广大患者接受，同时也为精神障碍人管理提供高效低价的治疗。

(1)适应证：难治性精神分裂症，减少精裂症或分裂情感障碍自杀行为的危险性，还有难治性双相障碍，精神病的暴力攻击性行为及其他治疗无效的脑部疾病。

(2)剂量范围：常用起始剂量为 25 毫克，缓慢加量，剂量范围为 200～400 毫克。使用过程中逐步加药、减药和停药，突然停药会引起疾病反跳和症状恶化。半衰期为 5～16 小时，单独使用时常常需要分成 2～3 次服用。

(3)起效时间：精神病性症状 1 周内即可见效，行为、认知和情感症状需数周才可达到最佳疗效，特别是在难治性患者中，至少治

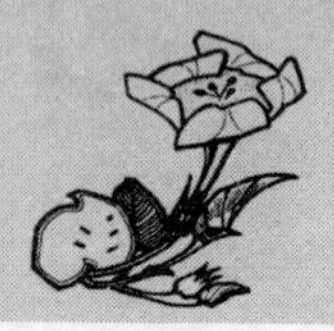

疗 4～6 周才能确定是否有效。

(4)注意事项:开始治疗前一定要查血象,治疗后的 6 个月内要每周查 1 次,以后 2 周 1 次。治疗中要特别注意监测体重、血压、血糖、血脂及心电图。肝肾和心脏功能损害的患者应慎用,老年患者应减量。长期服用氯氮平,突然停药,可出现撤药症状,表现为胆碱能症状反跳,精神症状恶化、激越、意识紊乱、寒战、震颤、肌张力障碍、运动不协调、蹒跚步态、吞咽哽噎等。其发生机制与氯氮平多受体作用,长期使用胆碱能受体,多巴胺受体超敏,5-羟色胺(5-HT)、γ-氨基丁酸(GABA)、肾上腺素(NE)等多递质系统功能受到影响等因素有关。

(5)相对优势:传统抗精神病药治疗无效的患者,氯氮平可能有效。对于一些难治性患者,可以合用传统抗精神病药或非典型抗精神病药。该药的优势是治疗难治性精神分裂症有自杀、暴力、攻击性行为的患者和迟发性运动障碍的患者。

(6)不良反应:糖尿病、血脂蛋白异常、流涎、出汗、头晕、镇静、头痛、心律失常、低血压、恶心、便秘、口干、体重增加。严重的不良反应为粒细胞缺乏症。明显的缺点是有糖尿病、肥胖的患者及心脏功能损害的患者不宜使用,以上不良反应出现频率较高,需要较高频率的身体检查方能保障安全用药。

(7)价格层次:为低等级价格。

102. 什么样的精神分裂症可使用电抽搐治疗

电抽搐治疗是精神科传统的治疗方法,已有近 80 年历史,随着科学的进步,传统的电抽搐发展成无明显抽搐的现代改良电抽搐,去除了原有抽搐过程中患者痛苦的临床表现,已被广大医务工作者和患者接受。目前,电抽搐适应证大有拓展,主要用于重性功能性精神疾病,包括精神分裂症、抑郁症、双相障碍。在精神分裂症方面,可以作为紧张性兴奋和木僵、拒食、兴奋躁动、暴力伤人、

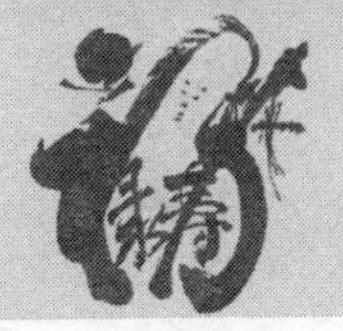

自伤自杀患者的备选或首选治疗手段，尤其对紧张性患者疗效显著。但一般只作为急性期治疗方法，治疗后仍需要抗精神病药物维持治疗，以免症状反弹。注意颅内器质性病变、严重肝脏疾病、肾脏疾病、严重呼吸系统疾病、心血管系统疾病、骨折、严重溃疡、青光眼、视网膜脱落等，均可增加操作的风险。

103. 精神分裂症能不能手术治疗

精神分裂症是一个跨学科、综合性的重大科研课题，它涉及遗传学、生物医学、基因工程学等多学科领域，又与社会因素、易感体质和应激等密切相关。在抗精神病药物问世之前，精神外科手术曾用于临床，但随着科研的发展及大量临床实践，精神分裂症的外科手术日益受到“冷落”。精神外科手术都是针对“多巴胺神经介质和情感边缘系统”密切相关部位，通过有选择的或局限的破坏以达到“预期”的治疗目的。目前，最常用的是“立体定向术”，对其理论基础的争议也较大。但大多数学者认为，正常和异常的思维与大脑的情感、行为中枢等的关系只是相对的，每一种心理活动与某个脑区的关系可能较大，但与其他脑区也不无关系，其中还有很多诸如解剖、生理功能还有待进一步探讨。尽管选择性立体定向术仪器损伤小，但在临床实践中除对极度冲动行为有所控制外，其核心的症状仍需用药控制，且部分病例有一系列术后损伤后遗症。所以，目前就一般患者来讲，国家的精神分裂症治疗指南不主张外科手术治疗。

104. 当前精神分裂症心理治疗的情况如何

尽管已有很多关于精神分裂症心理治疗方法的研究，但众所周知，当今尚无一种使精神分裂症获得痊愈的治疗方法，这既是此种精神障碍的治疗现状，也是人们竭力从不同角度发展各种治疗方法的原因所在。因此，也可以说目前还没有一种单独的方法对

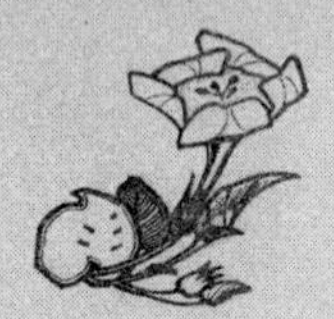

精神分裂症的治疗疗效是确切的。减轻症状、降低复发率、增强社会心理适应功能是对精神分裂症进行心理治疗的主要目标，但并不是一种单一的治疗模式就能够获得这些目标的。当前，对精神分裂症患者进行心理治疗情况如下。

(1)患者均服用一定剂量的抗精神病药物。

(2)由于绝大多数这类精神病患者缺乏自知力，较少或没有自主性，在对这些患者进行心理治疗时大多采用较主动、直接的指导性的治疗方法。目前，比较普遍接受的心理治疗方法有：①心理教育、支持性(个别或团体)治疗。②行为技术，包括就业、社会技能训练等。③家庭治疗，包括家庭教育或社区家庭干预等，有研究者甚至提出不管是否有可辨认的家庭问题存在，对精神分裂症患者及其家人接触都能有效，特别在降低疾病的复发方面，认为对所有患者家庭都应包括心理教育计划。此外，近十余年来，采用认知行为治疗对精神分裂症的研究有增加趋势，但尚处于初期应用阶段；动力或心理分析心理治疗较少应用，疗效亦不能确定。

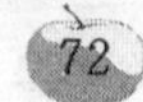

(3)对精神分裂症患者实施心理治疗绝大多数是在疾病的恢复期或间歇期或疾病的慢性阶段，虽有对急性精神障碍进行心理治疗的研究报告，但总体疗效欠佳。

(4)一种新的治疗观念是针对个体化治疗的强调。

105. 精神分裂症患者如何进行心理康复

心理治疗必须成为精神分裂症治疗的一部分。心理治疗不但可以改善患者的精神症状、提高自知力、增强治疗的依从性，也可改善家庭成员间的关系，促进患者与社会的接触。

行为治疗有助于纠正患者的某些功能缺陷，提高人际交往技巧。家庭治疗使家庭成员发现存在已久的沟通方面的问题，有助于宣泄不良情绪，简化交流方式。

对临床痊愈的患者，应当鼓励其参加社会活动和从事力所能

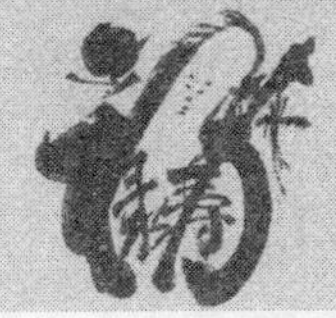

及的工作。对慢性精神分裂症有退缩表现的患者，可进行日常生活能力、人际交往技能的训练和职业劳动训练，使患者尽可能保留一部分社会生活功能，减轻残疾程度。应对患者的亲属进行健康教育，让其了解有关精神分裂症的基本知识，以期增加对患者的理解与支持，减少可能为患者带来的压力，如过多的指责或过高的期望。

106. 中医能否治疗精神分裂症

中医从古至今有治疗精神疾病的多种方法，目前科学研究认为治疗总体有一定效果。由于精神分裂症病程时间长，症状容易波动，在再次发病以后患者和家属往往难以控制，加之国内尚无从严谨科学意义上的独特有效地使用中医治疗方法，所以，以中医治疗为主要手段风险较大，目前，仍不能替代西医为主的治疗格局。如果患者有中医治疗的愿望，或者已经尝试多种西医治疗手段效果不佳时，在精神科专业的指导下，合理的应用中医治疗确实能够起到一定的疗效。中医药治疗方法有中药、电针、耳针、头针、激光针、养生功、中医心理治疗等，以中药和电针使用较多，也易于被人们接受。中药以理气、豁痰、开窍、疏肝、安神、泻火、活血、补气血、健脾温肾为主。

107. 精神分裂症能根治吗

精神分裂症是一类最常见的精神重症。由于本病病因不明，世界范围内尚无根治手段，大多数患者具有慢性化倾向，需要长时间服药治疗。那么，精神分裂症的结局究竟如何呢？就目前的医疗水平大约是三个 1/3。1/3 临床痊愈或基本治愈，工作能力接近病前水平，日常生活自理；1/3 症状部分缓解，难以正常工作，但日常生活基本自理；还有 1/3 既不能正常工作，也不能自理生活。

精神分裂症能否被治愈？著名的精神病学家布鲁勒指出：精

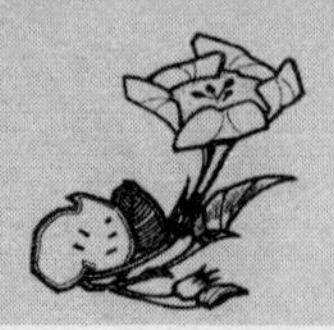

神分裂症的预后结局有 4 种可能性，即痊愈、轻度缺损（指社会功能缺损）、重度缺损和痴呆。一些精神病患者早期得到及时系统的住院治疗，出院后能继续定期门诊复查，按医嘱坚持服药，家庭给予关心帮助，患者能得到家庭、社会良好的心理支持，致使终身不犯病，并能较好地完成原来的工作。这样的患者，一生中只有一次发病，应该说是被治愈了。精神分裂症首次发病被“治愈”后，需要坚持服药，避免引起复发的各类因素，即可使疾病痊愈。

108. 精神分裂症能不能结婚生子

我国婚姻法并不禁止精神病患者结婚和生育。但是，尚在治疗中、复发频繁的未愈者，可能仍然存在幻觉妄想及思维或行为方面的异常，不具备料理个人和家庭生活家庭生活的能力，不能很好地教养子女和处理好各种人际关系，则不宜结婚。那种认为结婚可为患者“冲喜”，使疾病好转的说法是极端错误的，没有科学根据。对于病情恢复良好，可以结婚。精神分裂症患者，对其生育问题应慎重对待。从优生学的角度来说，精神分裂症患者最好不生育。其理由如下。

（1）精神分裂症有明显的遗传倾向。父母一方患此病，子女的患病率为 20%～40%，而一般人群只有 0.5%。

（2）服药期间怀孕，或多或少都会对胎儿有一定的影响。如果为此停药，又担心病情复发。

（3）父母一方患有精神病，这种家庭环境对孩子的成长是很不利的。不仅难以给孩子充分的关心和照顾，而且如果病情不稳定，种种病态表现对孩子幼小的心灵将造成伤害，性格发育也会受影响。

（4）精神分裂症的发病高峰是在 20 岁左右，在孩子成长过程中，家人时时都会担心孩子会出现精神异常。

女性患者如果一定想要孩子，那么，主要认真考虑以下问题。

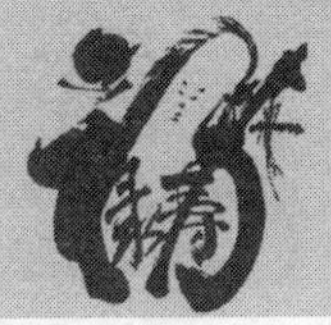

①全面评估患者的病情。目前还有没有症状？服药的剂量是治疗量，还是维持量？如果现在停药要小孩，病情加重的可能性有多大？

②向有经验的精神科医生及妇产科医生进行咨询。

③如果需要停药，一定要在医生的指导下缓慢地减量，不能突然停药，精神科药物或多或少会对胎儿有一定的影响。因此，必须咨询有关专家，停药一段时间后方可怀孕。

④在此期间，一旦发现病情有波动，应马上恢复药物治疗，否则病情发展严重后，治疗相对困难。

109. 哪些精神分裂症患者更需要注意复发

(1)精神分裂症是一种容易复发的疾病，一般来说，以下因素预示着预后不良：①慢性发病。②发病无明显诱发因素。③有精神病阳性家族史。④儿童期和青少年早期发病。⑤独身、分居、离婚、寡居者。⑥病前性格内向、孤僻、敏感、多疑。⑦病前工作和社交能力较差。⑧每次发作时间较长。⑨患者主要表现为思维贫乏、情感淡漠、懒散、被动、行为退缩。⑩具有反复洗手、反复思考一句话等类强迫症状。⑪就医不及时，未经过系统治疗。⑫药量未达到有效治疗量。⑬服药未达到有效疗程。⑭家庭缺乏情感支持系统。⑮长期病休和长期住院，脱离社会，导致社会功能退化。⑯男性比女性治疗效果稍差。

(2)在复发早期可能出现如下症状，细心观察可以发现这些先兆，为早期诊治提供机会。

①类神经衰弱状态。头痛、失眠、多梦、易醒、做事丢三落四、注意力不集中、遗精、月经紊乱、倦怠乏力等。虽有诸多不适，但无痛苦体验，且又不主动就医。

②性格改变。一向温和沉静的人，突然变得蛮不讲理，为一点微不足道的小事就发脾气或疑心重重，认为周围的人都跟他过不

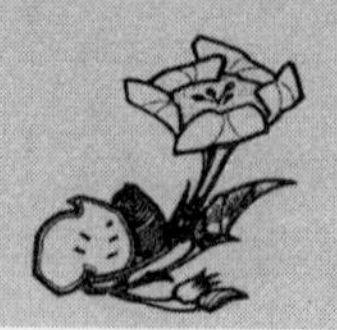

去，见到有人讲话就怀疑在议论自己，甚至别人咳嗽也疑为是针对自己。

③情绪反常。无故发笑，对亲人和朋友变得淡漠，疏远不理，既不关心别人，也不理会别人对他的关心，或无缘无故的紧张、焦虑、害怕。

④意志减退。一反原来积极热情、好学上进的状态，变得工作马虎，不负责任，甚至旷工，学习成绩下降，不专心听讲，不愿交作业，甚至逃学；或生活变得懒散，仪态不修，没有进取心，得过且过，常日高三竿而拥被不起。

⑤行为动作异常。一反往日热情乐观的神情为沉默不语，动作迟疑，面无表情，或呆立、呆坐、呆视，独处不爱交往，或对空叫骂，喃喃自语，或做些莫明其妙的动作，令人费解。

如果发现有以上异常迹象，而又无合情合理的解释，有过精神病史，应予高度重视，及时到精神科检查，及早治疗，切莫疏忽大意，以免延误治疗。

110. 怎样预防精神分裂症复发

精神分裂症的复发率很高，且复发次数愈多，疾病所造成的精神缺损也越严重，给患者、家庭、社会造成了巨大负担。因此，一旦得了精神分裂症，就要千方百计地在预防复发方面采取措施，即在未复发的情况下采取措施。

(1)坚持维持量服药治疗是最有效的预防复发措施：临床大量统计资料表明，大多数精神分裂症的复发与自行停药有关。坚持维持量服药的患者复发率为40%。而没有坚持维持量服药者复发率高达80%。因此，患者和家属要高度重视维持治疗。

(2)及时发现复发的先兆，及时处理：精神分裂症的复发是有先兆的，只要及时发现，及时调整药物和剂量，一般都能防止复发，常见的复发先兆为：患者无原因出现睡眠不好、懒散、不愿起床、发

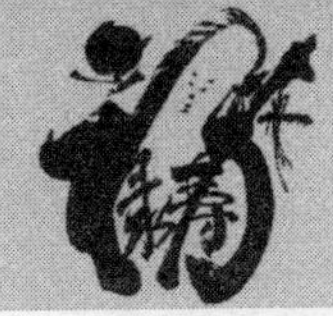

呆发愣、情绪不稳、无故发脾气、烦躁易怒、胡思乱想、说话离谱，或病中的想法又露头等。这时就应该及时就医，调整治疗病情波动时的及时处理可免于疾病的复发。

(3)坚持定期门诊复查：一定要坚持定期到门诊复查，使医生连续地、动态地了解病情，使患者经常处于精神科医生的医疗监护之下，及时根据病情变化调整药量。通过复查也可使患者及时得到咨询和心理治疗，以解除患者在生活、工作和药物治疗中的各种困惑，这对预防精神分裂症的复发也起着重要作用。

(4)减少诱发因素：家属及周围人要充分认识到精神分裂症患者病后精神状态的薄弱性，帮助安排好日常的生活、工作、学习。经常与患者谈心，帮助患者正确对待疾病，正确对待现实生活，帮助患者提高心理承受能力，学会对待应激事件的方法，鼓励患者增强信心，指导患者充实生活，使患者在没有心理压力和精神困扰的环境中生活。

(5)开展社区精神病防治工作：要早期发现患者，早期治疗，预防复发，必须在社会建立精神疾病的防治机构，在基层医疗保健组织普及精神疾病的防治知识。建立社区精神病防治机构以来，精神分裂症的复发率有较明显的下降。

111. 精神分裂症治疗要注意些什么

(1)充足休息：保证充足的休息和睡眠非常重要，它有助于稳定患者的情绪，有利于治疗和康复。

(2)加强防范：患者由于缺乏自知力，常会发生自我伤害或攻击他人的行为，家人应加强防范，多关心患者。尤其在患者服药时，家人应从旁监督，防止患者拒绝服药或过量服药，甚至服药自杀。

(3)避免诱发因素：精神病患者对外界刺激非常敏感，一定要注意避免出现患病的诱发因素，以防病情复发。

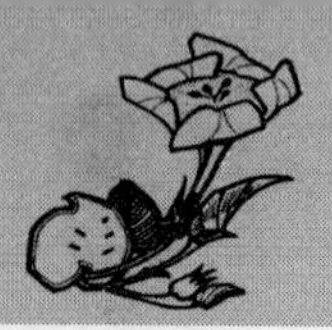

(4)巩固治疗:本病的复发率很高,必须长期服药。药物加减或停用需要在医生的指导下进行,盲目调整药物会造成病情不必要的波动。

(5)避免暴晒:服用抗精神病药物,易对阳光过敏,引起光敏性皮炎,身体的暴露部位会发红、发痒,因此平时应尽量避免长时间在阳光下暴晒。

(6)关心患者:精神疾病的治疗除药物外,心理治疗非常重要,作为患者的亲属应积极配合。平时多关心安慰患者,切忌态度粗暴、冷淡。可以给患者安排适当的工作,它对促进患者的心理和社会康复具有重要作用。

(7)日常注意事项:精神病患者千万不能练养生功,否则会加重病情。减少抽烟和看惊险电影,这些都会加重患者的精神刺激。禁止饮酒,酒精常与精神科药物发生不良反应。

二、心境障碍

112. 什么是心境障碍

心境障碍是以显著而持久的情感或心境改变为主要特征的一组疾病。临床上主要表现为情感高涨(躁狂)或低落(抑郁),伴有相应的认知和行为改变,可有精神病性症状,如幻觉、妄想。大多数患者有反复发作的倾向,部分可有残留症状或转为慢性。临床上有躁狂、双相障碍、抑郁、恶劣心境、环性心境等疾病形态。这类疾病具有高患病率、高复发率、高自杀率和疾病高负担的特点。由于本类疾病较轻的时候社会功能相对比精神分裂症要好,使人们误认为不是精神疾病而是“心理问题”,降低了对该疾病风险的认识。

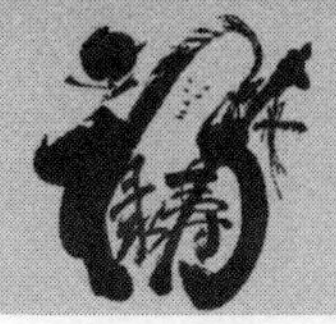

113. 躁狂症有哪些表现

躁狂症的典型临床症状是情感高涨、思维奔逸和活动增多等。

(1)情感高涨:患者主观体验特别愉快,自我感觉良好,整天兴高采烈,得意洋洋,笑逐颜开,洋溢着欢乐的风趣和神态,甚至感到天空格外晴朗,周围事物的色彩格外绚丽,自己亦感到无比快乐和幸福。患者这种高涨的心境具有一定的感染力,常博得周围人的共鸣,引起阵阵欢笑。有的患者尽管情感高涨,但情绪不稳、变幻莫测,时而欢乐愉悦,时而激动暴怒。部分患者临床上是以愤怒、易激惹、敌意为特征,并不表现为情感高涨,故动辄暴跳如雷、怒不可遏,甚至可出现破坏及攻击行为,但常常很快转怒为喜或赔礼道歉。

患者情感高涨时,自我评价过高,表现为高傲自大,目空一切,自命不凡,盛气凌人,不可一世。可出现夸大观念,认为自己是最伟大的,能力是最强的,是世界上最富有的。甚至可达到夸大或富贵妄想,但内容并不荒谬。有时也可出现关系妄想、被害妄想等,多继发于情感高涨,且一般持续时间不长。

(2)思维奔逸:表现为联想过程明显加快,自觉思维非常敏捷,思维内容丰富多变,头脑中的概念接踵而至,有时感到自己的舌头在和思想赛跑,言语跟不上思维的速度,常表现为言语增多、滔滔不绝、手舞足蹈、眉飞色舞,即使口干舌燥、声音嘶哑,仍要讲个不停。但讲话的内容较肤浅,且凌乱不切实际,常给人以信口开河之感。由于患者注意力随境转移,思维活动常受周围环境变化的影响致使话题突然改变,讲话的内容常从一个主题很快转到另一个主题,即表现为意念飘忽,有的患者可出现音联和意联。

(3)活动增多:表现精力旺盛,兴趣范围广泛,动作快速敏捷,活动明显增多,且忍耐不住,整天忙忙碌碌,但做任何事常常是虎头蛇尾,有始无终,一事无成。爱管闲事,对自己的行为缺乏正确

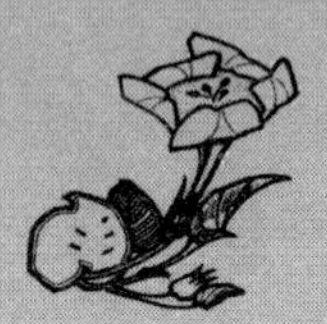

判断，常常是随心所欲，不考虑后果，如任意挥霍钱财，十分慷慨，随意将礼物赠送同事或路人。注重打扮装饰，但并不得体，招引周围人的注意，甚至当众表演，乱开玩笑。在工作上，自认为有过人的才智，可解决所有的问题，乱指挥别人，训斥同事，专横跋扈，狂妄自大，但毫无收获。社交活动多，随便请客，经常去娱乐场所，行为轻浮且好接近异性。自觉精力充沛，有使不完的劲，不知疲倦，睡眠亦明显减少。病情严重时，自我控制能力下降，举止粗鲁，甚至有冲动毁物行为。

(4)躯体症状：由于患者自我感觉良好，精力充沛，故很少有躯体不适主诉，常表现为面色红润，两眼有神，体格检查可发现瞳孔轻度扩大，心率加快，且有交感神经亢进的症状，如便秘。因患者极度兴奋，体力过度消耗，容易引起失水，体重减轻等。患者食欲增加，性欲亢进，睡眠减少。

(5)其他症状：躁狂症时患者的主动和被动注意力均有增强，但不能持久，易为周围的事物所吸引。在急性发作期这种随境转移的症状最为明显。部分患者有记忆力的增强，且漫无抑制，多变动，常常充满许多细节琐事，对记忆的时间常失去正确的分界，以致与过去的记忆混为一谈而不连贯。在发作极为严重时，患者呈极度的兴奋躁动状态，可有短暂、片段的幻听，行为紊乱而毫无目的指向，伴有冲动行为；也可出现意识障碍，有错觉、幻觉及思维不连贯等症状，称为谵妄性躁狂。多数患者在疾病的早期即丧失自知力。

114. 躁狂症的病程和预后怎样

无论是单次躁狂症，还是复发性躁狂症，大多数为急性或亚急性起病，好发季节为春末夏初。躁狂症的发病年龄在 30 岁左右，当然也有的发病更早，在 5～6 岁发病，也有的发病较晚，在 50 岁以后，但 90%以上的病例起病于 50 岁以前。

躁狂症的自然病程，一般认为持续数周到 6 个月，平均为 3 个

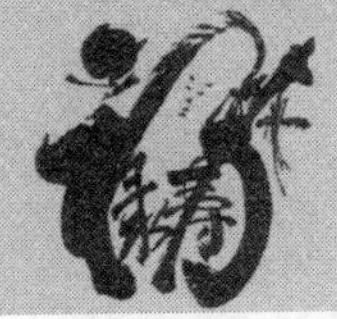

月左右,有的病例只持续数天,个别病例可达10年以上。有人认为反复发作的躁狂症,每次发作持续时间几乎相仿,多次发作后可成慢性,有少数患者残留轻度情感症状,社会功能也未完全恢复至病前水平。现代治疗最终能使50%的患者完全恢复。有人认为在一生中只发作一次的病例仅占5%,但也有人认为可高达50%。在最初的3次发作,每次发作间歇期会越来越短,以后发作间歇期持续时间不再改变。对每次发作而言,显著和完全缓解率为70%~80%。

115. 抑郁症有哪些表现

抑郁症临床上是以情感低落、思维迟缓、意志活动减退和躯体症状为主。

(1)情感低落:主要表现为显著而持久的情感低落,抑郁悲观。患者终日忧心忡忡、郁郁寡欢、愁眉苦脸、长吁短叹。程度较轻的患者感到闷闷不乐,无愉快感,凡事缺乏兴趣,平时非常爱好的活动如看足球比赛、打牌、种花草等也觉乏味,任何事都提不起劲,感到"心里有压抑感而高兴不起来";程度重的可痛不欲生,悲观绝望,有度日如年且生不如死之感,患者常诉说"活着没有意思"、"心里难受"等。部分患者可伴有焦虑、激越症状,特别是更年期和老年抑郁症患者更明显。典型的病例其抑郁心境具有晨重夜轻的节律特点,即情绪低落在早晨较为严重,而傍晚时可有所减轻,如出现则有助于诊断。

在情感低落的影响下,患者自我评价低,自感一切都不如人,将所有的过错归咎于自己,常产生无用感、无希望感、无助感和无价值感。感到自己无能力、无作为,觉得自己连累了家庭和社会;回想过去,一事无成,并对过去不重要的及不诚实的行为有犯罪感;想到将来,感到前途渺茫,预见自己的工作要失败,财政要崩溃,家庭要出现不幸,自己的健康必然会恶化。在悲观失望的基础

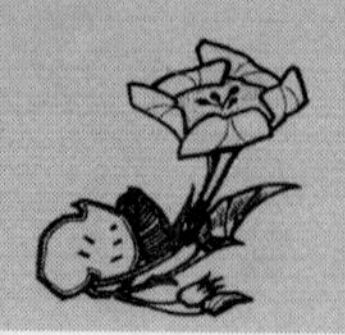

上，产生孤立无援的感觉，伴有自责自罪，严重时可出现罪恶妄想；亦可在躯体不适的基础上产生疑病观念，怀疑自己身患绝症等；还可能出现被害妄想等。部分患者亦可出现幻觉，以幻听觉较常见。

(2)思维迟缓：患者思维联想速度缓慢，反应迟钝，思路闭塞，自觉“脑子好像是生了锈的机器”、“脑子像涂了一层糨糊一样开不动了”。表现为主动言语减少，语速明显减慢，声音低沉，患者感到脑子不能用了，思考问题困难，工作和学习能力下降。

(3)意志活动减退：患者意志活动呈显著持久的抑制。表现行为缓慢，生活被动、疏懒，不想做事，不愿和周围人接触交往，常独坐一旁，或整日卧床，不想去上班，不愿外出，不愿参加平常喜欢的活动和业余爱好，常闭门独居、疏远亲友、回避社交。严重时，连吃、喝、个人卫生都不顾，甚至发展为不语、不动、不食，可达木僵状态，称为“抑郁性木僵”，但仔细精神检查，患者仍流露痛苦抑郁情绪。伴有焦虑的患者，可有坐立不安、手指抓握、搓手顿足或踱来踱去等症状。

严重抑郁症的患者常伴有消极自杀的观念或行为。消极悲观的思想及自责自罪可萌发绝望的念头，认为“结束自己的生命是一种解脱”，“自己活在世上是多余的人”，并会促进计划自杀，发展成自杀行为。这是抑郁症最危险的症状，应提高警惕。长期追踪发现，约15%的抑郁症患者最终死于自杀。自杀观念通常逐渐产生，轻者仅感到生活没意思，不值得留恋，逐渐产生突然死去的念头，随抑郁加重，自杀观念日趋强烈，千方百计试图了结自己。

(4)躯体症状：很常见，主要有睡眠障碍、食欲减退、体重下降、性欲减退、便秘、身体任何部位都疼痛、阳痿、闭经、乏力等。躯体不适主诉可涉及各脏器。自主神经功能失调的症状也较常见。睡眠障碍主要表现为早醒，一般比平时早醒2～3小时，醒后不能再入睡，这对抑郁症诊断具有特征性意义。有的表现为入睡困难，睡眠不深；少数患者表现为睡眠过多。体重减轻与食欲减退不一定

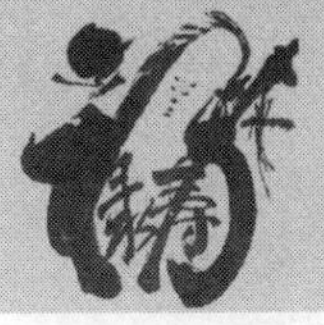

成比例,少数患者可出现为食欲增强、体重增加。

116. 抑郁症的病程和预后怎样

抑郁症大多数也表现为急性或亚急性起病,好发季节为秋冬季。单相抑郁发病年龄较双相障碍晚,每次发作持续时间比躁狂症长,但也有短的,只有几天,长者可以超过10年,平均病程为6～8个月。病程的长短与年龄、病情严重程度及发病次数有关。一般认为发作次数越多,病情越严重,伴有精神病性症状,年龄越大,病程持续时间就越长,缓解期也相应缩短。

研究发现,大多数经治疗恢复的抑郁症患者,仍有30%一年内复发;有过1次抑郁症的患者,其中50%的患者会再发,有过2次抑郁症的患者,今后再次发作的可能性为70%,有3次抑郁症患者,几乎100%会复发。有关影响复发的因素主要有:①维持治疗的抗抑郁药剂量及时间不足,认为相当一部分复发患者是由于没有接受适当的维持治疗。②生活事件和应激,抑郁症患者的复发常常有应激性生活事件的增加,特别是人际关系的紧张和丧失。③社会适应不良。④慢性躯体疾病。⑤缺乏社会和家庭的支持。⑥有阳性心境障碍家族史。有人曾对单、双相抑郁症患者进行随访研究,发现两者的痊愈率无多大差别。⑦遗有残留症状者,经治疗未获痊愈的抑郁症常遗有残留症状,主要表现为睡眠障碍、焦虑乏力及性功能障碍,残留症状的存在常易导致复发。

117. 老年人的躁狂症和抑郁症有什么特点

老年躁狂症的患者临床上表现为心境高涨的较少,主要表现易激惹,狂妄自大,有夸大观念及妄想,言语增多,但常较啰嗦,可有攻击行为。意念飘忽和性欲亢进等症状亦较少见。病程较为迁延。

老年抑郁症患者除有抑郁心境外,多数患者有突出的焦虑烦

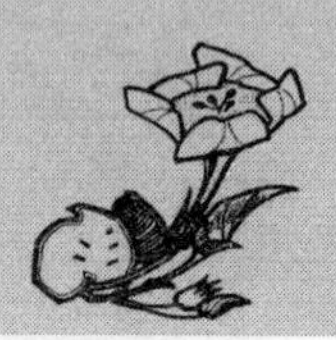

躁情绪，有时也可表现为易激惹和敌意。精神运动性迟缓和躯体不适主诉较年轻患者更为明显。因思维联想明显迟缓及记忆力减退，可出现较明显的认知功能损害症状，类似痴呆表现，如计算力、记忆力、理解和判断能力下降，国内外学者将此种表现称之为抑郁性假性痴呆。躯体不适主诉以消化道症状较为常见，如食欲减退、腹胀、便秘等，常常纠缠于某一躯体主诉，并容易产生疑病观念，进而发展为疑病、虚无和罪恶妄想。病程较冗长，易发展成为慢性。

118. 双相障碍的特点是什么

双相障碍的临床特点是反复（至少 2 次）出现心境和活动水平明显紊乱的发作，有时表现为心境高涨、精力充沛和活动增加（躁狂或轻躁狂），有时表现为心境低落、精力减退和活动减少（抑郁）。发作间期通常以完全缓解为特征。与其他心境障碍相比，本病在男女性中的发病率较为接近。

混合性发作是双相障碍的亚型，指躁狂症状和抑郁症状在一次发作中同时出现，临床上较为少见。通常是在躁狂与抑郁快速转相时发生。例如，一个躁狂症的患者突然转为抑郁，几小时后又再复躁狂，使人得到“混合”的印象。患者既有躁狂，又有抑郁的表现，如一个活动明显增多，讲话滔滔不绝的患者，同时有严重的消极想法；又如有抑郁心境的患者可有言语和动作的增多。但这种混合状态一般持续时间较短，多数较快转入躁狂相或抑郁相。混合发作时临床上躁狂症状和抑郁症状均不典型，容易误诊为分裂情感障碍或精神分裂症。

双相障碍的躁狂症通常起病突然，持续时间 2 周至 4、5 个月不等；抑郁症持续时间较长，约 6 个月，除在老年期外，很少超过 1 年。两类发作通常都继之于应激性生活事件或其他精神创伤。首次发病可见于任何年龄，但大多数发病于 50 岁之前。发作频率、复发与缓解的形式均有很大变异，但随着时间推移，缓解期有逐渐

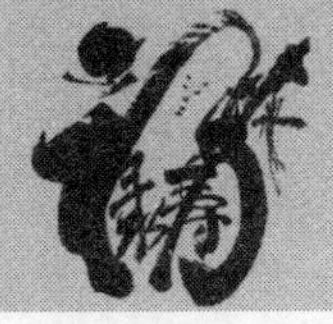

缩短的趋势。中年之后，抑郁变得更为常见，持续时间也更长。

119. 怎样规范治疗双相障碍或躁狂症

双相障碍应遵循长期治疗的原则，由于双相障碍几乎终生以循环方式反复发作，其发作的频率远较抑郁障碍为高。主要用心境稳定剂治疗。

对于躁狂症的治疗，国内外专家通过长期的观察，均认为单纯的躁狂症数量极少，大多数躁狂症的患者，最终显示出双相障碍的特征，所以躁狂和双相障碍的治疗基本一致。国际上将躁狂放在双相Ⅰ型上制定治疗防治流程。国内也将原有的“抗躁狂药物”改称为“心境稳定剂”。

对双相障碍者抑郁症的治疗，目前仍有争议。有的主张单独使用心境稳定剂治疗，也有的主张在使用心境稳定剂的基础上联用抗抑郁药物，如选择性5-羟色胺再摄取抑制剂(SSRI)治疗，一旦抑郁症状缓解，可逐渐减少或停止抗抑郁药物；同时继续给予心境稳定剂维持治疗，避免转为躁狂。

常用的心境稳定剂是指对躁狂或抑郁症具有治疗和预防复发的作用，且不会引起躁狂与抑郁转相，或导致发作变频繁的药物。目前，比较公认的心境稳定剂包括碳酸锂及抗癫痫药丙戊酸盐、卡马西平。其他一些抗癫痫药，如拉莫三嗪、托吡酯、加巴喷丁，以及第二代抗精神病药物，如氯氮平、奥氮平、利培酮与喹硫平等，可能也具有一定的心境稳定剂作用。

120. 如何使用碳酸锂治疗双相障碍

碳酸锂是治疗躁狂症的首选药物，既可用于躁狂的急性发作，也可用于缓解期的维持治疗，总有效率约80%。锂盐对躁狂的复发也有预防作用。一般来说，锂盐对轻症躁狂比重症躁狂效果好。

急性躁狂症时碳酸锂的剂量每日为600～2 000毫克，一般从

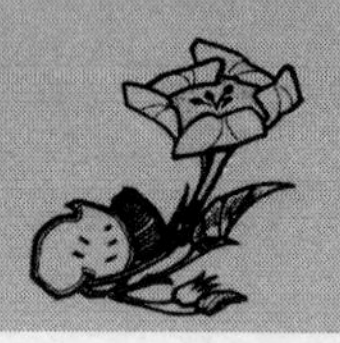

小剂量开始，3～5 日内逐渐增加至治疗剂量，分 2～3 次服用。一般在 1 周后见效。维持治疗剂量每日为 500～1 500 毫克。老年人及体弱者剂量适当减少，与抗抑郁药或抗精神病药合用时剂量也应减少。由于锂盐的治疗剂量与中毒剂量比较接近，在治疗中除密切观察病情变化和治疗反应外，应对血锂浓度进行动态监测，并根据病情、治疗反应和血锂浓度调整剂量。急性期治疗血锂浓度应维持在 0.8～1.2 毫摩/升，维持治疗时为 0.4～0.8 毫摩/升，血锂浓度的上限不宜超过 1.4 毫摩/升，以防锂盐中毒。红细胞内锂盐浓度测定更具有参考价值。

治疗急性躁狂症时，在锂盐起效以前，为了控制患者的高度兴奋症状以防患者衰竭，可合并抗精神病药或电抽搐治疗。在合并电抽搐治疗时，由于锂盐具有增强肌肉松弛的作用，使呼吸恢复缓慢，故剂量宜小。在躁狂被控制后，逐渐减少、停止抗精神病药物，继续使用锂盐，防止复发。

121. 如何使用抗癫痫药物治疗双相障碍

此类药物主要有卡马西平（酰胺咪嗪）和丙戊酸盐（钠盐或镁盐），广泛用于治疗躁狂症、双相障碍维持治疗及用锂盐治疗无效的快速循环型及混合性发作。

卡马西平应从小剂量开始，逐渐每日增加至 600～1 200 毫克，分 2～3 次口服。也可与碳酸锂联用，但剂量应适当减小。血药浓度为 6 毫克/升。常见不良反应有镇静、恶心、视物模糊、皮疹、再生障碍性贫血、肝功能异常等。

丙戊酸盐也应从小剂量开始，每次 200 毫克，每日 2～3 次。逐渐每日增加至 800～1 200 毫克，最大剂量不超过 1.8 克。可参考血药浓度调整剂量，有效血药浓度为 50～100 毫克/升。丙戊酸盐较为安全，常见不良反应为胃肠道症状、震颤、体重增加等。肝、肾功能不全者应减量。白细胞减少及严重肝脏疾病者禁用。

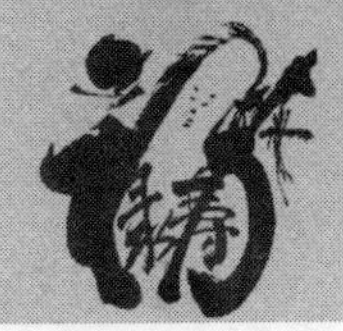

(3)其他:在常规心境稳定剂疗效不好时,可考虑换用或加用拉莫三嗪、托吡酯、加巴喷丁或第二代抗精神病药等。

122. 治疗抑郁症有哪些药物

抗抑郁药是当前治疗各种抑郁障碍的主要药物,能有效解除抑郁心境及伴随的焦虑、紧张和躯体症状,有效率为60%~80%。虽然抗抑郁药的维持用药在一定程度上预防抑郁症的复发,但不能防止转向躁狂症,甚至可能促发躁狂的发作,当使用抗抑郁药物发生转躁时,即应按双相障碍治疗。最常用药物见相关药物评价,常见的抗抑郁药有如下类别。

(1)选择性5-羟色胺再摄取抑制剂(SSRI):目前已在临床应用的有氟西汀、帕罗西汀、舍曲林、氟伏沙明(氟伏草胺)、西酞普兰。每日只需服药1次,见效需2~4周。不良反应较少而轻微,尤其是抗胆碱能及心脏的不良反应少。常见的不良反应有恶心、呕吐、厌食、便秘、腹泻、口干、震颤、失眠、焦虑及性功能障碍等,偶尔出现皮疹,少数患者能诱发轻躁狂。不能与单胺氧化酶抑制药(MAOI)合用。

(2)5-羟色胺去甲肾上腺素和再摄取抑制剂(SNRI):SNRI疗效肯定,起效较快,有明显的抗抑郁及抗焦虑作用。对难治性病例亦有效。主要有文拉法辛和度洛西汀。常见不良反应有恶心、口干、出汗、乏力、焦虑、震颤、阳痿和射精障碍。不良反应的发生与剂量有关,大剂量时部分患者血压可能轻度升高。度洛西汀暂时较为昂贵,常见不良反应有胃肠道反应。不能与MAOI联用。

(3)三环类及四环类抗抑郁药(TCA):主要有丙咪嗪(米帕明)、氯米帕明(氯丙咪嗪)、阿米替林及多塞平(多虑平)是临床上常用的三环类抗抑郁药,主要用于抑郁症的急性期和维持治疗,总有效率约为70%,对环性心境障碍和恶劣心境障碍疗效较差。临床用药应从小剂量开始,逐渐增加,有效治疗剂量每日为150~

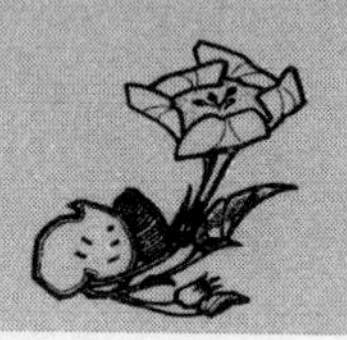

300 毫克，分 2 次口服，也可以每晚睡前一次服用。一般用药后 2～4 周起效。不良反应较多，主要是抗胆碱能和心血管等不良反应。老年和体弱的患者用药剂量要减小，必要时应注意监护。马普替林为四环抗抑郁药，作用与三环类药物相似，也有明显的镇静作用，起效较快。

(4)去甲肾上腺素和特定五羟色胺再摄取抑制剂(NaSSA)：米氮平是代表药，有良好的抗抑郁、抗焦虑及改善睡眠作用，口服吸收快，起效快，抗胆碱能作用小，有镇静作用，对性功能几乎没有影响。起始剂量每日为 30 毫克，必要时可增至每日为 45 毫克，晚上顿服。常见不良反应为镇静、嗜睡、头晕、疲乏、食欲和体重增加。

(5)其他：曲唑酮、噻奈普汀、舒肝解郁胶囊等均有较好作用。另有 MAOI 吗氯贝胺，它克服了非选择性、非可逆性 MAOI 的高血压危象、肝脏毒性及体位性低血压等不良反应的缺点，容易与以上药物发生不良反应，较为少用。

123. 文拉法辛缓释片抗抑郁临床价值怎样

文拉法辛缓释片属于去甲肾上腺素再摄取抑制剂(SNRI)类抗抑郁药，是治疗轻度、中度和重度抑郁症和抑郁相关疾病较为常用的一线治疗药物，是目前重度抑郁、焦虑症、躯体疼痛障碍的首选药物之一，被我国抑郁症防治指南推荐用于重度抑郁(仅推荐 3 种药物)。起效时间短，多数患者在 1～2 周可以起效，较其他抗抑郁药物提前 1 周时间，能帮助患者尽早摆脱自杀危险期。对社交焦虑、躯体疼痛障碍、躯体形式障碍也有作用，尤其对难治性的躯体疼痛障碍疗效较其他治疗药物优越。国产盐酸文拉法辛缓释片(博乐欣)急性期治疗每日价格稍高，维持期治疗价格适中。

(1)适应证：各型抑郁症、广泛性焦虑发作、社交焦虑障碍，其他还有惊恐障碍、创伤后应激障碍、经前期紧张症。主要针对症状有抑郁情绪，精力、动力和兴趣降低，睡眠障碍、焦虑。

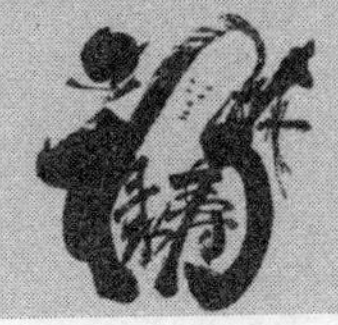

(2)使用方法：推荐起始剂量为每日 75 毫克，单次服药，可根据病情将剂量递增到最大约每日 225 毫克，递增的间隔时间至少为 4 天。应该整体服下，不能掰开、压碎、咀嚼和泡于水中。用抑郁症时每日为 75～225 毫克，缓释剂为顿服；用谷氨酸脱羟酶(GAD)时剂量每日为 150～225 毫克。起始剂量为 75 毫克，每 4 天的加药量每日不应超过 75 毫克，直至出现最佳效果；最大剂量不得超过 375 毫克。为减少不良反应，文拉法辛缓释片应该在早晨或晚间一个相对固定时间和食物同时服用或餐后服用，避免餐前空腹服用，每日 1 次，用水送服，

(3)起效时间：通常需要 2～4 周，治疗 6～8 周后仍然无效，需要增加剂量或判定无效。

(4)不良反应：随着剂量的增加不良反应可能随之增加，包括头痛、神经质、失眠、恶心、食欲减退、性功能障碍、衰弱等，还可见抗利尿激素分泌异常综合征、剂量依赖性高血压。严重罕见的不良反应有癫痫及诱发躁狂和激活自杀观念。

(5)注意事项：应缓慢停用。肝肾疾病及老年患者应减量，心脏疾病患者和儿童要慎用。不推荐用于孕妇，服用时不应哺乳。闭角型青光眼、癫痫患者慎用；严重心脏疾病、高血压、甲状腺疾病、血液病患者慎用；肝肾功能不全者慎用或酌情减量；大剂量服用时应监测血压；孕妇和儿童应小心服用；患者出现有转向躁狂发作倾向时应立即停药；用药期间应尽量避免烟酒；需停药时应逐渐减少剂量，避免骤停骤加；食物对本品吸收无影响，为减少胃肠道不良反应，要求在餐中或餐后服用，避免餐前空腹服用。对本品过敏者及正在服用单胺氧化酶抑制剂的患者禁用本品。高血压或边缘性高血压患者慎用。在治疗有自杀情况的抑郁症患者时，应该与其他药物一样严格评估自杀风险。

(6)相对优势：该药的优势是可用于治疗迟滞性抑郁、不典型抑郁伴焦虑的患者，治疗抑郁缓解率较 SSRI 高，有躯体症状如伴

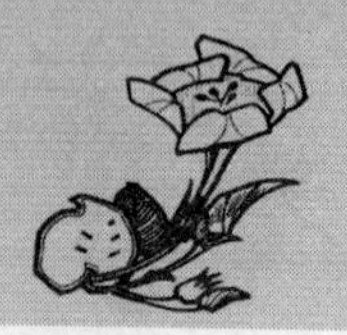

有疲乏和疼痛，SSRI治疗无效者可应用本药物治疗，也可以与其他抗抑郁药合用治疗难治性抑郁症。

(7)价格层次：盐酸文拉法辛，中等价格；进口原药，中高等级价格。

124. 舒肝解郁胶囊抗抑郁临床价值怎样

舒肝解郁胶囊是国内第一个批准的治疗轻中度抑郁症的中药新药。由贯叶金丝桃、刺五加组成。有舒肝解郁，健脾安神作用。我国中医或西医临床研究均证实，舒肝解郁胶囊用于轻、中度单相抑郁症及双相情感障碍抑郁发作有明显的有效性，尤其对中医肝郁脾虚证患者(伴有食欲缺乏、消化不良)。临床使用安全性，不良反应较少，暂时未发现有严重的不良反应，尤其适用于尚能坚持工作和家庭生活的患者，服药后对社会生活影响不大，症状如能改善，患者工作过程中依从性仍然良好。另外，对西药抗抑郁药物不良反应难以耐受的患者同样可以作为补充治疗。

(1)适应证：轻、中度单相抑郁症属肝郁脾虚证者，症见情绪低落、兴趣下降、迟滞、入睡困难、早醒、多梦、紧张不安、急躁易怒、食少纳呆、胸闷、疲乏无力、多汗、疼痛、舌苔白或腻，脉弦或细。

(2)使用方法：口服，每次2粒，每日2次，早晚各1次。6周为1个疗程。

(3)起效时间：治疗轻、中度抑郁症患者起效较快。

(4)不良反应：偶见恶心呕吐、口干、头痛、头昏或晕厥、失眠、食欲减退或厌食、腹泻、便秘、视力模糊、皮疹、心慌、丙氨酸氨基转移酶(ALT)轻度升高。

(5)注意事项：肝功能不全的患者慎用。对重度抑郁、伴有自杀或伴有精神病性症状的患者难以迅速起效，需要评估自杀风险。

(6)相对优势：中药组成，不良反应相对较小，对轻中度抑郁症作用较好。

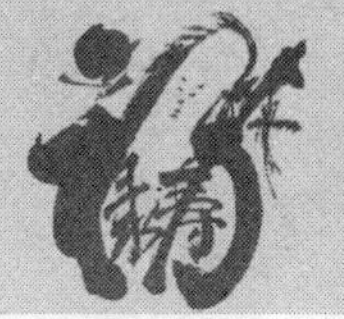

(7)价格层次:中等级价格。

125. 氟西汀抗抑郁临床价值怎样

(1)适应证:有抑郁症、强迫症、经前期紧张症、贪食症、惊恐发作、双相抑郁(与奥氮平合用),其他还有社交焦虑障碍、创伤后应激障碍。主要针对症状有抑郁情绪、动力和兴趣缺乏、焦虑、睡眠障碍,包括失眠和睡眠过多。氟西汀与奥氮平合用可以治疗双相抑郁、难治性单相抑郁和精神病性抑郁。

(2)使用方法:治疗抑郁症和焦虑症时每日 20～80 毫克,治疗贪食症时每日 60～80 毫克。母药半衰期为 2～3 天,活性代谢产物去甲氟西汀半衰期为 2 周。

(3)起效时间:通常需要 3～4 周。

(4)不良反应:性功能障碍、胃肠道反应(食欲降低、恶心、腹泻、便秘、口干)、失眠、镇静、激越、震颤、头痛、头晕、出汗、出血等。严重的不良反应有罕见的癫痫发作、诱发躁狂、激活自杀观念。

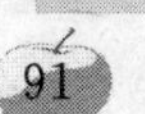

(5)注意事项:肝脏损害和老年患者要减量。用 5-羟色胺再摄取抑制剂(SSRI)治疗心肌梗死后的抑郁可减少心脏事件的发生,改善生存率和情绪。儿童患者应慎用。不能与单胺氧化酶抑制药(MAOI)合用,与三环类抗抑郁药合用时增加三环类抗抑郁药的血浆水平,因此应减少后者剂量。不适用于治疗厌食症患者、激越及失眠患者。起效相对较慢。

(6)相对优势:该药的优点是可用于不典型抑郁症(睡眠过多、食欲增加)、疲乏和精力差的患者,合并进食和情绪障碍的患者,患有强迫症(OCD)或抑郁症的儿童。

(7)价格层次:中等级价格。

126. 帕罗西汀抗抑郁临床价值怎样

(1)适应证:抑郁症、强迫症、惊恐障碍、社交焦虑障碍、创伤后

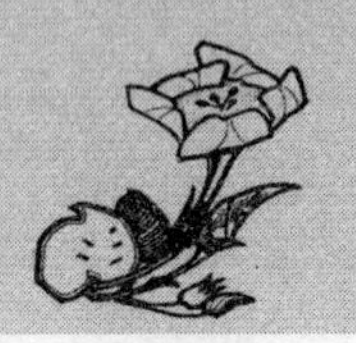

应激障碍、广泛性焦虑、经前期紧张症。主要针对症状有：抑郁情绪、焦虑、睡眠障碍，特别是失眠、惊恐发作、回避行为、再经历、警醒。

（2）使用方法：起始剂量为10～20毫克，需等待数周才能决定是否有效，每周加量10毫克，剂量范围每日20～50毫克。

（3）起效时间：失眠或焦虑在治疗的早期就可缓解。治疗作用需2～4周才可出现，若治疗6～8周仍然无效，需要增加剂量或判定无效。

（4）不良反应：性功能障碍、胃肠道反应（食欲降低、恶心、腹泻、便秘、口干）、失眠、镇静、激越、震颤、头痛、头晕、出汗等。严重的不良反应有罕见的癫痫发作、诱发躁狂、激活自杀观念。

（5）注意事项：停药时应缓慢减量，以免出现戒断反应。与三环类抗抑郁药合用时增加三环类抗抑郁药的血浆水平，因此应减少后者剂量。肝肾损害和老年患者使用时应减少剂量。慎用于儿童。不推荐用于孕妇和哺乳期妇女。不适用于睡眠过多的患者、阿尔茨海默病和认知障碍患者，以及伴有精神运动性迟滞、疲乏、精力差的患者。

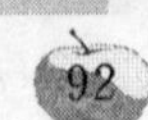

（6）相对优势：该药的优势是可用于治疗患有焦虑和失眠的患者，以及焦虑抑郁混合的患者。

（7）价格层次：中等级价格。

127. 西酞普兰抗抑郁临床价值怎样

（1）适应证：主要用于抑郁症，其他还有经前期紧张症、强迫症、惊恐发作、广泛性焦虑障碍、创伤后应激障碍及社交恐惧症。主要针对症状有抑郁情绪、焦虑、惊恐发作、回避行为、再经历及警醒，其他还有睡眠障碍，包括失眠或睡眠过多。

（2）使用方法：常用剂量每日为20～60毫克，起始剂量每日为20毫克，缓慢加量。

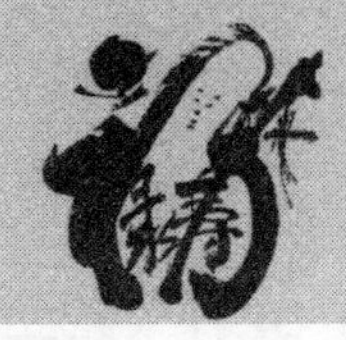

(3)起效时间:起效时间为2～4周。

(4)不良反应:性功能障碍(如射精延迟、勃起障碍、快感缺乏等)、胃肠道反应(食欲降低、恶心、腹泻、便秘、口干)、失眠、镇静、激越、震颤、头痛、头晕、出汗。罕见的不良反应有抗利尿激素分泌失调综合征、出血等。严重的不良反应:罕见的癫痫、诱发躁狂。

(5)注意事项:使用单胺氧化酶抑制药的患者,不能同时使用西酞普兰,需停用单胺氧化酶抑制药2周后方可使用西酞普兰;伴有肝功能不全的患者应从低剂量开始,并仔细监测。

(6)相对优势:较其他抗抑郁药更易耐受,也不容易产生药物相互反应。可用于老年患者及使用其他SSRI过度激活或镇静的患者。但是,剂量需要滴定以达到最佳疗效。

(7)价格层次:原药:中等级价格;艾司西酞普兰:中高等级价格;国产一泰钠(氢溴酸西酞普兰片):中低价格。

另有艾司西酞普兰,是西酞普兰的单一右旋光学异构体,对5-羟色胺再摄取抑制作用强于西酞普兰,并且更加持久、稳定。起始剂量为10毫克,每日1次,可随食物一同服用,服用10毫克疗效不佳的患者,可在1周左右加量至20毫克。

128. 如何使用心理治疗抑郁

心理治疗对有明显心理社会因素作用的抑郁症患者,在药物治疗的同时常需合并心理治疗。支持性心理治疗,通过倾听、解释、指导、鼓励和安慰等帮助患者正确认识和对待自身疾病,主动配合治疗。认知疗法、行为治疗、人际心理治疗、婚姻及家庭治疗等一系列的治疗技术,能帮助患者识别和改变认知歪曲,矫正患者适应不良性行为,改善患者人际交往能力和心理适应功能,提高患者家庭和婚姻生活的满意度,从而能减轻或缓解患者的抑郁症状,调动患者的积极性,纠正其不良人格,提高患者解决问题的能力和应对处理应激的能力,节省患者的医疗费用,促进康复,预防复发。

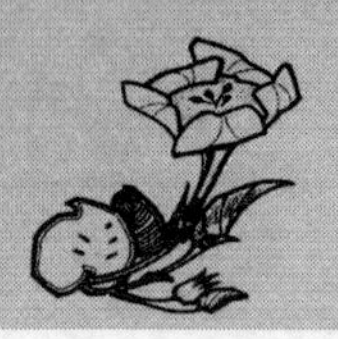

129. 如何预防心境障碍复发

若第一次抑郁症且经药物治疗临床缓解的患者，药物的维持治疗时间多数学者认为需6～12个月；若为第二次发作，主张维持治疗3～5年；若为第三次发作，应长期维持治疗。维持治疗的药物剂量多数学者认为应与治疗剂量相同，亦有学者认为可略低于治疗剂量，但应嘱患者定期随访。

双相障碍的复发率明显高于单相抑郁障碍，若在过去的2年中，双相患者每年均有一次以上的发作者，主张应长期服用锂盐预防性治疗。服用锂盐预防性治疗，可有效防止躁狂或抑郁的复发，且预防躁狂症更有效，有效率达80%以上。预防性治疗时锂盐的剂量需因人而异，但一般服药期间血锂浓度保持在0.4～0.8毫摩/升的范围之内即可获得满意的效果。

心理治疗和社会支持系统对预防心境障碍的复发也有非常重要的作用，应尽可能解除或减轻患者过重的心理负担和压力，帮助患者解决生活和工作中的实际困难及问题，提高患者应对能力，并积极为其创造良好的环境，以防复发。

130. 什么是电抽搐治疗

电抽搐治疗(ECT)是在安全范围内使一定量的电流通过大脑，引起意识丧失与痉挛发作以治疗精神疾患的方法。ECT始于30年代，在40～50年代曾是治疗精神分裂症及其他精神疾病的主要方法。随着精神药物的广泛应用，单纯未改良的ECT在精神分裂症治疗中的地位已逐渐让位于抗精神病药，应用渐少，但在精神科危重状况或药物治疗效果不好时仍有重要的临床地位。ECT治疗精神疾病的治疗机制尚不明。

ECT治疗对严重的抑郁状态、自伤或自杀行为、兴奋躁动或冲动伤人、木僵状态或紧张型精神分裂症等精神科急重情况效果

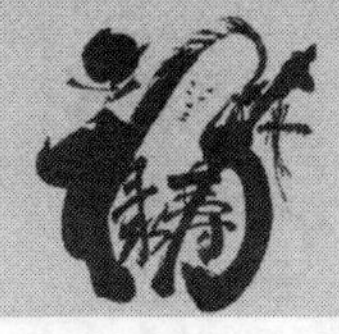

最佳，可以作为首选治疗方法运用，亦可以作为其他心境障碍、精神分裂症等功能性重性精神障碍的二线或三线治疗手段。

ECT 治疗的禁忌证有全身性急性感染，中枢神经系统疾病，严重心、肝、肾及呼吸系统疾病，骨关节病，青光眼和视网膜剥离，糖尿病和甲状腺功能亢进等内分泌疾病，明显的营养不良，孕妇，老年人或儿童。

一般在治疗后有头痛、恶心、呕吐、下颌关节酸痛，只需对症处理。记忆损害多表现为逆行性遗忘和治疗后短期内的信息保留障碍，多在治疗终止后的 1 个月内恢复。骨折与脱臼是较多见的并发症，治疗时加强保护，可以避免。窒息是 ECT 严重并发症之一，心脏并发症罕见。ECT 死亡率约 3～4/10 万次治疗，每次 ECT 致死危险性不比一次全身麻醉高。

131. 什么是无抽搐电休克治疗

无抽搐电休克治疗（MECT）是在传统电抽搐治疗的基础上的改良方法。可以明显减少减轻肌肉强直、抽搐，避免骨折、关节脱位等并发症的发生，目前已推广使用。无抽搐电休克治疗的禁忌证较传统电抽搐治疗少，使用相对更加安全，如老年患者也可以应用。

具体方法：在麻醉师参与下施行，治疗前肌内注射阿托品 0.5 毫克。按患者年龄、体重给予 1%硫喷妥钠 1.0～2.5 毫克/千克体重诱导患者入睡，待患者出现哈欠、角膜反射迟钝时，给予 0.2%氯琥珀胆碱（司可林）0.5～1.5 毫克/千克体重静脉注射，观察肌肉松弛程度。当腱反射消失或减弱，面部、全身出现肌纤维震颤，呼吸变浅，全身肌肉放松（一般约为给药后 2 分钟）时，即可通电 2～3 秒钟。观察口角、眼周、手指、足趾的轻微抽动，持续 30～40 秒钟，为一次有效的治疗。

无抽搐性电休克治疗是在常规电抽搐基础上发展起来的，只

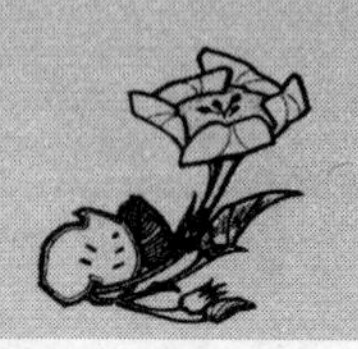

是在通电前先给予静脉麻醉和肌肉松弛药,通电后不产生全身性强直-阵挛型发作。发作终止时立即给予吸氧、人工呼吸,直至自主呼吸恢复为止,目前国内较提倡,并得到推广。

无抽搐电休克治疗并发症的发生率较传统电抽搐治疗低,而且程度较轻。但可出现麻醉意外、延迟性窒息、严重心律失常,应立即给予心肺复苏。

132. 怎样使用电抽搐治疗重性抑郁症或躁狂症

电抽搐治疗和改良电抽搐治疗对于有严重消极自杀言行或抑郁性木僵的患者,电抽搐治疗应是首选的治疗;对使用抗抑郁药治疗无效的患者也可采用电抽搐治疗。电抽搐治疗见效快,疗效好。6～10 次为 1 个疗程。电抽搐治疗后仍需用药物维持治疗。

改良电抽搐治疗(无抽搐电休克治疗)适用范围较广,除可用于有严重消极自杀、抑郁性木僵等患者外,还可适用于患有躯体疾病又不适于抗抑郁药的患者、有骨折史和骨质疏松者、年老体弱患者,甚至部分心血管疾病者也可适用。

电抽搐治疗和改良电抽搐治疗对急性重症躁狂症极度兴奋躁动、锂盐治疗无效或不能耐受的患者有一定治疗效果。并起效迅速,可单独应用或合并药物治疗,一般隔日 1 次,4～10 次为 1 个疗程。合并药物治疗的患者应适当减少药物剂量。

三、器质性精神障碍

133. 什么是器质性精神障碍

器质性精神障碍是指由于脑部疾病或躯体疾病引起的精神障碍。由脑病导致的精神障碍,常称之为脑器质性精神障碍,包括脑变性疾病、脑血管病、颅内感染、脑外伤、脑肿瘤、癫痫等所致精神

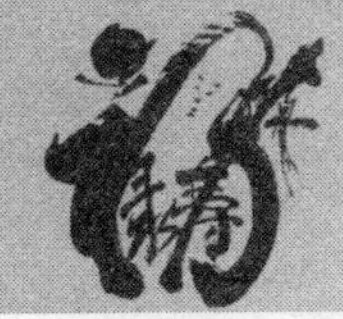

障碍。躯体疾病所致精神障碍是由脑以外的躯体疾病引起的，如躯体感染、内脏器官疾病等。但是，脑器质性精神障碍与躯体疾病所致精神障碍不能截然分开。

精神疾病通常分为“器质性”精神障碍和“功能性”精神障碍两大类。但需注意器质性与功能性的区分只是相对的、有条件的，随着科技的发展，人们已经在许多“功能性”精神障碍，如精神分裂症及心境障碍等的遗传学、生物化学和病理学等研究中，发现了神经系统的病理变化。

134. 谵妄是什么

谵妄是一组表现为急性、一过性、广泛性的认知障碍，尤以意识障碍为主要特征。因急性起病、病程短暂、病变发展迅速，故又称为急性脑综合征。谵妄的原因很多，包括感染、代谢及内分泌紊乱、电解质紊乱、颅内损伤、手术后的状态、药物等。

心理社会应激如亲人丧亡或迁移到陌生的环境等对谵妄发生具有诱发作用。有关谵妄的发病机制研究较少。有人曾提出胆碱能假说，发现血浆抗胆碱药物浓度与谵妄密切相关。研究发现，谵妄患者脑脊液中有内啡肽、乙酰胆碱等神经递质异常。谵妄患者的认知障碍和脑电波慢活动是由于普遍的脑氧化代谢降低所致。脑氧化代谢的降低，可导致乙酰胆碱合成的减少。除了颅内病变外，其他原因引起的谵妄一般只造成脑组织的非特异性改变如充血、水肿，因而是可逆的，多数预后较好。

135. 谵妄有哪些表现

谵妄通常起病急，症状变化大，可持续数小时或数天，典型的谵妄 10～12 天可完全恢复，但有时可达 30 天以上。有些患者在发病前可表现有前驱症状，如坐立不安、焦虑、激越行为、注意涣散和睡眠障碍等，前驱期持续为 1～3 天。

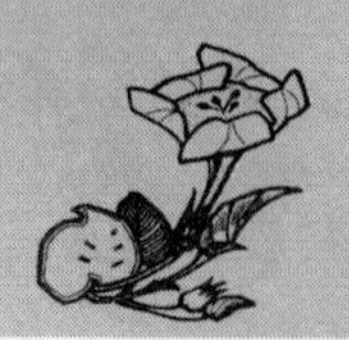

谵妄的特征包括意识障碍、神志恍惚、注意力不能集中、对周围环境与事物的清晰度降低等。意识障碍有明显的昼夜节律变化,表现为昼轻夜重。患者白天交谈时可对答如流,晚上却出现意识混浊。定向障碍包括时间和地点的定向障碍,严重者会出现人物定向障碍。记忆障碍以即刻记忆和近记忆障碍最明显,患者尤对新近事件难以识记。睡眠－觉醒周期不规律,可表现为白天嗜睡而晚上活跃。好转后患者对谵妄时的表现或发生的事大都遗忘。

感知觉障碍尤其常见,包括感觉过敏、错觉和幻觉。患者对声光特别敏感。错觉和幻觉则以视错觉和视幻觉较常见,患者可因错觉和幻觉产生继发性的片段妄想、冲动行为。情绪波动常见,包括焦虑、抑郁和愤怒等。

136. 谵妄的治疗要点有哪些

对于谵妄的治疗主要包括病因治疗、支持治疗和对症治疗。

病因治疗是指针对原发脑部器质性疾病的治疗。支持治疗一般包括维持水电解质平衡,适当补充营养。而安静的环境与柔和灯光可减少因光线不足产生的错觉,并可避免因光线过强而影响睡眠。对症治疗是指针对患者的精神症状给予精神药物治疗。为避免药物加深意识障碍,应尽量给予小剂量的短期治疗。抗精神病药如氟哌啶醇,因其嗜睡、低血压等不良反应较轻,可首先考虑。有肝脏疾病者和酒精依赖者应避免使用氯丙嗪,以免引起癫痫发作。睡眠障碍者可给予适量苯二氮䓬类药以改善睡眠。

137. 临床痴呆有哪些

痴呆是指较严重的、持续的认知障碍。临床上以缓慢出现的智能减退为主要特征,伴有不同程度的人格改变,但没有意识障碍。因起病缓慢,病程较长,故又称为慢性脑综合征。引起痴呆的

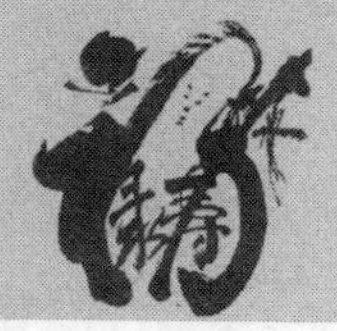

病因很多，如能及时发现、及时治疗，预后相对较好，10%～15%的患者可以好转或痊愈，包括由内分泌障碍，缺乏维生素及神经梅毒等所致的痴呆。

痴呆的发生多缓慢隐匿。记忆减退是常见症状，早期出现近记忆障碍，学习新事物的能力明显减退，严重者甚至找不到回家的路。随着病情的进一步发展，远记忆也受损，严重的患者常以虚构的形式来弥补记忆方面的缺损。思维缓慢、贫乏对一般事物的理解力和判断力越来越差，注意力日渐受损，可出现时间、地点和人物定向障碍。患者可出现人格改变。通常表现兴趣减少、主动性差、情感淡漠、社会性退缩，但亦可表现为脱抑制行为，如冲动、幼稚行为等。情绪症状包括焦虑、易激惹、抑郁和情绪不稳等，并可有“灾难反应”，即当患者对问题不能做出响应和对工作不能完成时，可能出现突然放声大哭或愤怒的反应。有些患者会出现坐立不安、漫游、尖叫和不恰当的、甚至是攻击性行为。也可出现妄想和幻觉。

患者的社会功能受损，对自己熟悉的工作不能完成；晚期生活不能自理，运动功能逐渐丧失，甚至穿衣、洗澡、进食及大小便均需他人协助。

138. 哪些常见病可引起痴呆

(1)中枢神经系统变性疾病：阿尔茨海默病、额-颞叶痴呆、亨廷顿病、克-雅病(CJD)、帕金森病、路易体痴呆。

(2)颅内疾病：脑占位性病变：肿瘤、慢性硬膜下血肿、慢性脑脓肿、血管性痴呆。

(3)感染：脑炎、脑膜脑炎、神经梅毒、艾滋病痴呆。

(4)创伤：脑外伤。

(5)代谢障碍和内分泌障碍：内分泌障碍，如艾迪生病、库欣综合征、高胰岛素血症、甲状腺功能低下、垂体功能减退、甲状旁腺功

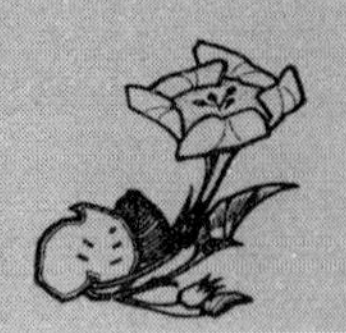

能亢进、甲状旁腺功能减退。

(6)中毒与缺氧:酒精、重金属、一氧化碳、药物、缺氧等。

(7)其他疾病:肝衰竭、肾衰竭、肺衰竭、慢性电解质紊乱、血卟啉病、肝豆状核变性、维生素缺乏等。

139. 治疗痴呆有哪些要点

治疗首先应及早治疗可治疗的病因;其次,需评估患者认知功能和社会功能损害的程度,以及精神症状、行为问题和患者的家庭与社区资源等。

痴呆治疗的原则是提高患者的生活质量,减轻患者给家庭带来的负担。重要环节是维持患者躯体健康,提供安全、舒适的生活环境,以及药物对症治疗。包括提供充足的营养、适当运动、改善听力和视力及躯体疾病的治疗等。尽量使患者处于熟悉的环境,最好是在家里。房间地板不宜太光滑,室内光线要适当,厕所要安装扶手,最好有让患者安全活动的空间。另一方面需教育家庭成员,向他们提供切实可行的帮助。痴呆患者实际上仍具有一定的学习能力,因此,可通过非药物治疗使患者生活功能、情绪和行为问题得以改善。

抗精神病药物可用于对抗精神病性症状、激越行为或攻击行为。由于抗精神病药物可导致锥体外系不良反应和迟发性运动障碍,故应从低剂量开始,缓慢加量;症状改善后需逐渐减量或停止用药。

抗抑郁药可用于痴呆伴抑郁的患者,可明显改善痴呆综合征。但必须注意,三环类药物的抗胆碱不良反应可加重认知功能的损害。可考虑选择性 5-羟色胺再摄取抑制剂,如氟西汀,以及其他药物如曲唑酮等。苯二氮䓬类虽可控制痴呆者的行为问题,但因可引起意识混浊、跌倒和药物依赖等,使用应特别谨慎。

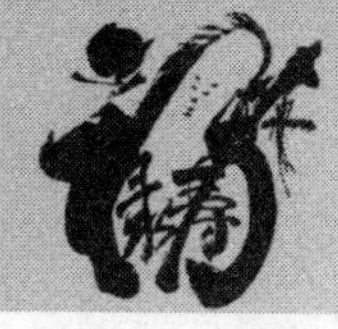

140. 什么是遗忘综合征

遗忘综合征又称柯萨可夫综合征，是由脑器质性病理改变所导致的一种选择性或局灶性认知功能障碍，以近事记忆障碍为主要特征，无意识障碍，智能相对完好。引起遗忘障碍的常见原因是下丘脑后部和近中线结构的大脑损伤，但双侧海马结构受损偶尔也可导致遗忘障碍。酒精滥用导致维生素 B_1 缺乏是遗忘障碍最常见的病因。其他如心脏停搏所致的缺氧、一氧化碳中毒、血管性疾病、脑炎、第三脑室的肿瘤等也可导致遗忘障碍。

遗忘障碍的主要表现是严重的记忆障碍，特别是近记忆障碍，注意力和即刻记忆正常。患者学习新事物很困难，记不住新近发生的事情。在智能检查时，当要求患者立即回忆地址或 3 件物品时问题不大，但 10 分钟后却难以回忆。另外，患者常有虚构，因为近记忆缺损，常捏造生动和详细的情节来弥补。其他认知功能和技能则保持相对完好。因此，患者可进行正常对话，显得较理智。

141. 什么是阿尔茨海默病

阿尔茨海默病(AD)是一组病因未明的原发性退行性脑变性疾病。多起病于老年期，潜隐起病，病程缓慢且不可逆，临床上以记忆和综合智能损害为主。病理改变主要为皮质弥漫性萎缩，沟回增宽，脑室扩大，神经元大量减少，并可见老年斑，神经原纤维缠结等病变，胆碱乙酰化酶及乙酰胆碱含量显著减少。起病在 65 岁以前者旧称老年前期痴呆，或早老性痴呆，多有同病家族史，病情发展较快，颞叶及顶叶病变较显著，常有失语和失用。患者主要在于预防发生，一旦发生，尽可能帮助日常生活和家庭护理，避免走失和发生危险，防治滥用药物，减少破坏原有日常生活习惯，病情可能慢性进行性加重，目前科学尚无有效方法逆转。病程呈进行性，一般经历 8～10 年，罕见自发缓解或自愈，最后发展为严重痴

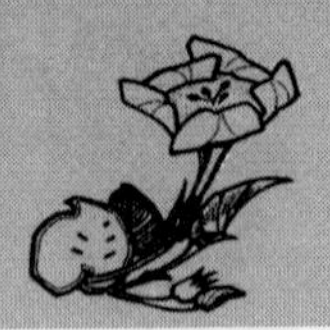

呆，常因压疮、骨折、肺炎、营养不良等继发躯体疾病或衰竭而死亡。

142. 轻度阿尔茨海默病有哪些表现

阿尔茨海默病（AD）通常起病隐匿，为持续性、进行性病程，无缓解，由发病至死亡平均病程为8～10年，但也有些患者病程可持续15年或以上。AD的临床症状分为两方面，即认知功能减退症状和非认知性精神症状。认知功能障碍可参考痴呆部分。常伴有高级皮质功能受损，如失语、失认或失用和非认知性精神症状，根据疾病的发展和认知功能缺损的严重程度，可分为轻度、中度和重度。

早期患者对自己记忆问题有一定的自知力，并力求弥补和掩饰，例如经常做记录，避免因记忆缺陷对工作和生活带来不良影响，可伴有轻度的焦虑和抑郁。随着记忆力和判断力减退，患者对较复杂之工作不能胜任，如妥善的管理钱财和为家人准备膳食。尚能完成已熟悉的日常事务或家务。患者的个人生活基本能自理。人格改变往往出现在疾病的早期，患者变得缺乏主动性，活动减少，孤独，自私，对周围环境兴趣减少，对周围人较为冷淡，甚至对亲人漠不关心，情绪不稳，易激惹，对新的环境难以适应。

143. 中、重度阿尔茨海默病有哪些表现

中度阿尔茨海默病（AD），患者往往不能独自生活。表现为日益严重的记忆障碍，用过的物品随手即忘，日常用品丢三落四，甚至遗失贵重物品，刚发生的事情也会遗忘。忘记自己的家庭住址及亲友的姓名，但尚能记住自己的名字，有时因记忆减退而出现错构和虚构。远记忆力也受损，不能回忆自己的工作经历，甚至不知道自己的出生年月。除有时间定向障碍外，地点定向也出现障碍，容易迷路走失，甚至不能分辨地点，如学校或医院。言语功能障碍

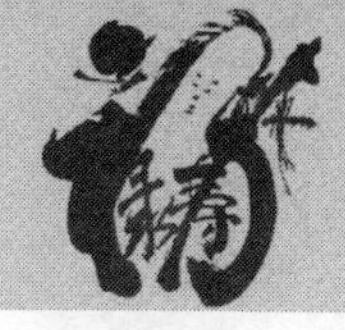

明显，讲话无序，内容空洞，不能列出同类物品的名称；继之，出现命名不能，在命名测验中对少见物品的命名能力丧失，随后对常见物品的命名亦困难。失认以面容认识不能最常见，不认识自己的亲人和朋友，甚至不认识镜子中自己的影像。失用表现为不能正确地以手势表达，无法做出连续的动作，如刷牙动作。患者已不能工作、难以完成家务劳动，甚至洗漱、穿衣等基本的生活料理也需家人督促或帮助。

重度 AD 患者的精神和行为障碍也比较突出，情绪波动不稳；或因找不到自己放置的物品，而怀疑被他人偷窃，或因强烈的嫉妒心而怀疑配偶不贞；可伴有片段的幻觉；睡眠障碍，部分患者白天思睡、夜间不宁。行为紊乱，常拾捡破烂、藏污纳垢；乱拿他人之物；亦可表现本能活动亢进，当众裸体，有时出现攻击行为。重度记忆力、思维及其他认知功能皆严重受损。忘记自己的姓名和年龄，不认识亲人。语言表达能力进一步退化，患者只有自发言语，内容单调或反复发出不可理解的声音，最终丧失语言功能。患者活动逐渐减少，并逐渐丧失行走能力，甚至不能站立，最终只能终日卧床，大小便失禁。晚期患者可出现原始反射如强握、吸吮反射等，最明显的神经系统体征是肌张力增高，肢体屈曲。

144. 如何治疗阿尔茨海默病

AD 治疗包括药物治疗与非药物治疗。药物治疗主要是认知功能障碍药物，非药物治疗主要是支持性治疗各科学的管理。认知功能障碍的药物治疗较多，但临床疗效均不确切。AD 患者大脑的胆碱乙酰基转移酶和乙酰胆碱酯酶（AChE）活性比常人降低。有证据显示这类神经生化改变与 AD 患者的记忆损害有关系，所以 AChE 抑制剂可改善患者的记忆障碍。此类药物如多奈哌齐（安理申），不良反应较少，并无明显肝功能异常。约 1/3 的 AD 患者治疗有效，可使认知功能改善，但不能痊愈。胆碱酯酶抑

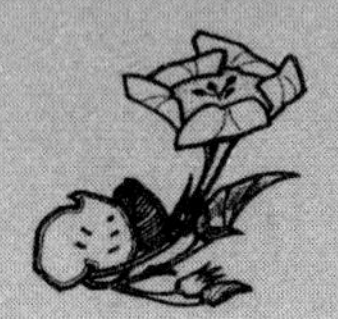

制剂石杉碱甲也能改善患者的记忆,不良反应较少。此外,维生素E有抗氧化作用,对AD患者病情亦有帮助。

145. 什么是血管性痴呆

血管性痴呆(VD)是指由于脑血管病变导致的痴呆。过去曾称为多发性梗死型痴呆,近年来病理形态学研究发现,除了多发性脑梗死性病变外还有其他脑血管病变,故现已改称为VD。VD发病率与年龄有关,男性多于女性。导致VD的危险因素尚不清楚,但通常认为与卒中的危险因素类似,如高血压、冠状动脉疾病、房颤、糖尿病、高脂血症、吸烟、高龄、既往卒中史等。

与AD比较,VD的起病相对较急,病程可呈阶梯式恶化且波动较大。VD较多出现夜间精神紊乱,人格改变较少见,早期自知力存在,可伴发抑郁、情绪不稳和情感失控等症状。患者有卒中或短暂性脑缺血发作的病史或有脑血管障碍危险因素病史,体格检查可有局灶性神经系统症状和体征。VD认知功能缺损通常较局限,记忆缺损可能不太严重。

146. 血管性痴呆应如何预防和治疗

对VD危险因素的预防和治疗可减少VD的发病率。治疗能防止VD患者病情继续恶化,有时可改善部分患者的病情。

首先要控制血压和其他危险因素,如高脂血症、糖尿病、吸烟、酗酒和肥胖等,注意其他危险因素如房颤和颈动脉狭窄等,华法林可减少卒中伴房颤的危险性。既往有暂时性脑出血发作(TIA)或非出血性疾病致卒中史的患者,使用抗血小板聚集疗法可减少发病的危险性,可使用小剂量阿司匹林。在卒中或TIA患者伴发严重的颈动脉狭窄时,颈动脉内膜切除术是有效的治疗方法。

目前,还没有特效药治疗VD。药物如血管舒张剂(如氢化麦角碱)、长春花生物碱、脑代谢药、银杏叶制剂、神经保护剂、钙通道

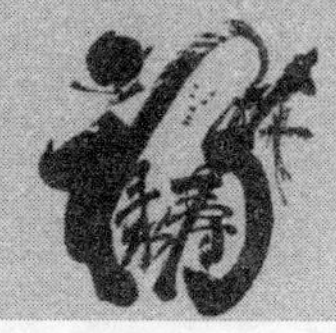

阻滞剂(钙拮抗剂)和N-甲基-D-天冬氨酸受体拮抗剂在临床上的疗效都不甚肯定。此外,对伴发精神症状和行为障碍者应给予相应的治疗。

147. 颅脑外伤所致的急性精神障碍有哪些表现

(1)意识障碍:头部外伤轻微者意识障碍较短暂,可持续数秒钟至数十分钟不等。严重受创者若丧失意识时间超过数小时,完全康复的机会可能降低。

(2)脑外伤后急性障碍:昏迷患者会经过一段意识模糊和智能下降的阶段,才能完全恢复正常,这类情况亦称外伤后精神混乱状态。除智能障碍外,还可表现易疲劳与精神萎靡或行为冲动,亦可出现谵妄状态。

(3)记忆障碍:脑外伤后遗忘(PTA)是一种顺行性遗忘,患者对脑外伤当时及其后一段时间的经历发生遗忘。通常由数分钟至数星期不等。PTA的时间长度可作为临床评估脑外伤严重程度的一个指标,即PTA愈长,脑损伤便愈严重。

逆行性遗忘是指患者忘掉受伤前一段时间的经历。它的长度是指由受伤一刻开始,直至受伤前最后一件能清晰回忆的事情为止。遗忘的时间常只有数秒钟至数分钟,但伤势严重的患者,逆行性遗忘便可达数天甚至数周或更长。

148. 颅脑外伤所致的慢性精神障碍有哪些表现

(1)智能障碍:严重的脑外伤可引起智力受损,出现遗忘综合征甚至痴呆。严重程度与PTA的长度有关,对于闭合性脑外伤的患者,如PTA长度在24小时以内,智力多能完全恢复,若PTA

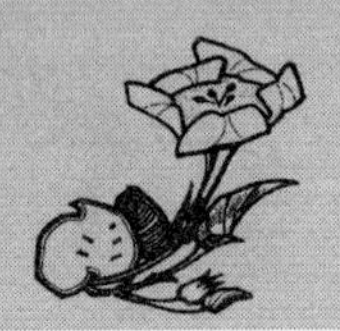

长度超过24小时，情况便不容乐观。年长者和优势半球受伤者发生智能障碍的机会较大。

(2)人格改变：患者的人格改变多伴有智能障碍，一般表现为情绪不稳、焦虑、抑郁、易激惹甚至阵发暴怒，也可变得孤僻、冷漠、自我中心、丧失进取心等。如仅损害额叶，可出现行为放纵等症状，但智力正常。人格改变也可以是患者对脑外伤及其后果的心理反应的表现。

(3)脑外伤后精神病性症状：部分头部外伤的患者经过一段时间后会出现精神病性症状，如精神分裂样症状与情感症状等。脑外伤可直接导致精神症状，也可对有精神病素质者起诱因作用。另外，脑外伤及其后遗症对患者社会、心理的影响，也与精神病性症状的发生、发展有关。当然，有些患者的精神病和脑外伤并无直接关系。一般而言，脑外伤和精神症状出现相隔愈久，两者直接因果关系的几率便愈低。

(4)脑震荡后综合征：这是各种脑外伤后最普遍的慢性后遗症。主要表现为头痛、眩晕、注意力不集中、记忆减退、对声光敏感、疲乏、情绪不稳及失眠等。Lishman 博士认为，器质性与非器质性因素都可导致此综合征。虽然患者可能有器质性改变，但多数情况下躯体及实验室检查并无异常发现。该综合征与社会心理因素有很大关系，如索赔等。

149. 颅脑外伤所致的精神障碍治疗应注意什么

颅脑外伤急性阶段的治疗主要由神经外科处理。危险期过后，应积极治疗精神症状。处理外伤性谵妄的原则与其他谵妄相同，但对尚有意识障碍者应慎用精神药物，对于幻觉、妄想、精神运动性兴奋等症状，可给予苯二氮䓬类药物或抗精神病药物口服或

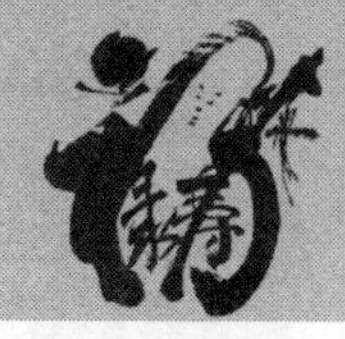

注射。智能障碍患者应首先进行神经心理测量，再根据具体情况订出康复训练计划。

对人格改变的患者可尝试行为治疗，并帮助患者家属及同事正确认识及接纳患者的行为，尝试让他们参与治疗计划。对于脑外伤后伴发的精神病性症状，可根据情况采用抗精神病药物治疗，其用法和剂量与治疗功能性精神障碍的原则相同。对于外伤后神经症患者应避免不必要的身体检查和反复的病史采集。支持性心理治疗、行为或认知－行为治疗配合适当的药物治疗（如抗抑郁药、抗焦虑药）都是可行的治疗方法。如症状迁延不愈，应弄清是否存在社会心理因素，如工作问题和诉讼赔偿问题等。

150. 什么是病毒性脑炎

病毒性脑炎系指由病毒直接感染所致，可分为流行性脑炎（例如日本乙型脑炎）和散发性脑炎（例如腮腺炎病毒脑炎）。其中以单纯疱疹病毒性脑炎最为常见，一般发病无季节性与区域性，故常为散发性病毒性脑炎。

病毒性脑炎多为急性或亚急性起病，部分患者病前有上呼吸道或肠道感染史。急性起病者常有头痛、疲惫、可伴脑膜刺激征，部分病例可有轻度或中度发热。精神症状可以是首发症状，也是主要表现。精神运动性抑郁症状较多见，表现为言语减少或缄默不语、情感淡漠、迟钝、呆板，甚至不饮不食，呈木僵状态。也可表现为精神运动性兴奋，如躁动、言语增多、行为紊乱、欣快、无故哭泣或痴笑等。可有视听幻觉、各种妄想等。记忆、计算、理解能力减退相当常见。多数患者在早期有意识障碍，表现为嗜睡、精神萎靡、神志恍惚、定向障碍、大小便失禁，甚至昏迷或呈去皮质状态。癫痫发作相当常见、以全身性发作最多，有的以癫痫持续状态为首发表现。有的可出现肢体上运动神经元性瘫痪、舞蹈样动作、扭转性斜颈、震颤等各种不随意运动。颅神经损害并不少见，如眼球运

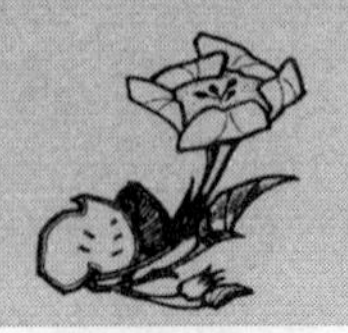

动障碍、面肌瘫痪、吞咽困难、舌下神经麻痹等。自主神经症状以多汗为常见，伴有面部潮红，呼吸增快等。其他如瞳孔异常、视盘水肿、眼球震颤、共济失调和感觉障碍都可见到。

151. 脑膜炎有哪些典型表现

化脓性脑膜炎常见病原菌有脑膜炎双球菌、肺炎双球菌、链球菌、葡萄球菌、流感杆菌和大肠埃希菌等。起病急，可表现为头痛、发热、呕吐、怕光、易激惹、癫痫发作等。精神症状以急性脑器质性综合征为主，患者可有倦怠，可表现为意识障碍，如嗜睡、昏睡，甚至昏迷，可伴有幻觉、精神运动性兴奋等。颈部强直及克氏征阳性是诊断的重要依据。治疗以抗生素为主，配合对症治疗和支持疗法。

结核性脑膜炎由结核杆菌侵入脑膜引起。在前驱期，以情感症状为主，如情绪不稳，易激惹或缺乏主动性。随后可有发热、头痛、呕吐、意识障碍、脑膜刺激征和颅神经损害等症状。但由于隐匿起病、有时发热较轻微及颈部强直不明显，较易误诊。此外，患者可出现记忆障碍，但大多可在接受治疗后复原。残留的精神症状包括认知障碍与人格改变。治疗以抗结核药物为主。

152. 什么是脑脓肿

脑脓肿主要由葡萄球菌、链球菌、肺炎双球菌或大肠埃希菌等引起。可经血液或由头部感染灶直接蔓延入脑。

脑脓肿典型症状包括头痛、呕吐和谵妄。脓肿较大者可有颅内高压症状。部分脓肿可潜伏多月才出现病征，此期间患者常仅感到头痛、疲倦、食欲差、体重下降、便秘、偶有发冷、抑郁和易激惹。此外，不同部位的脓肿会有不同的症状，如额叶脓肿会表现为记忆障碍和人格改变，颞叶脓肿可造成言语障碍等。

治疗以抗生素控制感染、消除颅内高压、治疗原发病灶为主，

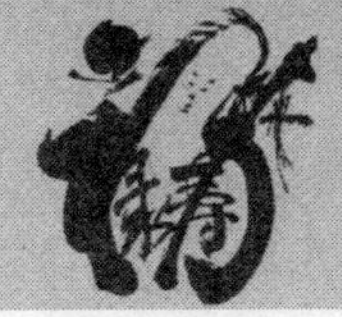

有时需考虑穿刺抽脓和脓肿切除术。现代治疗能降低患者死亡率，但70%的患者康复后会出现癫痫发作，所以病愈后应继续服用抗癫痫药至少5年。

153. 什么是颅内肿瘤所致精神障碍

颅内肿瘤所致精神障碍是指精神症状由于局部颅内肿瘤所致脑功能损害而出现的精神障碍。肿瘤的性质、部位、生长速度、有无颅内高压及患者的个性特征等因素，均可影响精神症状的产生与表现。局限性症状精神症状的表现与颅内肿瘤的位置有关，但并非绝对。颅内某个区域的肿瘤不一定都会产生特定的精神症状。但若表现特定的精神症状，却有助于定位诊断。

(1)智能障碍：颅内肿瘤所致的精神症状中智能障碍最常见。患者可表现为注意力不集中、记忆减退或思维迟缓，严重者可出现类似痴呆的表现。

(2)幻觉：不同部位的肿瘤可产生不同种类的幻觉，如枕叶肿瘤可产生简单的原始性幻视；颞叶肿瘤可出现较复杂的幻视和幻听，亦可产生幻嗅、幻味；而顶叶肿瘤则可产生幻触和运动性幻觉。但不同部位的肿瘤也可产生相同的幻觉，如额叶肿瘤常因影响邻近的颞叶而出现幻视和幻听。

(3)其他精神症状：包括焦虑、抑郁、躁狂、分裂样或神经症性症状。

详细准确的病史采集，仔细的躯体及神经系统检查，脑脊液检查、脑电图、超声、计算机断层显像(CT)、磁共振成像(MRI)、单光子发射计算机断层显像(SPECT)及脑血管造影等辅助检查，可有助于明确诊断。确诊颅内肿瘤的患者，应及时转入神经外科进行手术治疗。对于不适宜手术治疗的患者，可以通过放射治疗或化学治疗抑制肿瘤的生长和扩散。此外，若出现精神症状可给予精神药物治疗。另外，对于颅内压升高的患者应及时控制颅内压。

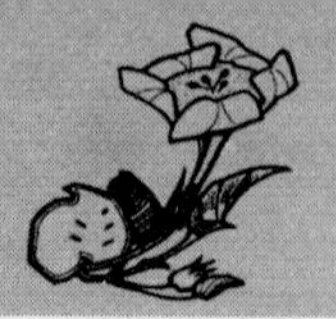

154. 癫痫性精神障碍是什么

癫痫是一种常见的神经系统疾病，虽然大部分癫痫患者没有或只有轻微精神症状，但处理癫痫伴发的精神障碍却较困难，很多情况下，需要精神科、神经内科共同合作，才能达到理想效果。癫痫在发作前后及发作时均可表现为精神障碍。

癫痫发作前精神障碍表现为先兆或前驱症状。先兆是在癫痫发作前出现，通常只有数秒钟，很少超过1分钟。不同部位的发作会有不同的表现，但同一患者每次发作前的先兆往往相同。另外，癫痫前驱症状发生在癫痫发作前数小时至数天，尤以儿童较多见。表现为易激惹、紧张、失眠、坐立不安，甚至极度抑郁，症状通常随着癫痫发作而终止。

癫痫发作后精神障碍患者发作后可出现自动症、朦胧状态，或产生短暂的偏执、幻觉等症状，通常持续数分钟至数小时不等。

癫痫性精神障碍诊断除详细收集病史外，躯体和神经系统与脑电图检查十分重要，必要时可做脑部CT、MRI及SPECT等检查。

治疗癫痫的一般原则是：尽可能单一用药，鼓励患者遵医嘱服药，定期进行血药浓度监测。依据癫痫的类型来选择药物，同时应考虑到药物的不良反应。癫痫性精神障碍的治疗，应在治疗癫痫的基础上根据精神症状选用药物，注意选择致癫痫作用较弱的药物。

155. 癫痫发作时精神障碍有哪些表现

(1)自动症：是指发作时或发作刚结束时出现的意识混浊状态，此时患者仍可维持一定的姿势和肌张力，在无意识中完成简单或复杂的动作和行为。自动症主要与颞叶自发性电活动有关，有时额叶、扣带回皮质等处放电也可产生自动症。80%患者的自动

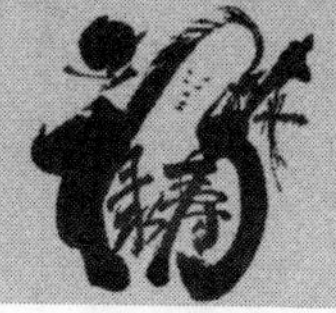

症为时少于 5 分钟,少数可长达 1 小时。

自动症发作前常有先兆,如头晕、流涎、咀嚼动作、躯体感觉异常和陌生感等。发作时突然变得目瞪口呆、意识模糊、无意识地重复动作如咀嚼、咂嘴等,偶可完成较复杂的技术性工作。事后患者对这段时间发生的事情完全遗忘。

(2)神游症:比自动症少见,历时可达数小时、数天甚至数周。意识障碍程度较轻,异常行为较为复杂,对周围环境有一定感知能力,亦能做出相应的反应。表现为无目的地外出漫游,患者可出远门,亦能从事协调的活动,如购物、简单交谈。发作后遗忘或回忆困难。

(3)朦胧状态:发作突然,通常持续 1 小时至数小时,有时可长至 1 周以上。患者表现为意识障碍,伴有情感和感知觉障碍,如恐怖、愤怒等,也可表现情感淡漠,思维及动作迟缓等。

156. 什么是躯体疾病所致精神障碍

躯体疾病所致精神障碍是由于脑以外的躯体疾病,如躯体感染、内脏器官疾病、内分泌障碍、营养代谢疾病等,引起脑功能紊乱而产生的精神障碍。主要发病机制常为毒素作用、能量供应不足、神经递质改变、缺氧、酸碱平衡紊乱等。躯体疾病因素并非引起此类精神障碍的唯一因素,性别、年龄、遗传因素、人格特征、应激状态、环境因素、缺乏社会支持及既往神经精神病史等均可能影响精神障碍的发生。

躯体疾病所致精神障碍的表现主要有意识障碍、认知障碍、人格改变、精神病性症状、情感症状、神经症样症状或以上症状的混合状态。患者常有日常生活能力或社会功能受损。

157. 躯体疾病所致精神障碍有哪些特征

(1)精神障碍与原发躯体疾病的病情在程度上有平行关系,在时间上常有先后关系。

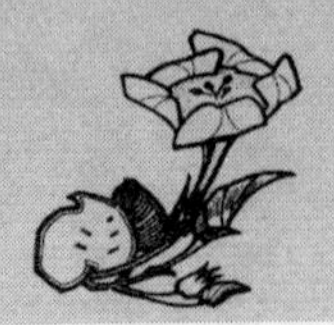

(2)躯体疾病常引起意识障碍,慢性躯体疾病常引起智能障碍和人格改变,智能障碍和人格改变也可由急性期迁延而来。在急性期、慢性期、迁延期均可以叠加精神病性症状、情感症状及神经症症状等。

(3)精神障碍缺少独特症状,同一疾病可以表现出不同的精神症状,不同疾病又可表现出类似的精神症状。

(4)治疗原发疾病及处理精神障碍,可使精神症状好转。

158. 躯体疾病所致精神障碍诊断有哪些依据

(1)有躯体疾病的依据,并且已有文献报道这种躯体疾病可引起精神障碍。

(2)有证据显示,精神障碍系该躯体疾病导致,如躯体疾病与精神障碍在发生、发展、转归等方面有时间上和程度上的密切关系。但是,有时精神症状较躯体疾病早出现,如抑郁症状可发生于诊断胰腺癌之前。

(3)精神障碍的表现不典型,难于构成典型的功能性精神障碍的诊断。如患者在老年时才出现精神分裂症症状,或抑郁伴不常见的症状,如幻嗅或幻触等。

159. 躯体疾病所致精神障碍有哪些治疗原则

(1)病因治疗:首先必须治疗原发的躯体疾病,停用可能引起精神障碍的药物等。

(2)支持治疗:纠正酸碱平衡失调及水、电解质紊乱;补充营养、维生素和水分。

(3)控制精神症状:因年龄、躯体疾病、药物间的相互作用等原因,对于躯体疾病所致精神障碍的患者,使用精神药物要慎重,起始剂量应更低,剂量应逐渐增加,而当症状稳定时,应考虑逐渐减

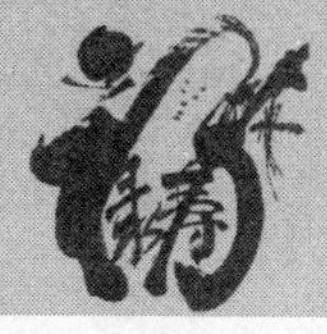

少剂量。对存在攻击行为或行为紊乱的患者，可考虑短期使用抗精神病药物。抑郁患者可用抗抑郁药，但须注意三环类抗抑郁药的不良反应，特别要禁用于心脏传导阻滞、前列腺肥大或青光眼的患者。严重失眠和焦虑的患者，可以短期、小量使用抗焦虑药。

(4)护理：宁静与安全的环境，防止意外发生，注意预防压疮和其他并发症等。

160. 什么是躯体感染所致精神障碍

躯体感染所致精神障碍是指由病毒、细菌、螺旋体、真菌、原虫或其他感染病原体引起的身体感染所致的精神障碍，而感染病原体没有直接感染颅内。多数躯体感染患者出现的症状较轻微且短暂，如难于集中注意力、轻度意识障碍、焦虑、抑郁、失眠或嗜睡、精神疲乏等，仅少数患者出现较严重的精神障碍。

及时发现感染性疾病是正确诊断的关键。若患者出现意识障碍、急性认知功能紊乱，尤其是定向障碍和意识混浊，应引起充分注意，并积极寻找有无原发的躯体疾病。早期诊断、早期治疗非常重要，因精神症状可加重躯体疾病的症状，如激越行为可使心血管系统疾病恶化，并阻止水和营养的吸收等。所以，治疗要双管齐下，同时控制原发疾病和精神症状。

161. 皮质醇增多症精神障碍有哪些表现

皮质醇增多症系糖皮质激素分泌过多，并伴有盐皮质激素与雄性激素分泌过多，主要机制是促肾上腺皮质激素(ACTH)分泌过多，导致双侧肾上腺皮质增生和肾上腺皮质瘤。

皮质醇增多症半数以上的患者存在精神症状，以抑郁为最常见。而常见的认知功能损害有注意损害和记忆减退，可能是由于皮质醇对海马的损害所引起。另外，部分患者可出现幻觉、妄想和人格解体。因类固醇治疗或肾上腺癌引起的精神症状，则以躁狂

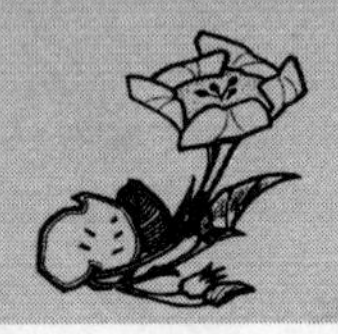

症状或精神病性症状为突出表现。精神症状通常在类固醇治疗2周内出现，症状随着类固醇剂量的增加而加重。此外，当突然停止使用类固醇时，可出现抑郁、情绪不稳、记忆损害、谵妄等。

首先是治疗原发疾病，通常精神症状随着皮质醇增多症的治疗而好转，但认知功能损害要较长的时间才能恢复。严重抑郁患者可能需服用抗抑郁药。类固醇引起的精神症状，常常因药物治疗的结束而消失。对于有精神症状但仍需要继续使用类固醇治疗的患者，抗精神病药物和锂盐有助于缓解精神病性症状及或躁狂症状。

162. 肾上腺皮质功能减退症精神障碍有哪些表现

肾上腺皮质功能减退症是由于肾上腺的3种类固醇激素(糖皮质激素、盐皮质激素和雄激素)分泌不足所致。以破坏肾上腺的原发性损害为最常见(如自身免疫性疾病、败血症并发出血性梗死、结核感染、转移瘤等)，也可继发于垂体或下丘脑功能不足。

急性肾上腺皮质功能减退症常威胁生命，可发展成谵妄、木僵或昏迷。慢性肾上腺皮质功能减退的症状隐袭，类似于抑郁症。典型患者可表现为易疲劳、肌肉痉挛、乏力、体重减轻、食欲缺乏、情感淡漠、易激惹和情绪低落等，注意和记忆也可受影响，幻觉、妄想则少见。

替代疗法可快速缓解躯体和精神症状。对原发性肾上腺皮质功能减退，应同时给予泼尼松和盐皮质激素制剂治疗。

163. 甲状旁腺功能亢进症精神障碍有哪些表现

常由良性甲状旁腺腺瘤引起高钙血症而出现的多种临床症

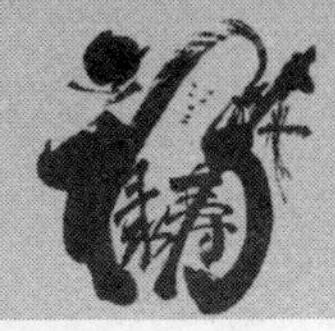

状。精神症状常见,主要为类似抑郁的表现:情绪低落、乏力、缺乏主动性和易激惹等,也可出现记忆减退和思维迟缓。若起病隐匿,症状可能被忽略而漏诊。“甲状旁腺危象”可出现急性器质性精神障碍,表现为意识混浊、幻觉、妄想和攻击行为等。患者可反复抽搐、出现昏睡和昏迷。

甲状旁腺腺瘤切除后,躯体和精神症状常可缓解,恢复的程度与血清钙水平的下降相平行。对严重抑郁的患者,应予抗抑郁治疗。

164. 甲状旁腺功能减退症精神障碍有哪些表现

甲状旁腺功能减退症通常是由于在甲状腺切除术时,因切除或损害甲状旁腺而引起,偶为特发性。甲状旁腺激素缺乏造成血清钙降低、血清磷增高。而在“假性甲状旁腺功能减退症”中,甲状旁腺功能属正常,但组织却对激素产生抵抗,所以出现血清钙低和血清磷高的现象。

精神症状常见,通常发生于甲状腺切除手术,因血钙下降导致谵妄。在特发性的患者中,起病隐袭,可表现为注意难于集中、智能损害和“假性神经症”。假性神经症在儿童表现为暴怒发作和夜惊,在成人则表现为抑郁和易激惹。

对伴有躯体和精神症状的患者,补充钙剂有效,且慢性认知功能损害也可好转;但“假性甲状旁腺功能减退症”患者认知损害的改善却有限。

165. 甲状腺功能亢进症精神障碍有哪些表现

甲状腺功能亢进症是由于甲状腺激素分泌过多所致。女性比男性多见,好发于 20～30 岁的女性。精神症状主要表现为精神运动性兴奋,包括失眠、话多、易激惹、烦躁等。严重者可出现精神病性症状如幻视、幻听和被害妄想等。甲状腺功能亢进症所致精神

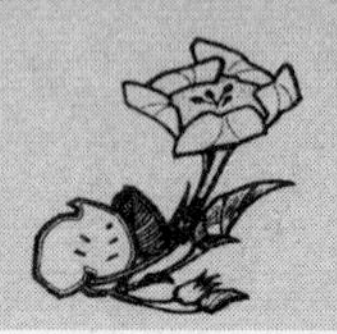

障碍的患者虽然缺乏典型的愉悦心境，但精神运动水平常明显提高，与躁狂症的表现有类似之处，既往有误诊者。

甲状腺症状危象是一种急症，通常发生于未经治疗的甲状腺功能亢进症患者，因急性疾病和接受外科手术而诱发甲状腺激素水平骤增，表现为发热、谵妄甚至昏迷。淡漠型甲状腺功能亢进症较少见，多发生于中老年人中。表现为淡漠、迟滞性抑郁、体重下降、食欲缺乏、注意力不集中和记忆力减退，临床症状类似痴呆。

当患者的甲状腺功能正常时，抑郁和焦虑症状常不需要治疗即可消失。精神症状持续者应给予精神药物治疗。

166. 甲状腺功能减退症精神障碍有哪些表现

甲状腺功能减退症患者的甲状腺激素浓度低于正常，伴促甲状腺激素释放激素（TSH）升高。亚临床型甲状腺功能减退的患者甲状腺激素浓度正常，但TSH水平升高。甲状腺功能减退可继发于垂体或下丘脑的损害，多见于女性。因手术切除引起的甲状腺功能减退起病较急，而其他原因引起的则起病隐袭，易被漏诊。

患者常有抑郁表现，如言语缓慢、反应迟钝、记忆力减退和注意力不集中。严重的患者出现淡漠、退缩和痴呆表现。“黏液水肿性精神失常”综合征可伴有幻觉和妄想。亚临床型甲状腺功能减退可出现抑郁症状和认知功能损害。它与快速循环型双相障碍有关，可使罹患抑郁症的危险增加2倍。亚临床型甲状腺功能减退可发展成临床型甲减，尤见于女性患者。甲状腺功能减退与难治性抑郁症有关。

躯体和精神症状经甲状腺素替代治疗后均可以缓解。甲状腺素剂量应该逐渐增加，特别是对老年人、健康状况差和有心血管疾病的患者。患者的抑郁症状通常要在甲状腺激素正常后才会完全消失，严重抑郁者需要抗抑郁剂治疗。极少情况下，T_4 补充治疗

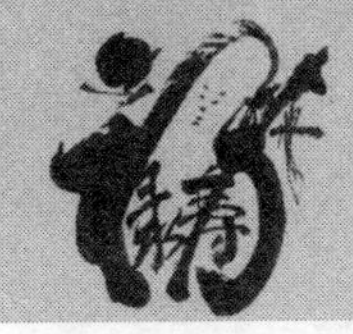

初期反而出现精神症状，多为躁狂样表现。有严重精神病性症状的患者应给予抗精神病药，但应注意吩噻嗪类药物（如氯丙嗪、奋乃静、异丙嗪、氯丙咪嗪等）可能引起甲状腺功能减退患者出现低体温性昏迷。该病若长期得不到治疗，认知损害会持久存在。

四、精神活性物质所致精神障碍

167. 什么是精神活性物质

精神活性物质是指能够影响人类情绪、行为、改变意识状态，并有致依赖作用的一类化学物质，人们使用这些物质的目的在于取得或保持某些特殊的心理、生理状态。精神活性物质又称成瘾物质、药物。毒品是社会学概念，指具有很强成瘾性并在社会上禁止使用的化学物质，我国的毒品主要指阿片类、可卡因、大麻、兴奋剂等药物。主要根据精神活性物质的药理特性，将之分为以下种类：

(1)中枢神经系统抑制剂：能抑制中枢神经系统，如巴比妥类、苯二氮䓬类、酒精等。

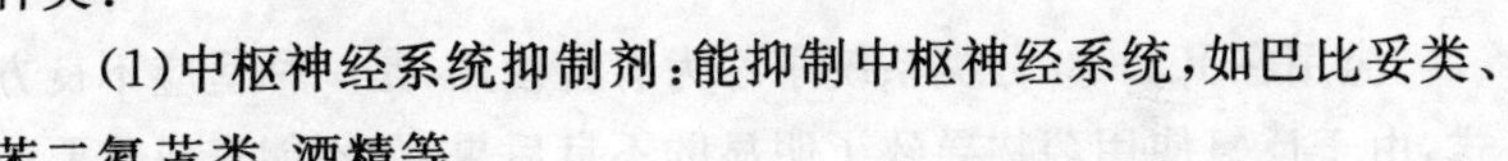

(2)中枢神经系统兴奋药：能兴奋中枢神经系统，如咖啡因、苯丙胺、可卡因等。

(3)大麻：大麻是世界上最古老、最有名的致幻剂，适量吸入或食用可使人欣快，增加剂量可使人进入梦幻，陷入深沉而爽快的睡眠之中。

(4)致幻药：能改变意识状态或感知觉，如麦角酸二乙酰胺、仙人掌毒素等。

(5)阿片类：包括天然、人工合成或半合成的阿片类物质，如海洛因、吗啡、阿片、美沙酮、二氢埃托啡、哌替啶（杜冷丁）、丁丙诺啡等。

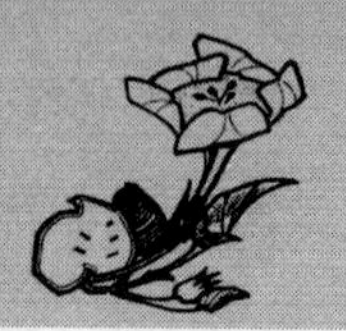

(6)挥发性溶剂:如丙酮、苯环己哌啶等。

(7)其他:烟草。

168. 什么是依赖

依赖是一组认知、行为和生理症候群,尽管使用者明白使用成瘾物质会带来问题,但还在继续使用。自我用药导致了耐受性增加、戒断症状和强制性觅药行为。所谓强制性觅药行为是指使用者冲动性使用药物,不顾一切后果,是自我失去控制的表现,不一定是人们常常理解的意志薄弱、道德败坏的问题。传统上将依赖分为躯体依赖和心理依赖。躯体依赖也称生理依赖,它是由于反复用药所造成的一种病理性适应状态,主要表现为耐受性增加和戒断症状。心理依赖又称精神依赖,它使吸食者产生一种愉快满足的或欣快的感觉,驱使使用者为寻求这种感觉而反复使用药物,表现所谓的渴求状态。

169. 什么是滥用、耐受性和戒断状态

滥用在ICD-10分类系统中称为有害使用,是一种适应不良方式,由于反复使用药物导致了明显的不良后果,如不能完成重要的工作、学业,损害了躯体、心理健康,导致法律上的问题等。滥用强调的是不良后果,滥用者没有明显的耐受性增加或戒断症状,反之就是依赖状态。

耐受性是一种状态,指药物使用者必须增加使用剂量方能获得所需的效果,或使用原来的剂量则达不到使用者所追求的效果。

戒断状态指停止使用药物或减少使用剂量或使用拮抗剂占据受体后,所出现的特殊的心理生理症候群,其机制是由于长期用药后,突然停药引起的适应性的反跳。不同药物所致的戒断症状因其药理特性不同而不同,一般表现为与所使用药物的药理作用相反的症状。例如,酒精(中枢神经系统抑制剂)戒断后出现的是兴

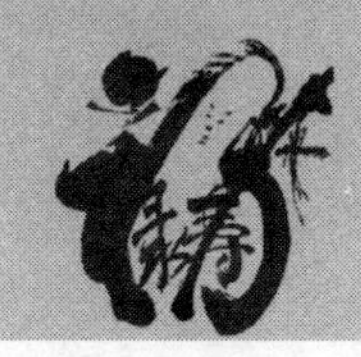

奋、不眠，甚至癫痫样发作等症候群。

170. 阿片类药物有哪些戒断表现

阿片类药物是指任何天然的或合成的对机体产生类似吗啡效应的一类药物。阿片是从罂粟果中提取的粗制脂状渗出物，粗制的阿片含有吗啡和可待因在内的多种成分。吗啡是阿片中镇痛的主要成分，大约占粗制品的10%。大多数阿片类药物的代谢较为迅速，平均代谢时间是4～5小时，故依赖者必须定期给药，否则会发生戒断症状。阿片类药物具有镇痛、镇静作用，能抑制呼吸、咳嗽中枢及胃肠蠕动，同时能兴奋呕吐中枢和缩瞳作用。阿片类药物能作用于中脑边缘系统，产生强烈的快感。

典型的戒断症状可分为两大类：客观体征，如血压升高、脉搏增加、体温升高、鸡皮疙瘩、瞳孔扩大、流涕、震颤、腹泻、呕吐、失眠等；主观症状，如恶心、肌肉疼痛、骨头疼痛、腹痛、不安、食欲差、无力、疲乏、喷嚏、发冷、发热、渴求药物等。

171. 阿片类药物成瘾怎样治疗

阿片类药物成瘾治疗一般分两步进行，即急性期的脱毒治疗和脱毒后防止复吸及社会心理康复治疗。入院前要详细询问病史，特别是吸毒史及与吸毒有关的问题（如肝炎、结核、精神障碍、人格障碍等）和心理社会史等。在躯体检查中要注意一般情况、注射痕迹、瘢痕、皮肤的各种感染、立毛肌竖起、瞳孔扩大、流泪、流涕等。在试验室检查方面，除完成常规检查外，应注意性病检查、人类免疫缺陷病毒（HIV）试验、肝炎病毒检测等。

脱毒指通过躯体治疗减轻戒断症状，预防由于突然停药可能引起的躯体健康问题的过程。由于吸毒者的特殊性，阿片类的脱毒治疗一般在封闭的环境中进行。

（1）替代治疗：替代治疗的理论基础是利用与毒品有相似作用

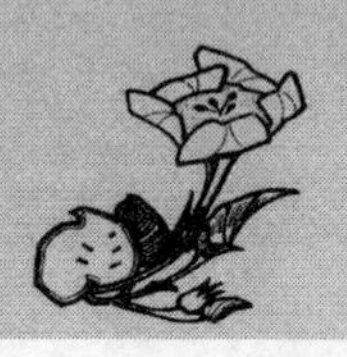

的药物来替代毒品，以减轻戒断症状的严重程度，使患者能较好的耐受。然后在一定的时间(如 14～21 天)内将替代药物逐渐减少，最后停用。目前，常用的替代药物有美沙酮和丁丙诺啡，使用剂量视患者的情况而定，美沙酮首日剂量为 30～60 毫克，丁丙诺啡为 0.9～2.1 毫克，然后根据患者的躯体反应逐渐减量，原则是只减不加，先快后慢、限时减完。

(2)非替代治疗：①可乐定(可乐宁)。为 α_2 受体激动剂，开始剂量为 0.1～0.3 毫克，每日 3 次，口服。不良反应为低血压、口干和思睡，剂量必须个体化。可乐定对于渴求、肌肉疼痛等效果较差。主要用于脱毒治疗的辅助治疗。②中草药、针灸。与替代治疗相比，中药在缓解戒药后的前 3 天的戒断症状方面较差，但能有效促进机体的康复、促进食欲，重要的是不存在撤药困难问题。针灸治疗也有一定的疗效。③其他。如镇静催眠药、莨菪碱类。

172. 怎样防止复吸阿片类药物

阿片类阻滞剂理论上，通过阻滞阿片类的欣快作用，条件反射就会消退。此类药物主要为纳洛酮和纳屈酮，后者口服有效。由于这些药物是 μ 受体阻滞剂，能阻滞阿片类的效应，而且毒性较低，自从 1960 年以来，被广泛应用于临床，但仅有 30% 的戒毒者能坚持使用此类药物。

社会心理治疗多数研究表明，心理社会干预能针对某些问题如复发等起到良好的治疗效果。

(1)认知行为治疗：主要目的在于：①改变导致适应不良行为的认知方式。②改变导致吸毒的行为方式。③帮助患者应付急性或慢性渴求。④促进患者社会技能、强化患者不吸毒行为。

(2)复吸预防：基于认知行为治疗方法，帮助患者增加自控能力以避免复吸。基本的方法为：①讨论对吸毒、戒毒的矛盾心理。②找出诱发渴求、复吸的情绪及环境因素。③找出应付内外不良

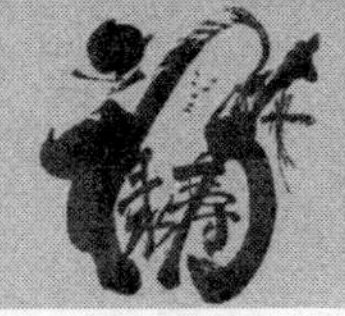

刺激的方法、打破重新吸毒的恶性循环。

(3)群体治疗：群体治疗使患者有机会发现他们之间共同的问题、制订出切实可行的治疗方案；能促进他们相互理解，让他们学会如何正确表达自己的情感和意愿，使他们有机会共同交流戒毒的成功经验和失败的教训；也可以在治疗期间相互监督、相互支持，促进他们与医师保持接触，有助于预防复吸、促进康复。

(4)家庭治疗：家庭治疗强调人际间、家庭成员间的不良关系是导致吸毒成瘾、治疗后复吸的主要原因。有效的家庭治疗技术能打破否认，打破对治疗的阻抗，促进家庭成员间的感情交流。

173. 酒精是怎样代谢和致病的

酒精经口摄入，多数在小肠的上部吸收，经血液循环进入全身的脏器，2%～10%的酒精经呼气、尿、汗排泄；剩余的部分在体内代谢为乙醛、乙酸，最后代谢成水和二氧化碳。

酒精的代谢场所主要在肝脏内，有两大系统参与酒精的代谢：乙醇脱氢酶系统和微粒体乙醇氧化系统。大部分的酒精是通过乙醇脱氢酶系统代谢的，其中乙醛脱氢酶是限速酶。在代谢中，需要一些酶及辅酶的参与，产生了一些中间产物，临床上，我们常常可以见到在大量饮酒后，出现高乳酸血症、高尿酸症(痛风发作)。长期大量饮酒使体内的脂肪氧化受阻，大量的脂肪酸及中性的脂肪积蓄、堆积在肝脏内，形成脂肪肝、高脂血症、动脉硬化等，大量酒精能损害肝细胞，导致酒精性肝炎、肝硬化等。

如果有大量饮酒史，醉酒的严重程度与血液酒精浓度关系密切，主要表现为冲动性行为、易激惹、判断力及社交功能受损，并有诸如口齿不清、共济失调、步态不稳、眼球震颤、面色发红、呕吐等表现，则成为急性酒精中毒。如果中毒较深，可致呼吸、心跳抑制，甚至生命危险。

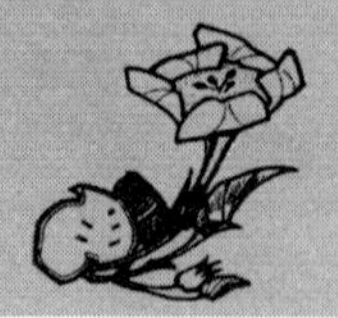

174. 酒精的戒断反应有哪些表现

(1)单纯性戒断反应：长期大量饮酒后停止或减少饮酒量，在数小时后出现手、舌或眼睑震颤，并有恶心或呕吐、失眠、头痛、焦虑、情绪不稳和自主神经功能亢进，如心跳加快、出汗、血压增高等，少数患者可有短暂性幻觉或错觉。

(2)震颤谵妄：长期大量饮酒者如果突然断酒，大约在 48 小时后出现震颤谵妄，表现为意识模糊，分不清东西南北，不识亲人，不知时间，有大量的知觉异常，如常见形象歪曲而恐怖的毒蛇猛兽、妖魔鬼怪，患者极不安宁、情绪激越、大喊大叫。另一重要的特征是全身肌肉粗大震颤。尚有发热、大汗淋漓、心跳加快，部分患者因高热、衰竭、感染、外伤而死亡。

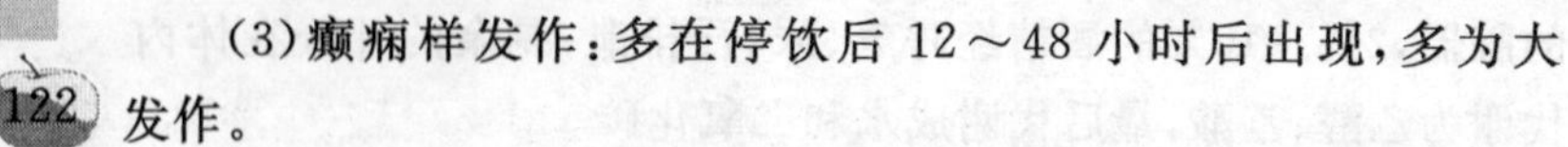

(3)癫痫样发作：多在停饮后 12～48 小时后出现，多为大发作。

175. 慢性酒精中毒有哪些精神障碍表现

(1)记忆及智力障碍：长期大量饮酒者，由于饮食结构发生变化，食欲缺乏，不能摄入足够量的维生素、蛋白质、矿物质等身体必需物质，常还伴有肝功能不良、慢性胃炎等躯体疾病，所以酒精依赖者身体状况较差，贫血、营养不良者并不少见。长期的营养不良状态势必影响神经系统的功能及结构。

酒精依赖者神经系统的特有症状之一是记忆障碍，称之为 Korsakoff 综合征(又称器质性遗忘综合征)，主要表现为记忆障碍、虚构、定向障碍三大特征，患者还可能有幻觉、夜间谵妄等表现。

韦尼克(Wernicke)脑病，又称高位出血性脑灰质炎，是由于维生素 B_1 缺乏所致，表现为眼球震颤、眼球不能外展和明显的意识障碍，伴定向障碍、记忆障碍、震颤谵妄等，大量补充维生素 B_1

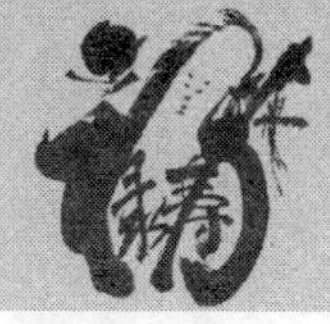

可使眼球的症状很快消失，但记忆障碍的恢复较为困难，一部分患者转为 Korsakoff 综合征，成为不可逆的疾病。

(2)酒精性痴呆：指在长期、大量饮酒后出现的持续性智力减退，表现为短期、长期记忆障碍，抽象思维及理解判断障碍，人格改变，部分患者有皮质功能受损表现，如失语、失认、失用等。酒精性痴呆一般不可逆。

(3)其他精神障碍：酒精性幻觉症酒精依赖者突然停饮后(一般在 48 小时后)出现器质性幻觉，表现为生动、持续性的视听幻觉。酒精性妄想症主要表现为，在意识清晰情况下的妄想状态，特别是嫉妒妄想。人格改变患者只对饮酒有兴趣，变得自我中心，不关心他人，责任心下降，说谎等。

176. 酒精戒断症状如何治疗

单纯戒断症状，由于酒精与苯二氮草类药理作用相似，在临床上常用此类药物来缓解酒精的戒断症状。首次要足量，不要缓慢加药，这样不仅可抑制戒断症状，而且还能预防可能发生的震颤谵妄、戒断性癫痫发作。以地西泮为例，剂量一般为每次 10 毫克，每日 3 次，首次剂量可更大些，口服即可，2～3 日后逐渐减量，不必加用抗精神病药物。由于酒精依赖者有依赖的素质，所以应特别注意，用药时间不宜太长，以免发生对苯氮二卓类的依赖。如果在戒断后期有焦虑、睡眠障碍，可试用三环类抗抑郁药物。

大部分的患者戒断性幻觉、妄想症状持续时间不长，用抗精神病药物治疗有效，可选用氟哌啶醇或奋乃静口服或注射，剂量不宜太大，在幻觉、妄想控制后可考虑逐渐减药，不需像治疗精神分裂症那样长期维持用药。

177. 戒酒后震颤谵妄如何治疗

震颤谵妄在断酒后 48 小时后出现，72～96 小时达到极期，其

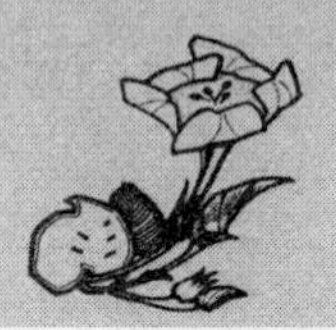

他脑代谢、内分泌问题也可出现谵妄，应予鉴别。震颤谵妄是酒精戒后严重的戒断症状，首先应注意的有如下几点：①发生谵妄者，多有兴奋不安，需要有安静的环境，光线不宜太强。②如有明显的意识障碍、行为紊乱、恐怖性幻觉、错觉，需要有人看护，以免发生意外。③如有大汗淋漓、震颤，可能有体温调节问题，应注意保温。④同时，由于机体处于应激状态、免疫功能受损，易致感染，应注意预防各种感染、特别是肺部感染。

戒酒后震颤谵妄治疗：苯二氮䓬类应为首选，地西泮每次10毫克，每日2～3次，如果口服困难应选择注射途径。根据患者的兴奋、自主神经症状调整剂量，必要时可静脉滴注，一般持续1周，直到谵妄消失为止。在出现明显精神症状时及时控制精神症状，可选用氟哌啶醇，每次5毫克，每日1～3次，肌内注射，根据患者的反应增减剂量。其他治疗包括纠正水、电解质和酸碱平衡紊乱、补充大剂量维生素等。

178. 如何使用戒酒硫戒酒

戒酒硫(TETD)能抑制肝细胞乙醛脱氢酶，TETD本身是一种无毒物质。但预先给予TETD，能使酒精代谢停留在乙醛阶段，出现显著的体征或症状，饮酒后5～10分钟之后即出现面部发热，不久出现潮红，血管扩张，头、颈部感到强烈的搏动，出现搏动性头痛；呼吸困难、恶心、呕吐、出汗、口渴、低血压、直立性晕厥、极度不适、软弱无力等，严重者可出现精神错乱和休克。在每天早上服用，最好在医疗监护下使用，一次用量0.5克，可持续应用1月至数月。少数人在应用TETD治疗中，即使饮少量的酒亦可出现严重不良反应，甚至有死亡的危险。因此，患有心血管疾病和年老体弱者应禁用或慎用。在应用期间，除必要的监护措施外，应特别警告患者不要在服药期间饮酒。

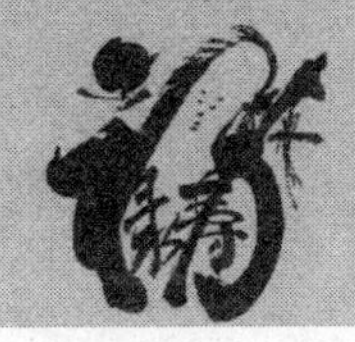

179. 如何认识催眠抗焦虑药成瘾

此类药物包括范围较广，在化学结构上差异也较大，但都能抑制中枢神经系统的活动。目前，在临床上主要有两大类：巴比妥类和苯二氮䓬类。苯二氮䓬类药物的主要药理作用是抗焦虑、松弛肌肉、抗癫痫、催眠等。由于这类药物相对安全性好，即使过量，也不致有生命危险，应用范围已远远超过巴比妥类药物。

镇静催眠药中毒症状与醉酒状态类似，表现为冲动或攻击行为、情绪不稳、判断失误、说话含糊不清、共济失调、站立不稳、眼球震颤、记忆受损，甚至昏迷。巴比妥类的戒断症状较严重，甚至有生命危险。症状的严重程度取决于滥用的剂量和滥用时间的长短。在突然停药12～24小时内，戒断症状陆续出现，如厌食、虚弱无力、焦虑不安、头痛、失眠，随之出现肢体的粗大震颤；停药2～3天，戒断症状可达高峰，出现呕吐、体重锐减、心动过速、血压下降、四肢震颤加重、全身肌肉抽搐或出现癫痫大发作，有的出现高热谵妄。苯二氮䓬类戒断症状虽不像巴比妥类那样严重，但易感素质者（如既往依赖者或有家族史者）在服用治疗剂量的药物3个月以后，如突然停药，可能出现严重的戒断反应，甚至抽搐。

对于巴比妥类的戒断症状应该给予充分注意，在脱瘾时减量要缓慢。以戊巴比妥为例，每日减量不超过0.1克，递减时间一般需要2～4周，甚至更长。国外常用替代治疗，即用长效的巴比妥类药物，来替代短效巴比妥类药物。例如，用苯巴比妥替代戊巴比妥（当量关系是30毫克苯巴比妥相当于100毫克戊巴比妥），然后每日再逐渐减少5%～10%苯巴比妥剂量，减药的时间也在2～4周之间。苯二氮䓬类的脱瘾治疗同巴比妥类药物相似，可采取逐渐减少剂量，或用长效制剂替代，然后再逐渐减少长效制剂的剂量。

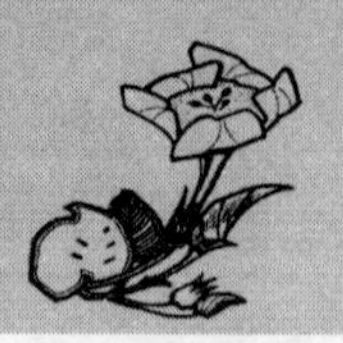

180. 中枢神经系统兴奋剂有哪些

中枢神经系统兴奋剂，或称精神兴奋剂，包括咖啡或茶中所含的咖啡因，但引起关注的主要是可卡因及苯丙胺类药物。可卡因与苯丙胺类药物具有类似的药理作用，我国可卡因滥用的情况远远不如西方国家，但苯丙胺类药物在我国的滥用有增加的趋势。

苯丙胺类兴奋剂指苯丙胺及其同类化合物，包括苯丙胺(ATS)、甲基苯丙胺(冰毒)、3,4－亚甲二氧基甲基安非他明(摇头丸)、麻黄碱(麻黄素)、芬氟拉明、哌甲酯(利他林)、匹莫林、伪麻黄碱等。

目前，ATS在医疗上主要用于减肥(如芬氟拉明)、儿童多动症(如利他灵、匹莫林、苯丙胺等)和发作性睡病(如苯丙胺)，非法兴奋剂如甲基苯丙胺，被滥用者用于各自不同的目的，导致了一系列不良的健康和社会后果。

181. 苯丙胺类药物使用后有哪些表现

苯丙胺(ATS)具有强烈的中枢神经兴奋作用和致欣快作用。研究表明，它们大多主要作用于儿茶酚胺神经细胞的突触前膜，通过促进突触前膜内单胺类递质(如去甲肾上腺素、多巴胺和5－羟色胺等)的释放、阻止递质再摄取、抑制单胺氧化酶的活性而发挥药理作用，而毒性作用在很大程度上可认为是药理学作用的加剧。致欣快、愉悦作用主要与影响多巴胺释放、阻止重吸收有关。其他作用包括觉醒度增加、支气管扩张、心率加快、心输出量增加、血压增高、胃肠蠕动降低、口干、食欲缺乏等。中等剂量的ATS可致舒适感、警觉增加、话多、注意集中、运动能力增加等，特别是静脉使用后，使用者很快出现头脑活跃、精力充沛，能力感增强，可体验到难以言表的快感，即所谓腾云驾雾感或全身电流传导般的快感；数小时后，使用者出现全身乏力、精神压抑、倦怠、沮丧而进入所谓的

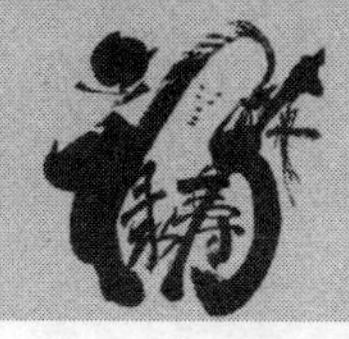

苯丙胺沮丧期。以上的正性和负性体验使得吸毒者陷入反复使用的恶性循环中，这也是形成精神依赖的重要原因之一。一般认为，ATS 的较难产生躯体依赖而更容易产生精神依赖。

ATS 的急性中毒表现为中枢神经系统和交感神经系统的兴奋症状。轻度中毒可表现为瞳孔散大、血压升高、脉搏加快、出汗、口渴、呼吸困难、震颤、反射亢进、头痛、兴奋躁动等症状；中度中毒可出现精神错乱、谵妄、幻听、幻视、被害妄想等精神症状；重度中毒时可出现心率失常、痉挛、循环衰竭、出血或凝血、高热、胸痛、昏迷，甚至死亡。长期使用可能出现分裂样精神障碍、躁狂－抑郁状态及人格和现实解体症状、焦虑状态、认知功能损害，还可出现明显的暴力、伤害和杀人犯罪倾向。

182. 苯丙胺类药物所致精神障碍如何治疗

苯丙胺（ATS）滥用可以产生精神依赖，但与海洛因、大麻等毒品不同，在突然停吸后常不会产生像阿片类、酒类出现严重的躯体戒断症状。对于 ATS 的戒断及毒性症状，只需对症处理。

（1）精神症状的治疗：ATS 服用者可出现急性精神障碍，表现为幻觉、妄想、意识障碍、伤人行为等症状，绝大部分患者在停止吸食后的 2～3 天内上述症状即可消失。对于症状严重者一般选用氟哌啶醇，理由是氟哌啶醇为 D_2 受体阻断剂，能特异性阻断 ATS 的中枢神经系统作用，大量的临床报告证实效果良好，常用量 2～5 毫克肌内注射，视病情轻重调整剂量。地西泮等苯二氮䓬类药物也能起到良好的镇静作用。

（2）躯体症状的治疗：急性中毒患者常出现高热、代谢性酸中毒和肌痉挛症状，处理的原则是：足量补液，维持水、电解质平衡，利尿、促进排泄。恶性高热是由于骨骼肌代谢亢进所致，多数中毒者是由于恶性高热和高乳酸血症及最终出现的循环衰竭或休克而死亡。降温措施可用物理降温（冰敷、醇浴），肌肉松弛是控制高体

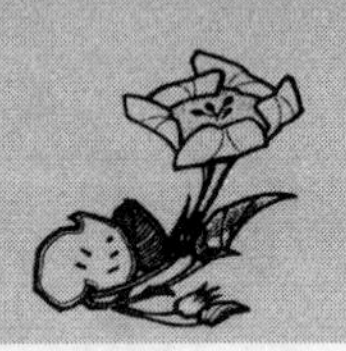

温的有效方法，可静脉缓注硫喷妥钠 0.1～0.2 克或用肌肉松弛剂琥珀酰胆碱，注意呼吸和肌肉松弛情况，必要时可重复。同时应畅通呼吸道，给氧，气管插管，安定止痉，有条件者可行透析治疗。ATS 导致冠状动脉痉挛是引起心肌缺血和心肌梗死最常见的原因。临床上常使用钙通道阻滞剂如硝苯地平（硝苯吡啶）缓解痉挛，改善心肌缺血。抗高血压的药物（如β受体阻滞剂）对冰毒引起的心血管症状亦有良好作用。高血压危象时可用酚妥拉明等。

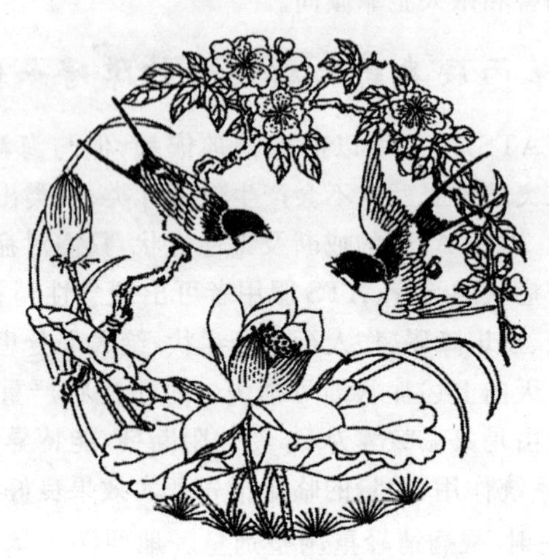

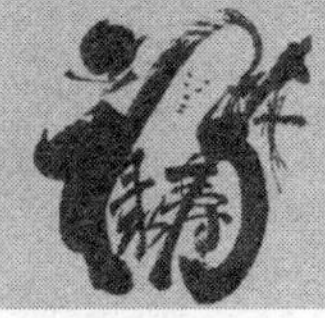

第三章 普通精神医学

一、神经症及心理因素性疾病

183. 什么是神经症

神经症又称神经官能症，是一组主要表现为焦虑、抑郁、恐惧、强迫、疑病症状或神经衰弱症状的精神障碍的总称，目前神经症这一术语已经较少使用，取而代之的是各种具体症状障碍下的疾病名称。本障碍患者病前多有一定的易患素质基础和个性特征；疾病的发生与发展常受心理社会(环境)因素的影响；症状没有可以证实的器质性病变作为基础，与患者的现实处境不相称；患者对存在的症状感到痛苦和无能为力，自知力完整或基本完整，有求治要求；病程大多持续迁延。

184. 神经症患者有什么心理社会特点

心理社会应激因素与神经症的发病有关。许多研究表明，神经症患者在病前较他人遭受更多的应激性生活事件，主要以人际关系、婚姻与性关系、经济、家庭、工作等方面的问题多见。一方面可能是遭受应激事件多的个体易患神经症；而另一方面则可能是神经症患者的个性特点更易于对生活感到“不满”，对生活事件更易感，或者是其个性特征易于损害人际交往过程，从而导致生活中产生更多的冲突与应激。

引发神经症的精神应激事件常有以下特点：①应激事件的强

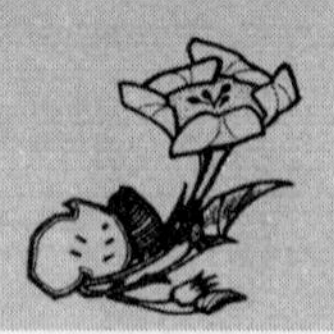

度往往不十分强烈，而且往往是多个事件反复发生，持续时间很长，即虽然灾难性的强烈应激事件也可引起神经症，但更多的是那些使人牵肠挂肚的日常琐事。这点有别于反应性精神障碍的特点。②应激事件往往对神经症患者具有某种独特的意义，即某些神经症患者对常人看来也许无足轻重的事情特别敏感。③患者对应激事件引起的心理困境或冲突往往有一定的认识，也知道应该怎样去适应以消除这些事件对心理的影响，但往往不能将理念化为行动，将自己从困境和矛盾的冲突中解脱出来。④精神应激事件不仅来源于外界，更多地源于患者内在的心理欲求与对事件的不良认知。他们常常忽略和压抑自己的需求以适应环境，但又总是对他人和自己的作为不满，总是生活在遗憾和内心冲突之中。

185. 什么人容易患神经症

研究表明，在遭遇相同应激事件的群体中，最后发展成神经症者毕竟是少数，提示个体的易感素质或性格特征对于神经症有重要的病因学意义。有关神经症的遗传流行病学和其他生物学研究的某些发现，对神经症的传统概念提出了挑战。如遗传学研究表明，某些神经症亚型如惊恐障碍、强迫症、恐惧症在单卵双生子的同病率高于双卵双生子。尽管现在尚未找到导致神经症的致病基因，多数学者认为亲代的遗传将对神经症的易感个性产生影响。

患者的个性特征一方面决定着个体罹患神经症的难易程度。如巴甫洛夫认为，神经类型为弱型或强而不均衡型者易患神经症；Eysenck 等认为，个性古板、严肃、多愁善感、焦虑、悲观、保守、敏感、孤僻的人易患神经症。另外，不同的个性特征可能与所患的神经症亚型有关。如有强迫型人格特征者易患强迫症，有表演型人格特征者易患癔症，有 A 型行为倾向者易患焦虑症等，而临床上也的确难以见到有表演型性格特征者罹患强迫症的情况。

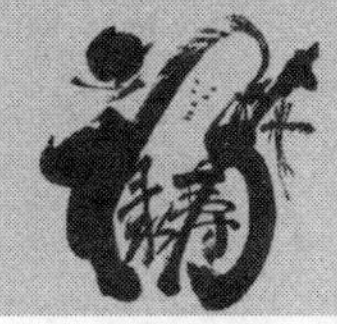

186. 怎样理解神经症没有相应的器质性病变

各种神经症的症状均可见于感染、中毒、物质依赖、代谢或内分泌障碍及脑器质性疾病等多种躯体疾病之中，尤其在疾病的早期和恢复期最为常见，此时不能诊断为神经症，而只能诊断为"神经症样综合征"。由此可见，神经症的症状的产生必须是"功能性的"，然而，绝对的功能性的症状是不存在的，异常的精神活动必须有异常的物质活动为基础。因此，此处的"功能性"变化是指，就目前的科学技术水平还未能发现肯定的、相应的病理学和组织形态学变化。可以预料，随着研究水平的提高，现在的所谓"功能性精神障碍"，如神经症、精神分裂症等疾病都会找到器质性病因学证据。

187. 神经症患者社会功能怎样

神经症患者的社会功能相对完好，可以从以下 3 个角度理解：一方面，相对于重性精神病的发作期而言，多数神经症患者的社会功能是完好的，即使在疾病发作期，他们一般能自理生活，甚至能勉强坚持工作或学习，他们的言行通常都保持在社会规范所允许的范围以内；另一方面，如果与正常人比或与患者病前相比，其社会功能只能是相对完好，他们的工作、学习效率和适应能力均有不同程度的减退。此外，社会功能相对完好是从神经症这一群体水平来考虑，并不排除某些神经症患者可能有严重的社会功能障碍。

188. 神经症患者有无自知力

重性精神病患者在疾病发作期一般均有不同程度的自知力损害。而多数神经症患者即使在疾病的发作期均保持较好的自知力，他们的现实检验能力通常不受损害，他们不仅能识别他们的精神状态是否正常，也能判断自身体验中哪些属于病态，他们常对病态体验有痛苦感，有摆脱疾病的求治欲望。但是，有无自知力却不

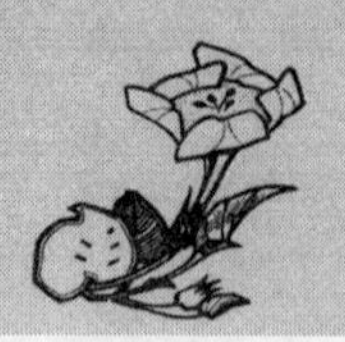

能作为判断精神病与神经症的惟一或特别的指标，因为在临床上也可见到某些重性精神病患者亦有痛苦感、也能意识到自己的病态；而有些神经症患者，社会功能受损也可能相当严重，也可能自知力不全，如严重的疑病症患者、某些慢性的强迫症患者等。

189. 神经症的诊断有哪些要点

对一个主动求治，以焦虑、抑郁、恐惧、强迫、疑病、神经衰弱症状为主诉，或表现为多种躯体不适症状的患者，经详细的体格检查和必要的辅助检查却又找不到相应的器质性疾病的证据时，就要想到神经症的可能。当然，要确诊为神经症，需要符合神经症的诊断标准。神经症的诊断标准包括总的标准与各亚型的标准，在做出各亚型的诊断之前，任一亚型首先必须符合神经症总的标准。《中国精神障碍分类与诊断标准第3版(CCMD-3)》关于神经症总的诊断标准如下：

(1)症状标准：至少有下列1项：①恐惧。②强迫症状。③惊恐发作。④焦虑。⑤躯体形式症状。⑥躯体化症状。⑦疑病症状。⑧神经衰弱症状。

(2)严重标准：社会功能受损或无法摆脱的精神痛苦，促使其主动求医。

(3)病程标准：符合症状标准至少3个月，惊恐障碍另有规定。

(4)排除标准：排除器质性精神障碍、精神活性物质与非成瘾物质所致精神障碍、各种精神病性障碍如精神分裂症与偏执性精神障碍、心境障碍等。

190. 神经症的治疗有哪些要点

一般而言，药物治疗与心理治疗的联用是治疗神经症的最佳办法。一般来说，药物治疗对于控制神经症的症状是有效的，但由于神经症的发生与心理社会应激因素、个性特征有密切关系，因此病

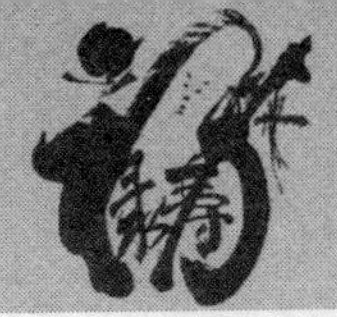

程常迁延波动，可因生活事件的出现而反复发作。因此成功的心理治疗可能更重要，不但可以缓解症状，还有可能根治部分患者。

(1)心理治疗：由于不同的心理学流派对神经症发病机制有不同的解释，心理治疗的方法也多种多样。然而，经过几十年的实践与发展，当前各种流派已摒弃了门户之见，将各自的理论和技术逐渐进行整合、折中、合作，融合成较广泛、综合和实用的模式，不再拘泥于某一流派与方法。治疗不但可以缓解症状、加快治愈过程，而且能帮助患者学会新的应付应激的策略和处理未来新问题的技巧。这种结局显然对消除病因，巩固疗效是至关重要的，也是药物治疗所无法达到的。

(2)药物治疗：治疗神经症的药物种类较多，如抗焦虑药、抗抑郁药及促大脑代谢药等。药物治疗系对症治疗，可针对患者的症状选药。药物治疗的优点是控制靶症状起效较快，尤其是早期与心理治疗合用，有助于缓解症状，提高患者对治疗的信心，促进心理治疗的效果与患者的遵医行为。应该注意的是，用药前一定要向患者说明，所用药物的起效时间及治疗过程中可能出现的不良反应，使其有充分的心理准备，以增加治疗的依从性。否则，许多神经症患者可能因求效心切或因过于敏感、焦虑、疑病的性格特征而容易中断、放弃治疗或频繁变更治疗方案。

191. 什么是恐惧症

恐惧症又称恐怖性神经症，是一种以过分和不合理地惧怕外界某种客观事物或情境为主要表现的神经症。患者明知这种恐惧反应是过分的或不合理的，但在相同场合下仍反复出现，难以控制。恐惧发作时常常伴有明显的焦虑和自主神经症状。患者极力回避恐惧的客观事物或情境，或是带着畏惧去忍受，因而影响其正常活动。

恐惧症多数病程迁延，有慢性化发展的趋势，病程越长预后越

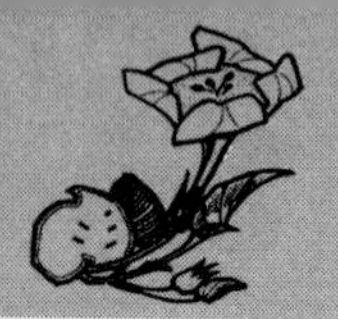

差。儿童期起病者、单一恐惧者预后较好，广泛性的恐惧症预后较差。

192. 恐惧症有哪些表现

恐惧症患者所恐惧的对象达数百种之多。通常将其归纳为三大类。

(1)场所恐惧症：又称广场恐惧症、旷野恐惧症等，是恐惧症中最常见的一种，约占60%。多起病于25岁左右，35岁左右是另一发病高峰年龄，女性多于男性。主要表现为对某些特定环境的恐惧，如高处、广场、密闭的环境和拥挤的公共场所等。患者害怕离家或独处，害怕进入商店、剧场、车站或乘坐公共交通工具，因为患者担心在这些场所出现恐惧感，得不到帮助，无法逃避，因而回避这些环境，甚至根本不敢出门。恐惧发作时还常伴有抑郁、强迫、人格解体等症状。

(2)社交恐惧症：多在17～30岁期间发病，女性明显多于男性，常无明显诱因突然起病。主要特点是害怕被人注视，一旦发现别人注意自己就不自然、脸红、不敢抬头、不敢与人对视，甚至觉得无地自容，因而回避社交，不敢在公共场合演讲，集会不敢坐在前面。常见的恐惧对象是异性、严厉的上司和未婚夫(妻)的父母亲等，也可以是熟人，甚至是自己的亲属、配偶。

(3)单一恐惧症：是患者对某一具体的物件、动物等有一种不合理的恐惧。最常见的为对某种动物或昆虫的恐惧，如蛇、狗、猫、鼠、鸟、蜘蛛、青蛙、毛毛虫等，有些患者害怕鲜血或尖锐锋利的物品，还有些对自然现象产生恐惧，如黑暗、风、雷电等。单一恐惧症的症状较恒定，多只限于某一特殊对象。但在部分患者却可能在消除了对某一物体的恐惧之后，又出现新的恐惧对象。单一恐惧症常起始于童年，以女性多见。

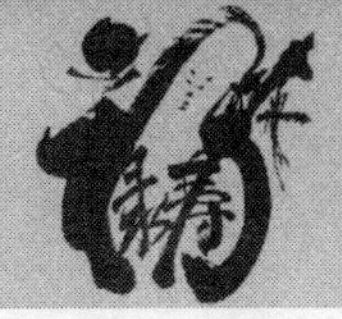

193. 恐惧症如何治疗

(1)行为疗法:行为疗法是治疗恐惧症的首选方法。系统脱敏疗法、暴露冲击疗法对恐惧症效果良好。基本原则:一是消除恐惧对象与焦虑恐惧反应的条件性联系;二是对抗回避反应。但行为疗法只强调可观察到的行为动作,是治标未治本,疗效是否持久,结论不一。

(2)药物治疗:三环类抗抑郁药米帕明和氯米帕明对恐惧症有一定的疗效,并能减轻焦虑和抑郁症状。单胺氧化酶抑制药(MAOI)如吗氯贝胺等对社交恐惧有一定效果。选择性 5-羟色胺再摄取抑制剂(SSRI)如氟西汀、帕罗西汀等也可部分缓解恐惧症状。苯二氮䓬类与普萘洛尔也因可缓解患者的焦虑而有效,尤其是可增强患者接受行为治疗的信心。

194. 什么是焦虑症

焦虑症是一种以焦虑情绪为主的神经症,以广泛和持续性焦虑或反复发作的惊恐不安为主要特征,常伴有自主神经紊乱、肌肉紧张与运动性不安,临床分为广泛性焦虑障碍与惊恐障碍两种主要形式。

焦虑症曾被称为心脏神经官能症、激惹心脏、神经循环衰弱、血管运动性神经症、自主神经功能紊乱等各种名称。焦虑症的预后在很大程度上与个体素质有关,如处理得当,大多数患者能在半年内好转。一般来说,病程短、症状较轻、病前社会适应能力完好、病前个性缺陷不明显者预后较好,反之预后不佳。也有人认为,有晕厥、激越、现实解体、癔症样表现及自杀观念者,常提示预后不佳。

195. 广泛性焦虑症有哪些表现

广泛性焦虑症又称慢性焦虑症,是焦虑症最常见的表现形式。

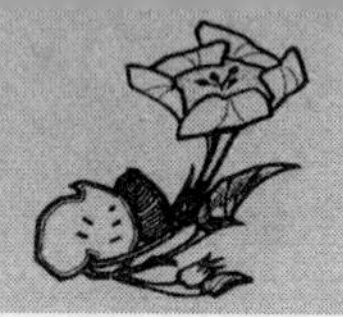

常缓慢起病，以经常或持续存在的焦虑为主要临床相，具有以下表现。

(1)精神焦虑精神上的过度担心是焦虑症状的核心：表现为对未来可能发生的、难以预料的某种危险或不幸事件的经常担心。有的患者不能明确意识到他担心的对象或内容，而只是一种提心吊胆、惶恐不安的强烈的内心体验，称为自由浮动性焦虑。有的患者担心的也许是现实生活中可能发生的事情，但其担心、焦虑和烦恼的程度与现实很不相称，称为预期焦虑。患者常有恐慌的预感，终日心烦意乱、忧心忡忡，坐卧不宁，似有大祸临头之感。

(2)躯体焦虑表现为运动不安与多种躯体症状：①运动不安。可表现搓手顿足，不能静坐，不停地来回走动，无目的的小动作增多；有的患者表现舌、唇、指肌的震颤或肢体震颤。②躯体症状。胸骨后的压缩感是焦虑的一个常见表现，常伴有气短。③肌肉紧张。表现为主观上的一组或多组肌肉不舒服的紧张感，严重时有肌肉酸痛，多见于胸部、颈部及肩背部肌肉，紧张性头痛也很常见。④自主神经功能紊乱。表现为心动过速、皮肤潮红或苍白，口干，便秘或腹泻，出汗，尿意频繁等症状。⑤有的患者可出现早泄、阳痿、月经紊乱等症状。

(3)觉醒度提高表现为过分的警觉：对外界刺激敏感，易于出现惊跳反应；注意力难于集中，易受干扰；难以入睡、睡中易惊醒；情绪易激惹；感觉过敏，有的患者能体会到自身肌肉的跳动、血管的搏动、胃肠道的蠕动等。

(4)其他症状：广泛性焦虑障碍患者常合并疲劳、抑郁、强迫、恐惧、惊恐发作及人格解体等症状，但这些症状常不是疾病的主要临床相。

196. 惊恐障碍有哪些表现

惊恐障碍又称急性焦虑障碍。其特点是发作的不可预测性和

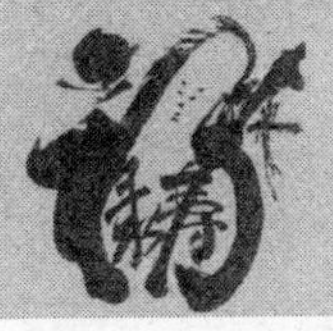

突然性，反应程度强烈，患者常体会到濒临灾难性结局的害怕和恐惧，而终止亦迅速。

患者常在无特殊的恐惧性处境时，突然感到一种突如其来的惊恐体验，伴濒死感或失控感及严重的自主神经功能紊乱症状。患者好像觉得死亡将至、灾难将至，或奔走、惊叫、四处呼救，伴胸闷、心动过速、心跳不规则、呼吸困难或过度换气、头痛、头昏、眩晕、四肢麻木和感觉异常、出汗、肉跳、全身发抖或全身无力等自主神经症状。惊恐发作通常起病急骤，终止也迅速，一般历时 5～20 分钟，很少超过 1 个小时，但不久又可突然再发。发作期间始终意识清晰，高度警觉，发作后仍心有余悸，担心再发，不过此时焦虑的体验不再突出，而代之以虚弱无力，需数小时到数天才能恢复。60％的患者由于担心发病时得不到帮助而产生回避行为，如不敢单独出门，不敢到人多热闹的场所，发展为场所恐惧症。

197. 焦虑症如何心理治疗

(1)健康教育：焦虑症患者一般容易接受新的信息，尤其是一些有助于解释或减轻焦虑程度的信息。因此，对这类患者进行健康教育是必要的。健康教育的内容应包括对疾病性质的讲解，如焦虑的本质，为何会产生焦虑等，让患者明白疾病的性质，消除某些顾虑。同时要了解患者自身对疾病的理解，及时洞悉患者的某些不良认知。指导患者进行一些简单实用的应付焦虑的方法，改变某些不良的生活方式等。

(2)认知疗法：焦虑症患者容易出现两类逻辑错误：其一是过高地估计负性事件出现的可能性，尤其是与自己有关的事件；二是过分戏剧化或灾难化地想象事件的结果。焦虑症患者对事物的一些歪曲的认知，是造成疾病迁延不愈的原因之一。对患者进行全面的评估后，治疗者就要帮助患者改变不良认知或进行认知重建。

(3)行为治疗：焦虑症患者往往有焦虑引起的肌肉紧张、自主

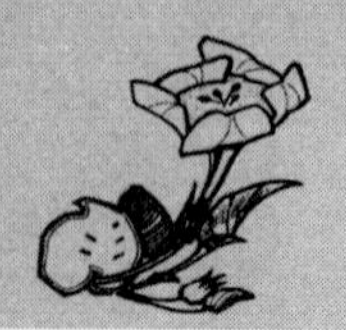

神经功能紊乱引起的心血管系统与消化系统症状。运用呼吸训练、放松训练、分散注意技术等行为治疗方法常常有效。对于因焦虑或惊恐发作而回避社交的患者,可以应用系统脱敏(暴露)治疗。

198. 焦虑症如何药物治疗

(1)苯二氮䓬类:应用广泛,抗焦虑作用强,起效快。根据半衰期的长短可将其分为长程、中程及短程作用药。长程作用药包括地西泮、硝西泮、氯硝西泮等;中程作用药包括阿普唑仑、去甲羟西泮、氯羟西泮等;短程作用药如三唑仑等。一般来说,发作性焦虑者,选用短程作用药物;持续性焦虑者,多选用中、长程作用的药物;入睡困难者,一般选用短、中程作用药物;易惊醒或早醒者,选用中、长程作用药。临床应用一般从小剂量开始,逐渐加大到最佳治疗量,维持2~6周后逐渐停药,以防成瘾。停药过程不应短于2周,以防症状反跳。

(2)三环类抗抑郁药:如米帕明、阿米替林等对广泛性焦虑有较好疗效,治疗剂量一般每日为75~150毫克,治疗作用一般在治疗第三周后出现。治疗失败的原因可能涉及治疗时间不够或药物剂量不足。因此,对低剂量无效的患者可适当增加剂量,每日150~200毫克。三环类药物有较强的抗胆碱能不良反应和心脏毒性作用,限制了他们的应用。选择性5-HT再摄取抑制剂(SSRI)如氟西汀、帕罗西汀等抗抑郁剂对某些焦虑患者有良效。此类药物因服用方便,不良反应较少,已在临床上广泛使用。

根据抗抑郁药起效较慢,但无成瘾性,而苯二氮䓬类起效快,但长期使用有成瘾性的特点,临床上多采用在早期将苯二氮䓬类与三环类或SSRI类药物合用,然后逐渐停用苯二氮䓬类药物。而很少单独应用苯二氮䓬类药物作为一种长期的治疗手段。

(3)β-肾上腺素能受体阻滞剂:普萘洛尔(心得安)常用。这类

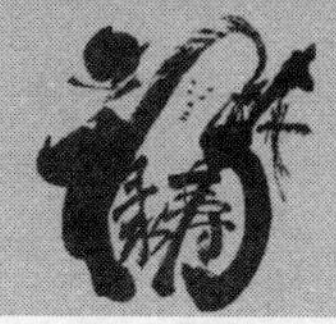

药物对于减轻焦虑症患者自主神经功能亢进所致的躯体症状，如心悸、心动过速、震颤、多汗、气促等，有较好疗效。常用量每次10～30毫克，每日3次，口服。有哮喘、充血性心衰、正在服用降糖药的糖尿病患者或容易出现低血糖者使用要小心。

(4)其他药物：丁螺环酮，因无依赖性，也常用于焦虑症的治疗。缺点是起效慢。

199. 什么是抗焦虑药

抗焦虑药又称弱安定药，是一组主要用以消除紧张和焦虑症状的药物。特别是苯二氮䓬类在治疗低剂量时具有镇静、抗焦虑、抗癫痫和松弛肌肉作用，剂量较高时有催眠作用。其药理主要是通过增加γ-氨基丁酸和甘氨酸两种抑制性神经递质的活性而产生的，抗焦虑作用与抑制脑干网状结构及边缘系统的5-HT能活性有关。各类抗焦虑药的药理作用见表1。

表1 抗焦虑药的药理作用

药名	半衰期（小时）	适应证	常用剂量（毫克/日）
地西泮	30～60	抗焦虑、催眠、抗癫痫、酒替代	5～15
氯氮䓬	30～60	抗焦虑、催眠、抗癫痫、酒替代	5～30
氟西泮	50～100	催眠	15～30
硝西泮	18～34	催眠、抗癫痫	5～10
氯硝西泮	20～40	抗癫痫、抗躁狂、催眠	2～8
阿普唑仑	6～20	抗焦虑、抗抑郁、催眠	0.8～2.4
艾司唑仑	10～24	抗焦虑、催眠、抗癫痫	2～6
劳拉西泮	10～20	抗焦虑、抗躁狂、催眠	1～6
奥沙西泮	6～24	抗焦虑、催眠	30～90
咪达唑仑	2～5	快速催眠、诱导麻醉	15～30

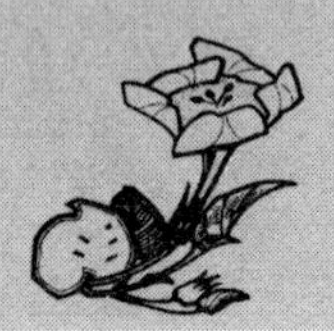

200. 怎样使用抗焦虑药

抗焦虑药最常用于有焦虑症状和各类神经症，以及躯体疾病或各种器质性原因所致的继发性焦虑状态。也经常在手术前后、内窥镜检查前和某些特殊境遇时用药，有稳定情绪、解除紧张的作用。本类药物相对较安全，对药物过敏和呼吸暂停综合征患者禁用，有依赖性或有严重心血管、肝、肾疾病及嗜酒者慎用。

常见抗焦虑药物的剂量见上表。可分次口服或睡前一次顿服。不宜长期服药，以免产生药物依赖性，一般不超过 2 周，慢性焦虑症患者也不宜超过 6 周。如病情需要时，可采用药理作用相近的抗焦虑药交替使用。

一般首选苯二氮䓬类药物。对间断发作的焦虑（手术前焦虑）选用短效药物，如阿普唑仑（佳静安定）、劳拉西泮（氯羟安定）等。对持续的焦虑状态则应选用长效药物，如地西泮（安定）、氯氮䓬（利眠宁）、硝西泮（硝基安定）、氟西泮（氟基安定）等。亦可根据临床症状和药理作用选药：抗焦虑作用以阿普唑仑、劳拉西泮和艾司唑仑为佳；镇静催眠作用以氟西泮、硝西泮、艾司唑仑和地西泮为佳；肌肉松弛作用以地西泮、劳拉西泮、奥沙西泮（去甲羟基安定）为佳。

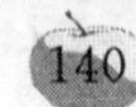

201. 抗焦虑药有哪些类型

在精神科的临床实践中，和抗精神病治疗及抗抑郁治疗一样，抗焦虑首先是一种对症治疗，所有具有抗焦虑作用的药物都应该属于抗焦虑药。然而，对抗焦虑药的认识在过去 50 年有许多变化。

在 20 世纪 50 年代，具有镇静作用的抗焦虑药主要是巴比妥类药、水合氯醛和溴化剂，当时人们认为：抗焦虑药和抗抑郁药是完全不同的药物。后来，一般认为所有可以减轻焦虑症症状的药

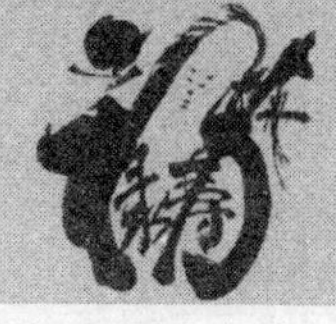

物，都可以作为抗焦虑药，它们包括巴比妥类药、抗精神病药、安定药、抗组胺药、抗抑郁剂、β-肾上腺素受体阻滞剂。现在认为，具有控制焦虑症状的药才是抗焦虑药，主要包括苯二氮䓬类药物和非苯二氮䓬类药物丁螺环酮等。

202. 常用的短效苯二氮䓬类抗焦虑药价值怎样

苯二氮䓬类药物是临床最常用的抗焦虑药物，但存在滥用的问题很多，在治疗各种精神疾病时常用到。根据药物在体内代谢的半衰期，苯二氮䓬类药物被分为长效、中效和短效。常见短效药物有艾司唑仑(舒乐安定)、三唑仑、咪达唑仑等。

(1)艾司唑仑：主要用于失眠及焦虑、恐惧，是最常用的安眠药物。口服后2～3小时血药浓度达峰值，90%以上与血浆蛋白结合，排泄较慢，半衰期10～24小时。催眠作用为硝西泮(硝基安定)的2.4～4倍。该药作用温和，使用适量严重不良反应少见，服用量过大，可出现轻微乏力、口干、嗜睡。因安全性高，一般睡前服1～2毫克。

(2)三唑仑：起效时间在1小时内。常见的不良反应：镇静、疲乏、抑郁、头晕、共济失调、言语迟缓、衰弱、记忆力下降等。严重的不良反应：呼吸系统抑制，肝肾功能损害，药物成瘾。该药的优势是短效强效，如果产生耐受性，停药后会导致白天焦虑，后半夜易醒。缺点是不能与氟西汀、氟伏沙明等联合使用，对早醒的效果不好。与酒精的相互作用较其他镇静催眠剂严重。较其他苯二氮䓬类药物更易出现逆行性遗忘、不寻常的行为和幻觉，目前药物滥用明显，被提升为一类精神科管制药物后应用较少。

(3)咪达唑仑：口服吸收迅速，1小时内达血药浓度峰值；肌内注射30分钟产生最大效应；静脉注射麻醉诱导比硫喷妥钠慢，一

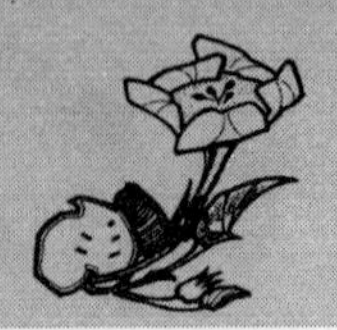

般需 2～3 分钟可达足够的睡眠程度。静脉注射有轻微疼痛，少数患者麻醉后有恶心、呕吐现象。

203. 常用的中长效苯二氮䓬类抗焦虑药临床价值怎样

中长效苯二氮䓬类抗焦虑药在临床上使用较短效药物在增加睡眠时间和治疗慢性焦虑方面有一定的优势，精神科常用来辅助治疗兴奋躁动、静坐不能、酒精戒断综合征等，也可以用于抗癫痫。常用的药物有地西泮、氯硝西泮、劳拉西泮、硝西泮、奥沙西泮、阿普唑仑等。

(1)氯硝西泮：口服吸收快而完全，81.2%～98.1%，1～2 小时血药浓度达峰值。半衰期($T_{1/2}$)为 26～49 小时。蛋白结合率约为 80%，口服 30～60 分钟起效。有确切的抗焦虑作用，镇静作用十分明显，美国食品药品管理局(FDA)批准作为治疗躁狂症的有效药物。可减少抑郁症，延长躁狂和抑郁转换的间隙时间。不良反应：用药初期可有困倦、无力、头昏、头晕。可出现肌张力减低及共济失调。由于镇静作用强、代谢慢，抗焦虑治疗最好晚上给药，用量可以从 1～2 毫克开始，防止因个体差异出现的不良反应。

(2)地西泮：抗焦虑、控制兴奋躁动作用明显。口服吸收快而完全，1～2 小时血药浓度达峰值。$T_{1/2}$ 为 100 小时左右。血浆蛋白结合率高，达 99%。该药为脂溶剂，给药途径不同，显效时间不同。静脉注射起效迅速，口服给药起效快于肌内注射给药，因此不推荐肌内注射。抗焦虑治疗每次 2.5～10 毫克，每日给药 2～4 次。

(3)劳拉西泮：主要用于抗焦虑，包括伴有抑郁的焦虑。其抗焦虑作用较地西泮强 5 倍。服用方法：成人每次 0.5～2 毫克，每日 2～3 次。年老或体弱者减少用量。具有较好的抗焦虑作用，对

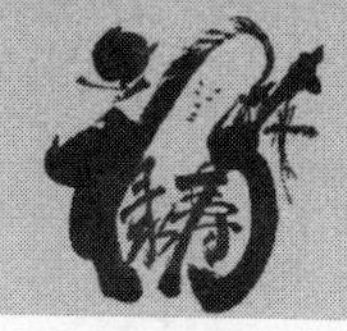

焦虑引起的自主神经症状，如头痛、眩晕、心悸、恶心、呕吐等症状，均有良好效果。用于神经症及心身疾病也有一定疗效。部分患者有嗜睡的不良反应。需要指出的是，药物半衰期并不等于药物有效期，劳拉西泮在代谢上属于中效，在药物作用上却类似短效药物，例如，把劳拉西泮当作安眠药使用时，许多患者不能得到足够的睡眠。

(4)阿普唑仑：主要用于焦虑、紧张、激动，也可用于催眠或焦虑的辅助用药，也可作为抗惊恐药，并能缓解急性酒精戒断症状。口服吸收快而完全，口服后1～2小时血药浓度达峰值。2～3天血药浓度达稳态。半衰期一般为12～15小时，老年人为19小时。体内蓄积量极少，停药后清除快。矛盾的问题：文献报道在苯二氮䓬类药物中，该药具有独特的抗抑郁作用。但是，国内主张对轻、中度抑郁伴有焦虑的患者使用，在门诊对严重抑郁和伴有自杀想法的患者禁用，原因是患者容易使用该药物进行自杀。抗焦虑初始剂量为每次0.4毫克，每日3次，口服，可逐渐加大剂量，抗恐惧治疗的最大剂量可达每日10毫克。

204. 常用的非苯二氮䓬类抗焦虑药有哪些

非苯二氮䓬类的抗焦虑药物除现在少用的巴比妥类药物外，主要是指第三代镇静催眠药和β-受体阻滞剂、5-HT部分激动剂。第三代镇静催眠药与苯二氮䓬类药一样都与GABA离子通道型受体结合，只是这些药物没有苯二氮䓬结构，它们结合的位点与苯二氮䓬类药物不一样，这些药物分别是佐吡坦、扎来普隆、佐匹克隆。这些药物的镇静、催眠作用明显，佐吡坦和扎来普隆属于短效催眠药。佐吡坦有滥用的趋势，与绝大多数苯二氮䓬类药物一样属于国家二类精神药品。这些药物的抗焦虑作用不及镇静作用，因此基本作为安眠药使用。

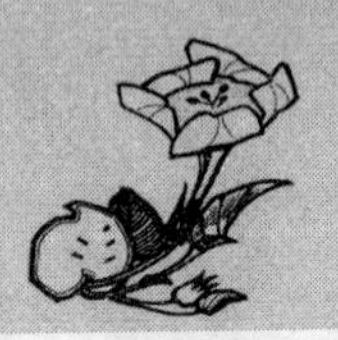

(1)5-HT部分激动剂：作用机制是与5-HT_{1A}受体结合，对突触后的部分激活作用减轻5-HT的神经传递，发挥抗焦虑作用；对突触前5-HT自身受体的部分激活作用促进5-HT从突触前的释放，发挥抗抑郁作用。这类药物以丁螺环酮为代表，同类药物还有伊沙匹隆、吉吡隆、坦度螺酮等。

(2)β-受体阻滞剂：主要用于解除焦虑症的各种躯体性症状，如心悸、震颤、心动过速等。代表药物为普萘洛尔、美托洛尔等。

205. 右佐匹克隆的镇静催眠临床价值怎样

右佐匹克隆是全新的第三代镇静安眠药，为镇静安眠药佐匹克隆的右旋单一异构体，属于快速短效非苯二氮䓬类镇静安眠药，具有镇静、抗焦虑、抗惊厥和肌肉松弛作用。一般认为，多数药物在体内只有其中某一构型发挥与母药相应的生理作用，另一对应的构型不具备生理活性，甚至在体内产生与预期疗效无关的不良反应，单独开发其活性异构体形式不但可以增强活性，减少药物使用剂量，而且还能减少不良反应的产生。

(1)使用方法：本品应个体化给药，成年人推荐起始剂量为入睡前2毫克，由于3毫克可以有效地延长睡眠时间，可根据临床需要起始剂量或增加到3毫克。主诉入睡困难的老年患者推荐起始剂量为睡前1毫克，必要时可增加到2毫克。睡眠维持障碍的老年患者推荐剂量为入睡前2毫克。应在临睡前服用。

(2)不良反应：主要不良反应为口苦和头晕，其他如瞌睡、乏力、恶心和呕吐等轻度消化系统和中枢神经系统的不良反应。一般持续时间短，症状轻微，不会影响受试者的生活和功能，可自行缓解，停药后症状即可消失。

(3)注意事项：如高脂肪饮食后立刻服用右佐匹克隆有可能会引起药物吸收缓慢，导致右佐匹克隆对睡眠潜伏期的作用降低。严重肝损患者应慎重小剂量使用。禁用于本药物过敏者，失代偿

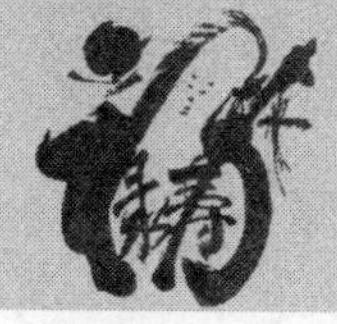

的呼吸功能不全患者，重症肌无力、重症睡眠呼吸暂停综合征患者。

(4)相对优势：不良反应较少，长期使用后停药，本品无明显的反跳现象。

206. 丁螺环酮的临床价值怎样

丁螺环酮是非苯二氮䓬类抗焦虑药物，化学结构属于阿扎哌隆类，系 5-HT_{1A}受体的部分激动剂。通常剂量下没有明显的镇静、催眠、肌肉松弛作用，也无依赖性报道。主要适用于广泛性焦虑症，还可用于伴有焦虑症状的强迫症、酒精依赖、冲动攻击行为及抑郁症。对惊恐发作疗效不如三环类抗抑郁药。与其他镇静药物、酒精没有相互作用。不会影响患者的机械操作和车辆驾驶。孕妇、儿童和有严重心、肝、肾功能障碍者应慎用。常用起始剂量为 15 毫克，分 2 次服用，然后每 2～3 日增加 5 毫克，范围每日为 20～30 毫克，最大剂量每日为 60 毫克。

丁螺环酮开启了与苯二氮䓬类药物不同途径的抗焦虑治疗，其无镇静作用特点被认为是开发理想抗焦虑药的方向，但对惊恐发作和恐惧症无效。据报道，丁螺环酮有抗强迫作用，但国内的药物说明中，没有此适应证。该药的优点是安全，无依赖性和戒断症状，不会产生性功能障碍或体重增加，国产药物一般价格比较便宜实用。缺点是起效需 4 周。

207. 什么是强迫症

强迫症是以强迫症状为主要临床相的一类神经症。其特点是有意识的自我强迫和反强迫并存，两者强烈冲突使患者感到焦虑和痛苦；患者体验到观念和冲动系来源于自我，但违反自己的意愿，需极力抵抗，但无法控制；患者也意识到强迫症状的异常性，却无法摆脱。病程迁延者可表现仪式动作为主而精神痛苦减轻，但

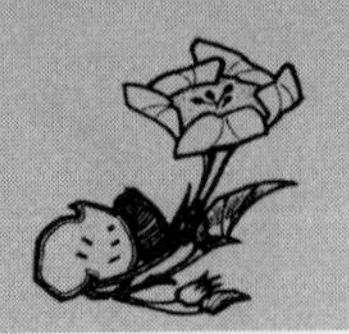

社会功能严重受损。患者多在无明显诱因下缓慢起病，其基本症状为强迫观念、强迫意向、强迫行为，同时往往伴有回避行为和焦虑抑郁情绪。强迫症状可以一种为主，也可为几种症状兼而有之。

208. 强迫观念有哪些表现

(1)强迫思想：患者脑中常反复地想一些词或短句，而这些词或句子常是患者所厌恶的。如一个笃信宗教的人，脑中反复想着一些淫猥或渎神的词句。

(2)强迫性穷思竭虑：患者对一些常见的事情、概念或现象反复思考，刨根究底，自知毫无现实意义，但不能自控。如反复思考究竟是先有鸡还是先有蛋？人为什么要吃饭而不吃草？

(3)强迫怀疑：患者对自己所做过的事的可靠性表示怀疑，需要反复检查、核对。如门窗是否关好，钱物是否点清等，而患者自己能意识到事情已做好，只是不放心而已。

(4)强迫联想：患者脑子里出现一个观念或看到一句话，便不由自主地联想起另一个观念或词句，而大多是对立性质的，此时叫强迫性对立思维。如想起“和平”，马上就联想到战争等。

(5)强迫回忆：患者意识中不由自主地反复呈现出经历过的事情，无法摆脱，感到苦恼。

(6)强迫意向：患者体会到一种强烈的内在冲动要去做某种违背自己意愿的事情，但一般不会转变为行动，因患者知道这种冲动是非理性的、荒谬的，故努力克制，但内心冲动无法摆脱。如看到电插头就想去摸，看到异性就想拥抱等。

209. 强迫行为有哪些表现

(1)强迫检查多为减轻强迫怀疑引起的焦虑而采取的措施。常表现为反复检查门窗、煤气是否关好，电插头是否拔掉，账目是否搞错等，严重者检查数十遍还不放心。

(2)强迫洗涤多源于怕受污染,这一强迫观念而表现反复洗手、洗衣物、消毒家具等。往往花费大量的精力和时间,自知没有必要,但控制不住。

(3)强迫性仪式动作通常是为了对抗某种强迫观念所引起的焦虑而逐渐发展起来的。如一位学生开始出现强迫观念时便摇头对抗,果然有效,但好景不长,摇头不能抵抗强迫观念,于是就增加一项手拍桌子的动作,此法开始有效,但效力逐渐下降,便又增加一项跺脚的动作以加强对抗作用。久而久之,患者即发展了一套复杂的仪式化程序:先摇几下头,接着拍几下桌子,然后跺脚。

(4)强迫询问症患者常常不相信自己,为了消除疑虑或穷思竭虑给自己带来的焦虑,常反复询问他人(尤其是家人),以获得解释与保证。

(5)强迫缓慢临床少见。这些患者可能否认有任何强迫观念,缓慢的动机是努力使自己所做的一切都非常完美。由于以完美、精确、对称为目标,所以常常失败,因而增加时间。

210. 强迫症如何治疗

(1)心理治疗目的是使患者对自己的个性特点和所患疾病有正确客观的认识,对现实状况有正确客观的判断,丢掉精神包袱以减轻不安全感;学习合理的应激处理方法,增强自信,以减轻其不确定感;不好高骛远,不过分精益求精,以减轻其不完美感。同时要教育其亲属同事,对患者既不姑息迁就,也不矫枉过正,鼓励患者积极从事有益的文体活动,使其逐渐从强迫的境地中解脱出来。

行为治疗、认知疗法、精神分析治疗均可用于强迫症。系统脱敏疗法可逐渐减少患者重复行为的次数和时间。对药物治疗无效者也可试用厌恶疗法。心理治疗的具体方法参见有关章节。

(2)药物治疗氯米帕明最为常用,常用剂量为每日 150～300 毫克,分 2 次口服,一般 2～3 周开始显效。一定要从小剂量开始,

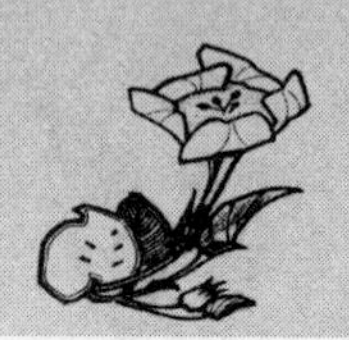

4～6 周左右无效者可考虑改用或合用其他药物，治疗时间不宜短于 6 个月，部分患者需长期用药。选择性 5-HT 再摄取抑制药(SSRI)氟西汀等也可用于治疗强迫症，效果与三环类抗抑郁药相当，且不良反应较少。此外，对伴有严重焦虑情绪者可合并苯二氮䓬类药物；对难治性强迫症，可合用卡马西平或丙戊酸钠等心境稳定剂或小剂量抗精神病药物，可能会取得一定疗效。

211. 什么是躯体形式障碍

躯体形式障碍是一种以持久的担心或相信各种躯体症状的优势观念为特征的神经症。患者因这些症状反复就医，各种医学检查阴性和医生的解释均不能打消其疑虑。即使有时患者确实存在某种躯体障碍，但不能解释症状的性质、程度或患者的痛苦与先占观念。这些躯体症状被认为是心理冲突和个性倾向所致，但对患者来说，即使症状与应激性生活事件或心理冲突密切相关，他们也拒绝探讨心理病因的可能。患者常伴有焦虑或抑郁情绪。

这类患者最初多就诊于内、外各科，精神科医生所遇到的往往是具有多年就诊经历、大量临床检查资料、用过多种药物甚至外科手术后效果不佳的病例。由于目前通科医生对此类患者的识别率较低，故常常造成对此类疾病诊断和治疗的延误，并由此造成巨大的医药资源浪费。因此，提高当代各科医生对躯体形式障碍的识别能力无疑具有重要的现实意义。

躯体形式障碍包括躯体化障碍、未分化的躯体形式障碍、疑病障碍、躯体形式的自主功能紊乱、躯体形式的疼痛障碍等多种形式。本病女性多见，起病年龄多在 30 岁以前。由于各国诊断标准的不同，缺乏可比较的流行病学资料。

有关躯体形式障碍的预后，少有系统的观察报告。一般认为，有明显精神诱发因素、急性起病者预后良好。若起病缓慢、病程持续 2 年以上者，预后较差。

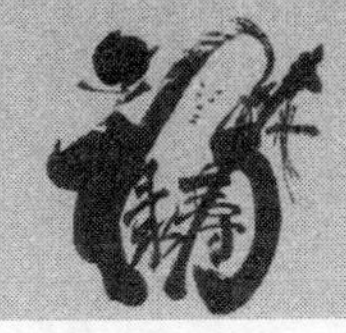

212. 躯体化障碍有哪些表现

躯体化障碍表现为多种、反复出现、经常变化的躯体不适症状为主的神经症。症状可涉及身体的任何部分或器官，各种医学检查不能证实有任何器质性病变足以解释其躯体症状，常导致患者反复就医和明显的社会功能障碍，常伴有明显的焦虑、抑郁情绪。多在30岁以前起病，女性多见，病程至少2年以上。常见症状可归纳为以下几类。

（1）疼痛症状：为常见症状。部位涉及广泛，可以是头、颈、胸、腹、四肢等，部位不固定，疼痛性质一般不很强烈，与情绪状况有关，情绪好时可能不痛或减轻。可发生于月经期、性交或排尿时。

（2）胃肠道症状：为常见症状。可表现嗳气、反酸、恶心、呕吐、腹胀、腹痛、便秘、腹泻等多种症状。有的患者可对某些食物感到特别不适。

（3）泌尿生殖系统症状：常见的有尿频、排尿困难；生殖器或其周围不适感；性冷淡、勃起或射精障碍；月经紊乱、经血过多；阴道分泌物异常等。

（4）呼吸、循环系统症状：如气短、胸闷、心悸等。

（5）假性神经系统症状：常见的有共济失调、肢体瘫痪或无力、吞咽困难或咽部梗阻感、失明、失聪、皮肤感觉缺失、抽搐等。

另外，有部分患者为未分化躯体形式障碍，常诉述一种或多种躯体症状，症状具有多变性，其表现类似躯体化障碍，但构成躯体化障碍的典型性不够，其症状涉及的部位不如躯体化障碍广泛，也不那么丰富。病程在半年以上，但不足2年。

213. 什么是疑病症

疑病症又称疑病障碍，主要表现是担心或相信自己患有某种严重的躯体疾病，其关注程度与实际健康状况很不相称。患者因

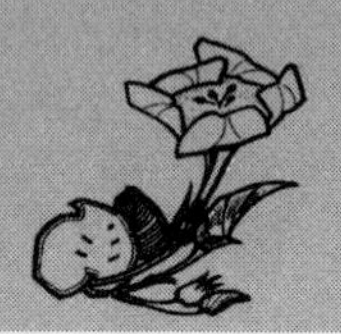

为这种症状而反复就医，各种医学检查阴性的结论和医生的解释不能消除患者的顾虑。有的患者确实存在某些躯体疾病，但不能解释患者所述症状的性质、程度或患者的痛苦与优势观念。多数患者伴有焦虑与抑郁情绪。对身体畸形（虽然根据不足甚至毫无根据）的疑虑或先占观念（又称躯体变形障碍）也属于本症。

不同患者的症状表现不尽一致，有的主要表现为疑病性不适感，常伴有明显焦虑抑郁情绪；有的疑病观念突出，而躯体不适或心境变化不显著；有的怀疑的疾病较模糊或较广泛，有的则较单一或具体。不管何种情况，患者的疑病观念从未达到荒谬、妄想的程度。患者大多知道自己患病的证据不充分，因而希望通过反复的检查以明确诊断，并要求治疗。

214. 什么是躯体形式的疼痛障碍

躯体形式的疼痛障碍是一种不能用生理过程或躯体障碍予以合理解释的、持续而严重的疼痛，患者常感到痛苦，社会功能受损。情绪冲突或心理社会问题直接导致了疼痛的发生，医学检查不能发现疼痛部位有相应的器质性变化。病程常迁延，持续6个月以上。常见的疼痛部位是头痛、非典型面部痛、腰背痛和慢性盆腔痛，疼痛可位于体表、深部组织或内脏器官，性质可为钝痛、胀痛、酸痛或锐痛。发病高峰年龄为30～50岁，女性多见。患者常以疼痛为主诉反复就医，服用多种药物，有的甚至导致镇静止痛药物依赖，并伴有焦虑、抑郁和失眠。

215. 躯体形式障碍治疗时应注意什么

(1)重视医患关系：治疗开始时要重视医患关系的建立。要以耐心、同情、接纳的态度对待患者的痛苦和诉述，理解他们的确是有病，而不都是“想象的问题”或“装病”。因为，多数患者有过漫长的求医经历，其症状和痛苦可能曾被其他医生否定过。事实上，确

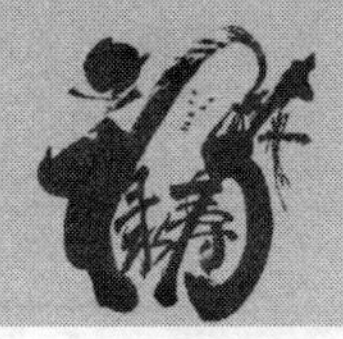

有不少患者是带着被其他医生否定后的愤怒心情前来再次就诊的。

(2)重视早期的医学评估:对于这类患者的处理,早期阶段应做彻底的医学评估和适当的检查,医生应对检查的结果给予清楚的报告并给予口头的补充说明。如果轻率地要求患者去看精神科医生,只可能引起患者的反感。治疗可以从药物开始,但要重视心理和社会方面的评估。

(3)尽早引入心理社会因素:致病的话题一旦确诊为躯体形式障碍,医生应尽早地选择适当的时机向患者提出心理社会因素与躯体疾病关系问题的讨论。要鼓励患者把他们的疾病看成是涉及躯体、情绪和社会方面的疾病。

(4)给予适当的解释和保证:根据医学检查结果给予解释和保证本身就具有一定的治疗作用。但保证应在适当的时机给予,不能在各项检查之前和患者未能适当诉述他们的苦恼之前就轻易做出。

(5)适当控制患者的要求和处理措施:医生要避免承诺安排过多的检查,以免强化患者的疾病行为。医生可以定期约见患者,提供必要的检查但不能太频繁,这样一方面可以避免误诊,另一方面可减轻患者的焦虑。要对患者的家庭成员进行相关疾病知识的教育,因为家庭成员也可能强化患者的疾病行为。

216. 躯体形式障碍如何治疗

(1)心理治疗:是主要治疗形式,其目的在于让患者逐渐了解所患疾病之性质,改变其错误的观念,解除或减轻精神因素的影响,使患者对自己的身体情况与健康状态有一个相对正确的评估。目前常用的心理治疗有精神分析、行为治疗与认知疗法等,森田疗法对消除疑病观念可能产生良好影响,值得试用(具体治疗方法可参考心理治疗有关章节及有关专著)。

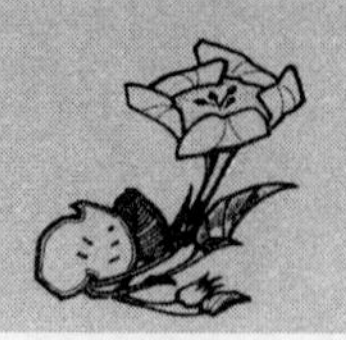

(2)药物治疗:可用苯二氮䓬类、三环类抗抑郁药、选择性5-HT再摄取抑制剂(SSRI)及对症处理的镇痛药、镇静药等。用药时应注意从小剂量开始,应向患者说明可能的不良反应及起效的时间以增加患者对治疗的依从性。其他针灸、理疗、养生功等对部分患者有效,可以试用。

217. 什么是神经衰弱

神经衰弱是一种以脑和躯体功能衰弱为主的神经症。以精神易兴奋却又易疲劳为特征,常伴有紧张、烦恼、易激惹等情绪症状及肌肉紧张性疼痛、睡眠障碍等生理功能紊乱症状。这些症状不能归因于脑、躯体疾病及其他精神疾病。常缓慢起病,病程迁延波动。病前多有持久的情绪紧张和精神压力。多数患者缓慢起病,病程波动。如及时消除病因并给予适当治疗,大多可在0.5～2年内缓解。一般认为,起病较急,病前诱因明显、病程较短、治疗适当、无异常人格素质特征者预后较好。

218. 神经衰弱有哪些表现

(1)脑功能衰弱症状:是神经衰弱的常见症状,包括精神易兴奋与易疲劳。易兴奋主要体现在以下几方面:联想与回忆增多,思维内容杂乱无意义,使人感到苦恼;注意力不集中,易受无关刺激的干扰;感觉阈值降低,对外界的声光等刺激反应敏感,情绪易激惹。

易疲劳是神经衰弱患者的主要特征,以精神疲劳为主,常伴有情绪症状,可伴有或不伴有躯体疲劳。疲劳具有以下特点:①疲劳常伴有不良心境,如烦恼、紧张,甚至苦闷、压抑感。休息不能缓解,服用滋补品也无效,但随着心境的好转而消失。②疲劳常有情境性:如在看业务书就打呵欠,眼睛看着书,脑子里却杂乱无章,昏沉沉的;但在看喜爱的电视节目时则可能没有疲劳感。③疲劳常

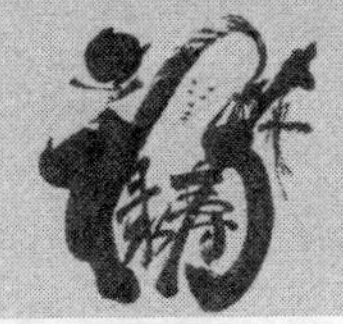

有弥散性:神经衰弱患者往往干什么都觉得累,除非是做自己喜爱做而且能胜任的事情。④疲劳不伴有欲望与动机的减退:其欲望与动机不但没有减退,反而有“心有余而力不足”之感,在感到疲劳的同时往往伴有精神的易兴奋,欲念十分活跃,他们常为自己有病而不能实现自己的抱负而感到苦恼。

(2)情绪症状:神经衰弱的情绪症状主要为烦恼,易激惹与紧张。这些情绪在健康人中也可见到,一般认为,这些情绪症状必须具备以下特点才算病态:①患者感到痛苦或影响社会功能而求助。②患者感到难以自控。③情绪的强度及持续时间与生活事件或处境不相称。焦虑、抑郁情绪在神经衰弱的患者中一般程度较轻,不持久,有些患者可以完全没有抑郁情绪。

(3)心理生理症状:神经衰弱患者常常有大量的躯体不适症状,经各种检查找不到病理性改变的证据。这些症状实际上是一种生理功能紊乱的表现,多与患者的心理状态有关。最常见的有睡眠障碍与紧张性头痛。睡眠障碍多表现为入睡困难与易惊醒。而紧张性头痛最典型的描述是“头部像有一个紧箍咒,头脑发胀”,紧张性头痛往往持续存在,但程度不严重,部位不固定,似乎整个头部都不适。可伴有头昏,典型的描述是“整天昏昏沉沉,云里雾里的”,这种头昏不同于头晕,患者并无眩晕感,只是感到思维不清晰,不敏捷,渴望有一种水洗后的清新感。

219. 神经衰弱如何治疗

(1)认知疗法:神经衰弱大多可找到一些心理冲突的原因,而心理冲突的产生除与外界因素有关外,也与患者的易感素质有关。因此,促进患者的认知转变,尤其是帮助患者调整对生活的期望,减轻现实生活中的精神压力,往往有事半功倍的效果。

(2)放松疗法:神经衰弱的患者大多有紧张的情绪,也可伴有紧张性头痛、失眠等。各种放松方法,包括养生功、瑜伽术、生物反

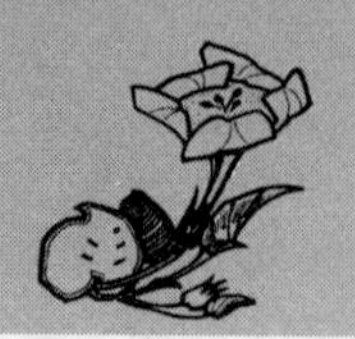

馈训练，均可使患者放松、缓解紧张，有一定的效果。

(3)森田疗法：神经衰弱的患者，部分具有疑病素质，但求生欲望强烈。森田疗法建设性地利用这一精神活力，把注意点从自身引向外界，以转移患者对自身感觉的过分关注，对消除症状有一定效果。

(4)药物治疗：目前，市场上治疗神经衰弱的药物有数十种之多，但至今为止尚未发现哪一种药物有独特的疗效。药物治疗一般根据患者症状的特点选择，以抗焦虑药为主；如果疲劳症状明显，则以振奋药和促脑代谢药为主，或者白天给患者服振奋药，晚上用安定药以调节其紊乱的生物节律。一般来说，抗焦虑剂可改善患者的紧张情绪，减轻激越的水平，也可使肌肉放松，消除一些躯体不适感。但抗焦虑药只有短期使用才有较好的效果，长期服用不仅疗效不显，还易产生药物依赖。振奋药对疲劳症状也有一定疗效。促脑代谢剂疗效不确定。

(5)其他：体育锻炼，工娱疗法，旅游疗养，调整不合理的学习和工作方式等也不失为一种摆脱烦恼处境、改善紧张状态、缓解精神压力的一些好方法。

220. 什么是癔症

癔症(分离性障碍)又称歇斯底里，现多称为分离性障碍。系由于明显的心理因素，如生活事件、内心冲突或强烈的情绪体验、暗示或自我暗示等作用于易感个体引起的一组病症。临床主要表现为癔症性精神障碍(又称分离症状)和癔症性躯体障碍(又称转换症状)两大类症状，而这些症状没有可以证实的器质性病变为基础。症状具有制作、夸大或富有情感色彩等特点，有时可由暗示诱发，也可由暗示而消失，有反复发作的倾向。

癔症的患病率报告不一。我国普通人群患病率为3.55‰(1982年)。国外有关统计资料显示，居民中患病率女性为3‰～

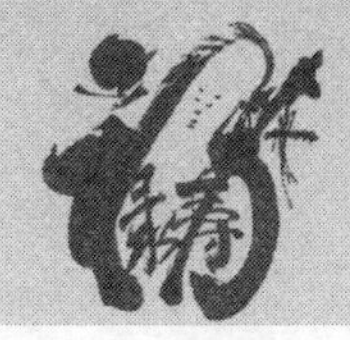

6‰，男性少见。近年的流行病学资料显示，发病率有下降趋势，原因不明。多数学者认为，文化落后地区发病率较高。首发年龄以20～30岁最多。一般认为癔症的预后较好，60%～80%的患者可在一年内自发缓解。

221. 癔症性精神障碍有哪些表现

癔症性精神障碍又称分离性障碍，是指对过去经历与当今环境和自我身份的认知部分或完全不相符合，是癔症较常见的表现形式。主要表现以下几种。

(1)意识障碍癔症患者的意识障碍包括周围环境意识和自我意识障碍。对周围环境的意识障碍又称意识改变状态，主要指意识范围的狭窄，以朦胧状态或昏睡较多见，严重者可出现癔症性木僵，也有的患者表现为癔症性神游；自我意识障碍又称癔症性身份障碍，包括交替人格、双重人格、多重人格等，也较常见。

(2)情感爆发是癔症发作的常见表现，患者表现为在精神刺激之后突然发作，时哭时笑、捶胸顿足、呼天撞地、吵闹不安，有的自伤、伤人、毁物，有明显的发泄情绪的特征。在人多时，可表现得更明显，内容更丰富。历时数十分钟，可自行缓解，多伴有选择性遗忘。

(3)癔症性痴呆为假性痴呆的一种。表现为对简单的问题给予近似回答者，称刚塞(Ganser)综合征；表现为明显的幼稚行为时称童样痴呆。

(4)癔症性遗忘又称阶段性遗忘或选择性遗忘，其遗忘往往能达到回避的目的。表现为遗忘了某阶段的经历或某一性质的事件，而那一段事情往往与精神创伤有关。

(5)癔症性精神病为癔症性精神障碍最严重的表现形式。通常在有意识朦胧或漫游症的背景下出现行为紊乱、思维联想障碍或片断的幻觉妄想及人格解体症状，发作时间较上述各种类型长，

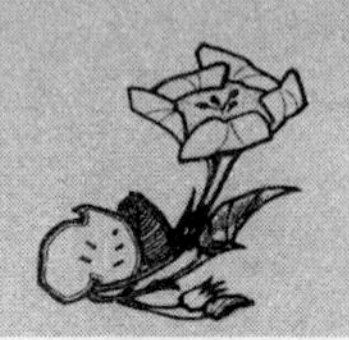

但一般不超过3周，缓解后无遗留症状。

222. 癔症性躯体障碍有哪些表现

癔症性躯体障碍又称转换性障碍，是指精神刺激引起的情绪反应以躯体症状的形式表现出来。其特点是多种检查均不能发现神经系统和内脏器官有相应的器质性损害。

(1)运动障碍：较常见为痉挛发作、局部肌肉抽动或阵挛、肢体瘫痪、行走不能等。其中痉挛发作与癫痫大发作十分相似，但无口舌咬伤、跌伤及大、小便失禁，持续时间也较长，抽动幅度大，多发生于有人在场时。局部肌肉抽动和肌阵挛与癫痫局部发作或舞蹈症十分相似，两者区别主要靠脑电图与临床观察。癔症性肢体瘫痪可表现为单瘫、截瘫或偏瘫，伴有肌张力增强或弛缓，无神经系统损害的体征，但病程持久者可有失用性肌萎缩。部分患者可出现言语运动障碍，表现为失音、缄默等。

(2)感觉障碍：包括感觉过敏、感觉缺失(局部或全身的感觉缺失，缺失范围与神经分布不一致)、感觉异常(如咽部梗阻感、异物感，又称癔症球；头部紧箍感，心因性疼痛等)、癔症性失明与管视、癔症性失聪等。

223. 癔症如何治疗

早期充分治疗对防止症状反复发作和慢性化十分重要。对初次发病者，合理解释疾病的性质，说明症状与心因和个性特征的关系，配合适当的心理与药物治疗，常可取得良好效果。

(1)暗示治疗：是治疗癔症的经典方法，诱导是经改良后的一种暗示治疗。以乙醚0.5毫升静脉注射，并配合言语暗示，告之嗅到某种特殊气味后“老病”便会发作。让患者无须顾虑，任其发作，称发得越彻底越好。待其发作高峰期过，以适量蒸馏水胸前皮内注射，并配合言语暗示，称病已发作完毕，此针注射后便可病愈了。

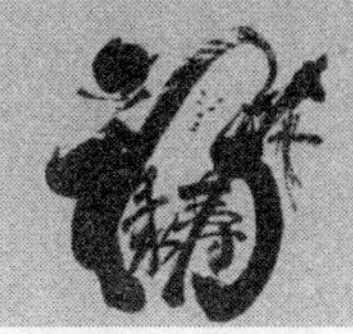

这种先诱发出其症状再终止其症状的暗示疗法，比通常只注射一支蒸馏水的暗示疗法效果要好。诱导疗法充分利用了患者易在暗示下发病的临床特点，使患者相信医生既能“呼之即来”，必能“挥之即去”。曾有过手术全麻患者、孕妇忌用，经期慎用。

需注意的是，在实施暗示治疗之前，要制定好完整、周密的治疗程序，充分估计到可能出现的各种情况，以便及时采取有效的措施，保证治疗的成功。一旦治疗失败，将增加下一步治疗的难度，甚至还可能使病情加重。因此，癔症的治疗须由有一定经验的治疗师实施；另外，在治疗过程中要避免医源性暗示，如避免过多的反复检查、不恰当的提问。

(2)催眠疗法：在催眠状态下，可使被遗忘的创伤性体验重现，受压抑的情绪获得释放，从而达到消除症状的目的。适合于治疗癔症性遗忘症、多重人格、缄默症、木僵状态及情绪受到伤害或压抑的患者。

(3)行为疗法：多采用系统脱敏法循序渐进、逐步强化地对患者进行训练，适用于对暗示治疗无效、有肢体或言语功能障碍的慢性病例。

(4)中医疗法：针灸或电兴奋治疗对癔症性瘫痪、耳聋、失明、失音或肢体抽动等功能障碍，有时有良好效果，必要时可以选用。

224. 什么是神经性厌食

神经性厌食是指有意节制饮食，导致体重明显低于正常标准的一种进食障碍。据美国报道女性的终生患病率为0.5％～1％，90％以上的患病者是青少年女性，男性患者少见。发达国家发病率高于其他国家。我国的发病率不详。但是，随着生活水平的不断提高，物质供应的不断丰富，以及对“瘦为美”标准的追求，使其发病率有增高的趋势。

神经性厌食其特征为患者自己故意限制饮食，甚至极端限制

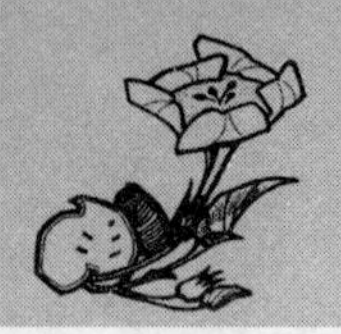

饮食,尤其排斥高能量饮食,致使体重降到明显低于正常的标准也仍然认为自己瘦得不够。虽已严重消瘦,患者仍强烈地认为自己太胖,害怕体重增加。为避免发胖常主动采用一些方式故意减轻体重。部分患者常常用胃胀不适,食欲缺乏等理由来解释其限制饮食的行为。患者常有营养不良,继发性内分泌和代谢紊乱。有的患者可有间歇发作性暴饮暴食。

225. 神经性厌食如何诊断

诊断依据以临床症状为主。明显的体重减轻,比正常平均体重减轻15%以上,或者奎特利(Quetelet)体重指数[体重(千克)/身高(米)^2]为17.5或更低,或在青春期前不能达到所期望的躯体增长标准,并有发育延迟或停止。体重减轻是自己故意造成的,常常采取的方式是过度运动、引吐、导泻等。常有怕胖的超价观念。内分泌紊乱症状,女性表现为闭经,男性表现为兴趣丧失或性功能低下。症状至少持续3个月。

此病可与某些躯体疾病引起的体重减轻相鉴别,躯体疾病的患者很少有怕胖的超价观念及体像障碍。与抑郁症的区别在于抑郁症的患者没有对体重增加的过分恐惧,单纯改善体重后仍会有抑郁症。

226. 神经性厌食如何治疗

治疗神经性厌食比较困难,患者往往不认为自己的症状是病,不配合治疗。治疗的一般原则是首先纠正营养不良,同时或稍后开展心理治疗及辅助的药物治疗。

(1)纠正营养不良:首先加强营养,增加体重,恢复身体健康。体重太轻,明显营养不良者,应供给高热量饮食;呕吐、拒食者应给予静脉补充营养及纠正电解质紊乱。同时,帮助患者恢复正常的饮食习惯,帮助患者自我监督并遵守治疗计划。

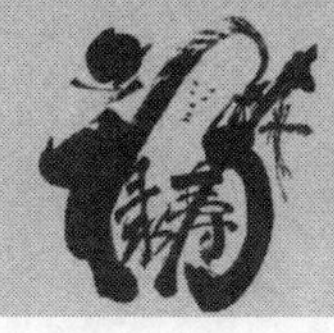

(2)心理治疗:此类患者大部分存在着对进食、体重和躯体形象的曲解认识,以及家庭、人际关系、社会适应方面的问题。通常采用认知疗法、行为治疗、家庭治疗等方法。认知疗法是改变不良认知,尤其是消除过分怕胖的观念,学会运用现实检验的方法加以改变。行为治疗是矫正不良进食行为,常采用系统脱敏疗法、标记奖励疗法等。家庭治疗主要是调整家庭成员的相互关系以解除其不良投射。生物反馈疗法作为一种心理生理的自我调节技术,可结合放松训练调整生理活动,保持情绪稳定。

(3)药物治疗:针对某些患者存在抑郁情绪、强迫观念等症状对症治疗。抗抑郁药物应用较多,常用的有选择性 5-羟色胺再摄取抑制剂(SSRI)及三环类抗抑郁药。其他药物如抗精神病药、锂盐、H_1 受体拮抗剂、抗癫痫药等也可对症使用。

227. 什么是神经性贪食

神经性贪食是指具有反复发作的不可抗拒的摄食欲望,及多食或暴食行为,进食后又因担心发胖而采用各种方法以减轻体重,使得体重变化并不明显的一种疾病。其发病患者群主要是女性,发病年龄多在 18~20 岁。男性少见。此病可与神经性厌食交替出现,两者可能具有相似的病理心理机制及性别、年龄分布。多数患者是神经性厌食的延续者,发病年龄较神经性厌食晚。

患者常常出现反复发作,一次进食大量食物,吃得又多又快,故称为暴食;多数人喜欢选择食用高热能的松软甜食,如蛋糕、巧克力等,并有不能控制的饮食感觉,自己明知不对却无法控制。患者往往过分关注自己的体重和体形,存在担心发胖的恐惧心理。在发作期间,为避免长胖、避免体重增加常反复采用不适当的代偿行为包括自我诱发呕吐、滥用泻药、间歇进食、使用厌食剂等。暴食与代偿行为一起出现,且长时间持续其结果可能会很危险。可能造成水电解质紊乱,常见的有低血钾、低血钠、代谢性碱中毒、代

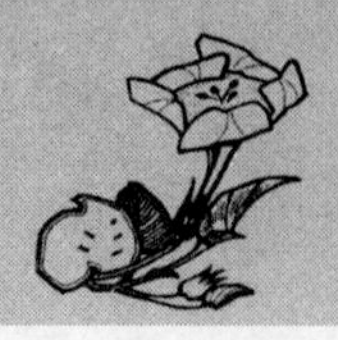

谢性酸中毒、心律失常、胃肠道损害等。有时其暴食障碍往往是从合理地尝试减肥开始，患者全神贯注于减肥及继续将身体看做是"肥胖的"，对体形的认识歪曲，继之突发暴食。患者常伴有情绪低落。

228. 神经性贪食如何治疗

神经性贪食治疗的基本过程是纠正营养状况，控制暴食行为，打破恶性循环，建立正常进食行为。

心理治疗可采用认知疗法、行为疗法及生物反馈疗法等。认知疗法主要是改变患者过分关注自己的体形及过分怕胖的极端化想法，对进食规则和体像障碍有正确认识；行为疗法常采用系统脱敏、暴露、阳性强化、厌恶疗法等，使其每餐食量按预定计划得以控制。治疗应持之以恒，并要包括对患者家人主要是父母的指导，进行家庭治疗。药物治疗可采用各类抗抑郁药物，包括选择性 5-羟色胺再摄取抑制剂(SSRI)、三环类抗抑郁药等。氟西汀对暴食伴有情绪障碍的患者效果较好。躯体支持治疗可针对不同并发症进行对症处理。

229. 什么是神经性呕吐

神经性呕吐是指一组自发或故意诱发反复呕吐的心理障碍。神经性呕吐不影响下次进食的食欲，常与心情不愉快、心理紧张、内心冲突有关，无器质性病变，可有害怕发胖和减轻体重的想法，但由于总的进食量不减少，所以体重无明显减轻。部分患者具有癔症性人格，表现为自我中心、好表演、易受暗示等。

临床诊断以自发的或故意诱发的反复发生于进食后的呕吐为主要依据，呕吐物为刚吃进的食物。体重减轻不显著(体重保持在正常平均体重值的 80%以上)。可有害怕发胖或减轻体重的想法。呕吐几乎每天发生，并至少持续 1 个月。排除躯体疾病导致

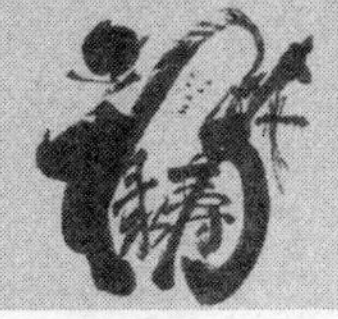

的呕吐，以及癔症或神经症。治疗常采用认知行为疗法。

230. 什么是失眠症

失眠症是指睡眠的始发和维持发生障碍致使睡眠的质和量不能满足个体正常需要的一种状况。失眠的表现有多种形式，包括难以入睡、睡眠不深、易醒、多梦早醒、醒后不易再睡、醒后不适感、疲乏，或白天困倦。失眠可引起患者焦虑、抑郁或恐怖心理，并导致精神活动效率下降，妨碍社会功能。患病率为10%～20%。可能与下列原因有关。

(1)急性应激：常见的情况如一过性的过度兴奋、焦虑、精神紧张、近期居丧、躯体不适，以及睡眠环境的改变、跨越时区的时差反应等均可引起一过性或短期失眠。

(2)药物：常见的有咖啡因、茶碱、甲状腺素、可卡因、糖皮质激素和抗震颤麻痹药。某些药物的不良反应对睡眠有干扰作用，如拟肾上腺素类药物常引起头痛、焦虑、震颤等。有镇静作用的药物产生的觉醒－睡眠节律失调。撤药反应可引起反跳性失眠等。

(3)心理性：由过度的睡眠防御性思维造成的，常常是过分关注自己的入睡困难，担心失眠，担心因失眠而影响次日的工作，结果越想尽快入睡就越兴奋，担心和焦虑使他们更清醒以致难于入睡。此类失眠约占失眠总数的30%。

(4)其他精神疾病：如躁狂症因昼夜兴奋不安而少眠或不眠及抑郁症导致的早醒。

231. 失眠症如何治疗

失眠症治疗首先需要医患共同努力，密切配合。主要方面有病因的解决、对失眠的正确理解、坚持治疗计划、树立治疗信心。

(1)认知疗法：不少患者对睡眠有较高期望，他们过分关注自己的睡眠，夸大地认为自己睡眠时间严重不足，致使脑力、体力无

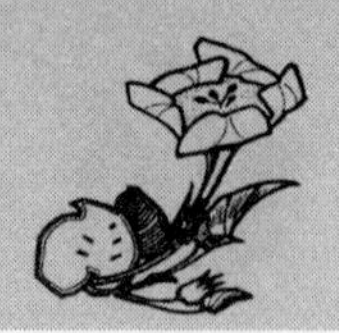

法充分恢复。许多患者常称自己通宵做梦，甚至噩梦不断，使大脑根本得不到休息，并认为失眠导致身体严重受损。大多数患者已经采用过一些防治措施，疗效欠佳，对治疗缺乏信心。施行认知疗法时，帮助患者对失眠引起的症状及苦恼有一个客观的正确的理解和认识，以减少消极情绪。

(2)行为治疗：在患者对失眠有正确认识的基础上建立一套能促进良好睡眠的行为方式，包括正常的觉醒－睡眠节律，采取增强白天的精神和体力活动，按时起床，从事一切正常的日常活动，即使瞌睡难忍也要振奋精神，这样才能使机体自然而然地在夜间处于休息状态。另外，入睡前后使身体和心理充分放松，可采用睡前温水洗脚，进食易消化的食物，避免过于兴奋的娱乐活动，也可进行放松训练，采用深呼吸、想象等方式放松自己。

(3)药物治疗：使用最多的药物是镇静－催眠药。根据失眠的不同情况选用不同的药物，入睡困难者服用见效快、作用时间短的短效药物以避免晨醒后药物的持续效应。睡眠不深又早醒者可服用起效缓慢、作用时间持久的长效药物。入睡困难、睡眠不深和早醒兼而有之者可使用中效药物。对伴有明显焦虑或抑郁者可使用抗焦虑或抗抑郁的药物。常选用有助于催眠镇静作用的抗抑郁药。

232. 嗜睡症有哪些表现

白天睡眠过多。表现为特别在安静或单调环境下，经常困乏思睡，并可不分场合甚至在需要十分清醒的情况下，也出现不同程度、不可抗拒的入睡。过多的睡眠不是由于睡眠不足、药物、酒精、躯体疾病所致，也不是某种精神障碍(如神经衰弱、抑郁症)症状的一部分。过多的睡眠引起显著的痛苦或社交、职业或其他重要功能的受损。常见的损害是认知和记忆功能障碍，表现为记忆减退，思维能力下降，学习新鲜事物出现困难，甚至意外事故发生率增

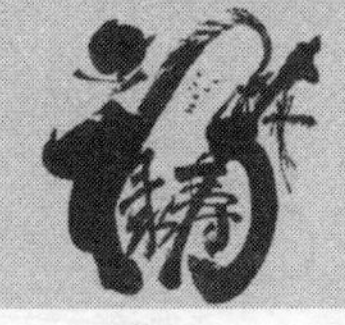

多。这些问题常使患者情绪低落，甚至被别人误认为懒惰、不求上进，造成严重的心理压力。

233. 嗜睡症如何治疗

首先，必须尽可能地了解病因，以便解除和根治病因。其次，药物治疗，用药原则是必须个体化、不同症状使用不同药物、严格用药剂量和服药时间、产生耐药者要更换新药。白天嗜睡可采用小剂量中枢兴奋剂，如哌甲酯(利他林)、苯丙胺等。用兴奋剂后，会加重夜间睡眠障碍，可适当加服短效安眠药。第三是行为治疗，应严格遵守作息时间，每天准时入睡和起床，白天可定时小睡。白天增加活动以改善白日的过度嗜睡从而改善夜间睡眠。医生可要求患者记录瞌睡时间，检查患者未能遵守指定的上床睡眠时间、忘记服药和其他使情况恶化的行为，通过奖励和惩罚方式，规范其行为。

234. 什么是睡行症

患者在入睡后不久，突然从床上起来四处走动，常双目向前凝视，一般不说话，询问也不回答。患者还可有一些复杂的行为，如能避开前方的障碍物，能劈柴、倒水、开抽屉等。但难以被唤醒，常持续数分钟到数十分钟，自行上床，或被人领回床上，再度入睡。待次日醒来，对睡行经过完全遗忘。睡行多发生于入睡后不久，发作时脑电图可出现高波幅慢波。但在白天及夜间不发作时脑电图正常。多能自动回到床上继续睡觉。通常出现在睡眠的前 1/3 段的深睡期。次日醒来对发生经过不能回忆。

由于发作时患者意识不清，不能防范危险，有发生意外的可能性，所以首先要清除危险品，保证安全。一般情况下，儿童患者随着年龄的增长此病可不治自愈。成年人症状较严重的可考虑干预措施，如使用镇静催眠类药物或抗抑郁药。

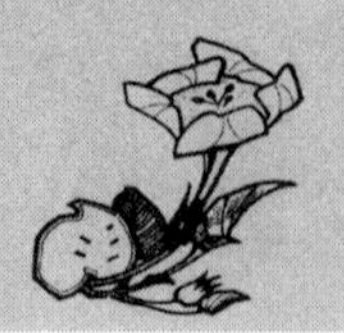

235. 什么是梦魇

梦魇的梦境多是处于危险境地，使患者恐惧、紧张、害怕、呻吟、惊叫或动弹不得直至惊醒。一旦醒来就变得清醒，对梦境中的恐怖内容能清晰回忆，并仍处于惊恐之中。通常在夜间睡眠的后期发作。

偶尔发生梦魇属于自然现象，不需特殊处理。对发作频率较高者或给生活造成严重影响的要予以干预。首先，找出病因对因处理，如睡前不看恐怖性书籍和电影，缓慢停用镇静安眠药，睡前放松调整睡姿以保证良好睡眠。由生活应激事件引起的梦魇要采用心理治疗的方法，使其了解梦魇产生的原因，正确认识梦魇以消除恐惧心理。患者的症状往往随年龄增大而有所减轻。

236. 什么是性功能障碍

性功能障碍是指个体性活动无法顺利进行或进行不满意，不能充分的体验性交所不许的生理反应和心理快感的一类疾病，并且功能障碍持续存在有 3 个月以上时间。主要障碍有性欲减退、性高涨障碍、勃起功能障碍(阳痿)、早泄、阴道痉挛与性交疼痛等。这些疾病需要注意与泌尿生殖系统器质性疾病鉴别，与心理因素有一定关联，是一种功能性的疾病。性功能障碍治疗比较复杂，可以使用如下方法。

(1)心理治疗：由于性功能障碍的主要病因来自于对性问题的不良认知、人际关系问题、夫妻间性和谐问题及早年或人生成长的性创伤经历等。所以开展认知疗法、家庭治疗、婚姻治疗、行为治疗、精神分析治疗均会收到效果。

(2)药物治疗：西地那非(万艾可)治疗阳痿有效。它的作用是在有性欲及性刺激的情境下发挥的。西地那非不能增强性欲，也不能解决心理问题，所以它只能是心理治疗的辅助方法。

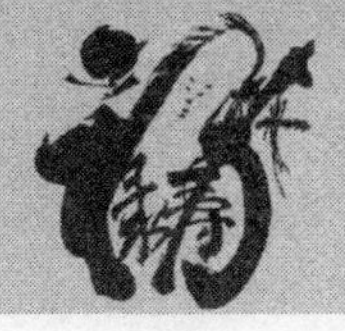

(3)其他治疗:激素替代疗法用于治疗内分泌异常。如果病因是源于正在服用的药物就要寻找既对原发病有效又对性功能没有影响的替代药物。对于某些因躯体疾病而出现性功能障碍的患者,原发病的治疗可直接使患者的性功能得到改善。

二、人格障碍

237. 什么是人格障碍

人格或称个性,是一个人固定的行为模式及在日常活动中待人处事的习惯方式,是全部心理特征的综合。人格的形成与先天的生理特征及后天的生活环境均有较密切的关系。童年生活对于人格的形成有重要作用,且人格一旦形成具有相对的稳定性,但重大的生活事件及个人的成长经历仍会使人格发生一定程度的变化,说明人格既具有相对的稳定性又具有一定的可塑性。

人格障碍是指明显偏离正常且根深蒂固的行为方式,具有适应不良的性质,其人格在内容上、性质上或整个人格方面异常,由于这个原因,患者遭受痛苦和(或)使他人遭受痛苦,或给个人或社会带来不良影响。人格的异常妨碍了他们的情感和意志活动,破坏了其行为的目的性和统一性,给人以与众不同的特异感觉,在待人接物方面表现尤为突出。人格障碍通常开始于童年、青少年或成年早期,并一直持续到成年乃至终生。部分人格障碍患者在成年后有所缓和。

人格障碍可能是精神疾病发生的素质因素之一。在临床上可见某种类型的人格障碍与某种精神疾病关系较为密切,如精神分裂症患者很多在病前就有分裂性人格的表现,偏执性人格容易发展成为偏执性精神障碍。人格障碍也可影响精神疾病对治疗的反应。

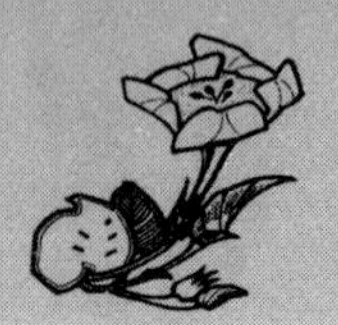

238. 偏执型人格障碍有哪些特点

偏执型人格障碍以猜疑和偏执为特点，始于成年早期，男性多于女性。主要表现为：①对周围的人或事物敏感、多疑、心胸狭窄，容易害羞，自尊心过强，对他人对自己的“忽视”深感羞辱，满怀怨恨，人际关系往往反应过度，有时产生牵连观念。②经常无端怀疑别人要伤害、欺骗或利用自己，或认为有针对自己的阴谋，对别人善意的举动作歪曲的理解，总认为他人不怀好意，怀疑他人的真诚，警视四周。③遇到挫折或失败时，易于埋怨、怪罪他人，推诿客观。将自己的失败归咎于他人，不从自身寻找主观原因。④容易与他人发生争辩、对抗。尤多意见，常有抗议，单位领导常觉得这类人员难以安排。⑤常有病理性嫉妒观念，怀疑配偶和情侣的忠诚，限制对方和异性的交往或表现出极大的不快。⑥易于记恨，对自认为受到轻视、不公平待遇等耿耿于怀，引起强烈的敌意和报复心。⑦易感委屈。⑧自负、自我评价过高，对他人的过错不能宽容，给人以得理不饶人的感觉，固执地追求不合理的利益或权利。⑨忽视或不相信与其想法不符的客观证据，因而很难改变其想法或观念。

239. 分裂样人格障碍有哪些特点

以观念、行为和外貌装饰的奇特、情感冷漠及人际关系明显缺陷为特点。男性略多于女性。主要表现为：①性格明显内向（孤独、被动、退缩），回避社交，离群独处，我行我素而自得其乐。②缺乏热情和温柔体贴，缺乏幽默感。对人冷漠，缺乏情感体验，对于批评与表扬及别人对他的看法等漠不关心。③常不修边幅、服饰奇特、行为怪异，其行为不合时宜，不符合当时当地风俗习惯或目的不明确。④言语结构松散、离题、用词不妥、繁简失当，表达意思不清楚，但并非智能障碍或文化程度受限所致。⑤爱幻想或有奇异信念（如相信特异功能、第六感觉等），有时思考一些在旁人看来

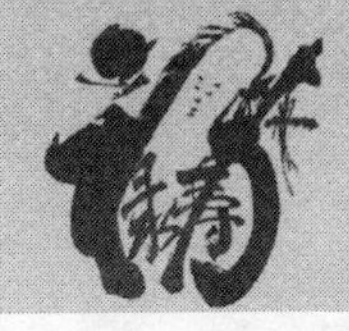

毫无意义的事情，如太阳为什么要从东方升起，人为什么没有尾巴等，有些人在从事抽象思维的领域可有成就。⑥可有牵连、猜疑、偏执观念，或奇异感知体验，如一过性错觉或幻觉等不寻常的知觉体验。

240. 反社会性人格障碍有哪些特点

以行为不符合社会规范、经常违法乱纪、对人冷酷无情为特点，男性多于女性。这种人无论是在需要、动机、兴趣、理想等个性倾向性，以及自我价值观念等方面均与正常人不同，他们往往缺乏正常的人间友爱、骨肉亲情，缺乏焦虑和罪恶感，常有冲动性行为，且不吸取教训，行为放荡，无法无天。本组患者往往在童年或少年期（18 岁前）就出现品行问题，如：①经常说谎、逃学、吸烟、酗酒、外宿不归、欺侮弱小。②经常偷窃、斗殴、赌博；故意破坏他人或公共财物；无视家教、校规、社会道德礼仪，甚至出现性犯罪行为；或曾被学校除名或被公安机关管教等。成年后（指 18 岁后）习性不改，主要表现行为不符合社会规范，甚至违法乱纪，如经常旷课、旷工；对家庭亲属缺乏爱和责任心，待人冷酷无情。③经常撒谎、欺骗，以此获私利或取乐。④易激惹、冲动，并有攻击行为。⑤缺少道德观念、对善恶是非缺乏正确判断，且不吸取教训。⑥极端自私与自我中心，以恶作剧为乐，故使其家庭、亲友、同事、邻居感到痛苦或憎恨。

反社会性人格和违法犯罪具有较密切的关系。罪行特别严重、作案手段残酷、犯罪情节恶劣的犯人中有相当比例属于反社会性人格障碍。30 岁以后常有所缓和，但难以和家庭成员建立持久、尽责、热情的关系。

241. 冲动性人格障碍有哪些特点

以情感爆发，伴明显行为冲动为特征，男性明显多于女性。常

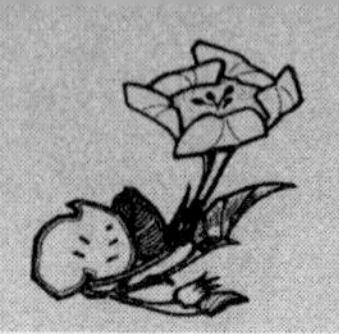

表现：①情绪不稳，易激惹，易与他人发生争执和冲突，冲动后对自己的行为虽懊恼，但不能防止再犯，间歇期正常。②人际关系强烈而时好时坏，要么与人关系极好，要么极坏，几乎没有持久的朋友。③情感爆发时，对他人可有暴力攻击，可有自杀、自伤行为。④在日常生活和工作中同样表现冲动、缺乏目的性与计划性，做事虎头蛇尾，很难坚持需要长时间才能完成的事情。做事往往事先没有计划或不能预见可能发生什么事情。

242. 表演性人格障碍有哪些特点

表演性(癔症性人格障碍)以过分的感情用事夸张言行吸引他人的注意为特点。这种人人格不成熟，情绪不稳定，暗示性、依赖性强。主要表现为：①情感体验肤浅，情感反应强烈易变，感情用事，喜怒哀乐皆形于色，表情丰富但矫揉造作，爱发脾气。②爱表现自己，行为夸张、做作，渴望别人注意，或在外貌和行为方面表现过分。③过于喜欢表扬，经受不起批评，爱撒娇、任性、心胸狭窄，以情感相要挟，作弄别人如扬言自杀或威胁性自杀，达到目的方才罢休，设法操纵他人为自己服务。④自我中心，强求别人满足其需要或意愿，不如意时则表现强烈不满。⑤暗示性强，容易受他人影响或诱惑。⑥富于幻想，常有自欺欺人之言，凭猜测和预感作出判断，有时用幻想与想象补充事实，言语内容不完全可靠。⑦喜欢寻求刺激而过分地参加各种社交活动，甚至于卖弄风情，喜爱挑逗，给人以轻浮的感觉。

243. 强迫和焦虑型人格障碍有哪些特点

强迫和焦虑型人格障碍以过分的谨小慎微、严格要求与完美主义，及内心的不安全感为特征。男性多于女性 2 倍，约 70%强迫症患者病前有强迫性人格障碍。这种人以十全十美的高标准要求自己，总是对自身的工作和生活难以满意，因而感到紧张、焦虑

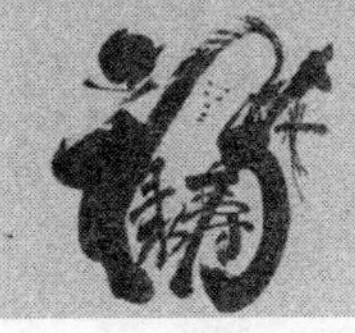

和苦恼。他们常常过分地自我克制，过分地自我关注和责任感过强，平时拘谨，小心翼翼，惟恐出现差错，思想得不到放松，具体表现为：①对任何事物都要求过高、过严、按部就班、常拘泥细节，犹豫不决，往往避免作出决定，否则感到焦虑不安。②好洁成癖，过分讲究清洁卫生，其家人有时也觉得和患者共同生活深感劳累和疲惫。③常有不安全感，往往穷思竭虑，对实施的计划反复检查、核对，惟恐疏忽或差错。④主观、固执，要求别人也按其方式办事，否则即感不快，对别人做事很不放心，即使担任领导职务，往往事必躬亲，事无巨细。⑤过分节俭，甚至吝啬。⑥过分沉溺于职责义务与道德规范，过分投入工作，业余爱好少，缺少社交往来，工作后缺乏愉快和满足的内心体验，反而常有悔恨和内疚而检查自身存在哪些缺陷，工作什么地方没有完善，缺乏创新和冒险精神。

焦虑型人格障碍以一贯感到紧张、提心吊胆、不安全及自卑为特征，总是需要被人喜欢和接纳，对拒绝和批评过分敏感，因习惯性地夸大日常处境中的潜在危险，而有回避某些活动的倾向。

244. 人格障碍如何治疗

人格障碍的治疗一般来说比较困难。但有关的治疗手段对行为的矫正仍可发挥一定的作用。

(1)药物治疗：一般而言，药物治疗难以改变人格结构，但在出现异常应激和情绪反应时少量用药仍有帮助。如情绪不稳定者少量应用抗精神病药物；具有攻击行为者给予少量碳酸锂，亦可酌情试用其他心境稳定剂；有焦虑表现者给予少量苯二氮䓬类药物或其他抗焦虑药物。但一般不主张长期应用和常规使用，因远期效果难以肯定。有研究报道，具有潜在抗冲动作用的选择性 5-HT 再摄取抑制剂氟西汀对分裂样人格障碍和边缘性人格障碍有效。

(2)心理治疗：人格障碍治疗的目的之一就是帮助患者建立良好的行为模式，矫正不良习惯。直接改变患者的行为具有相当困

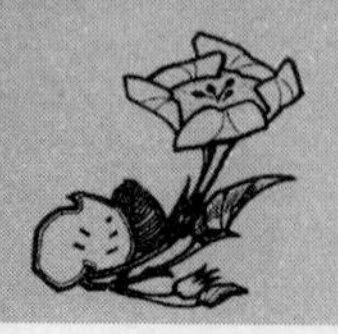

难，但可以让患者尽可能避免暴露在诱发不良行为的处境之中。如攻击性强的人并非在任何场合都出现攻击行为，羞涩忸怩的人并不是在任何地方都怕羞。找到激发异常行为的场合或因素对于处理和预防有重要意义。如强迫性人格具有“完美主义”倾向，可以让其从事紧张程度不高、责任比较宽松的工作。此外，要避免不成功的暗示，提供更多的发展正常人格的机会。但是人格障碍者一般不会主动求医，医生与患者通过深入接触，与他们建立良好的关系，帮助其认识个性缺陷之所在，鼓励他们改变自己的行为模式并对其出现的积极变化予以鼓励和强化。

(3)教育和训练：正常人格随年龄的增长会有一定的变化，有些人格障碍随年龄的增长也可能逐步缓和。如反社会性人格障碍在中年以后尽管仍存在人际关系冲突，但攻击行为大大减少，通过积极引导可进一步朝好的方向转化。但总体而言，人格障碍治疗效果有限，预后欠佳，因此在幼年时期培养健全的人格尤为重要。

245. 如何认识性心理障碍

性心理障碍既往称性变态，泛指以两性性行为的心理和行为明显偏离正常，并以这类性偏离作为性兴奋、性满足的主要或惟一方式为主要特征的一组精神障碍。其正常的异性恋受到全部或者某种程度的破坏、干扰或影响。一般的精神活动并无其他明显异常。性心理障碍临床上包括 3 种类型：性身份障碍如易性症，性偏好障碍如恋物症、异装症、露阴症、窥阴症、摩擦症、性施虐及性受虐症，性指向障碍如同性恋等。

性心理障碍和人格障碍既有区别又有联系。性心理障碍在寻求性对象及满足性欲的方式方法方面与常人不同。性心理障碍患者大多性格内向，但多数患者对社会生活适应良好，除了性心理障碍所表现的异常性行为之外，并无其他与社会不相适应的行为，更没有反社会行为，有不少患者还是社会知名和成功人士，不具备人

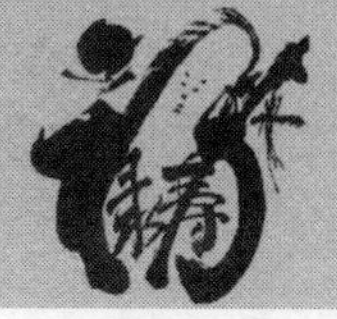

格障碍所具有的特征。

性心理障碍患者触犯社会规范，不应一概认为他们道德败坏、流氓成性或性欲亢进。其实，大多数患者性欲低下，甚至不能参加正常的性生活，家庭关系往往不和谐，甚至破裂。他们具备正常人的道德伦理观念，对寻求性欲满足的异常行为方式，自己有充分的辨认能力。事后多有愧疚之心，但往往难以控制自己。各类型性变态患者往往具有下述性格特征：内向、怕羞、安静少动、不喜交往；或孤僻、温和、具有女性气质。另有相当数量的男性患者当自尊心受损时易对妇女产生偏见，从而激起强烈的仇恨和报复心。

性心理障碍不能等同于性犯罪。性犯罪是司法概念，当然其中包含有性心理障碍的违法行为，但它所包含的范围更广，诸如侮辱妇女、强奸、乱伦、卖淫、宿娼等。当然，性行为障碍者如果将其歪曲的冲动予以实施，干扰社会秩序时，应予追究。

246. 什么是病理性赌博、纵火、偷窃

病理性赌博的患者有难以控制的赌博欲望和浓厚兴趣，并有赌博行动前的紧张感和行动后的轻松感。赌博的目的不在于获得经济利益。病理性赌博通常在青春期开始赌博活动，男性明显多于女性。多见于受教育程度较低者。家庭成员多有强烈的竞争心及追求钱财的欲望，家庭环境具有不稳定性特点。病理性赌博具有成瘾性质，临床上和情感障碍、有害物质依赖有一定联系。病理性赌博可能是应付抑郁焦虑的方法，也可能是情绪障碍的结果。

病理性纵火的患者有纵火烧物的强烈欲望和浓厚兴趣，并有行动前的紧张感和行动后的轻松感。纵火或目击火焰时有强烈的愉快、满足或轻松的体验，经常思考或想象纵火行为及其周围情景。纵火往往缺乏明确动机，并非为了获得经济利益、报复或政治目的，纵火行为系出于一种不可克制的冲动，男性多于女性，其原因并无一致看法。

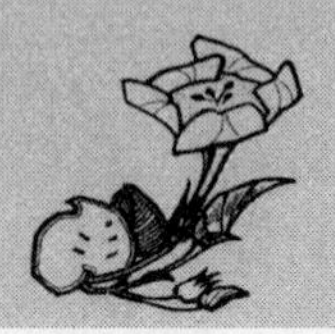

病理性偷窃的患者有难以控制的偷窃欲望和浓厚兴趣，并有偷窃行动前的紧张感和行动后的轻松感。偷窃的目的不在于获得经济利益，也不是为了泄愤和报复，偷窃物品并非生活必需品，也不一定具有实用价值、经济价值和收藏价值，有时将偷窃物品送人、丢弃或搁置一边，关键是完成偷窃行为本身并从中获得乐趣。一般无偷窃长远计划也不与他人合作进行，偷窃始于童年或青少年时期，在病程上有慢性化倾向，但较少持续至中年，发病原因不详。

三、儿童与少年精神障碍

247. 什么是精神发育迟滞

精神发育迟滞是一组起病于中枢神经系统发育成熟（18岁）以前，以智力发育低下和社会适应困难为临床特征的心理发育障碍。患者主要表现为不同程度的智力低下和社会适应困难。WHO根据智商（IQ）将精神发育迟滞分为以下四个等级。

（1）轻度智商低下：在50～69之间，成年以后可达到9～12岁的心理年龄，在全部精神发育迟滞中占85%。患者在幼儿期即可表现出智力发育较同龄儿童迟缓，如语言发育延迟，词汇不丰富，理解能力和分析能力差，抽象思维不发达。就读小学以后学习困难，学习成绩经常不及格或者留级，最终勉强完成小学的学业。一般是在上小学以后教师发现患者学习困难，建议到精神科就诊而被确诊。患者能进行日常的语言交流，但对语言的理解和使用能力差。通过职业训练只能从事简单非技术性工作，可学会一定谋生技能和家务劳动。

（2）中度智商低下：在35～49之间，成年以后可达到6～9岁的心理年龄，在全部精神发育迟滞中占10%。患者从幼年开始智力和运动发育都明显比正常儿童迟缓，语言发育差，表现为发音含

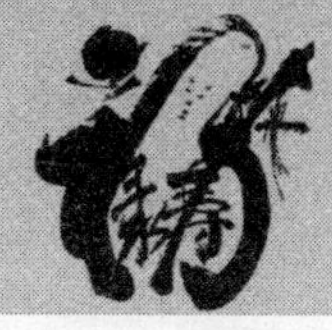

糊不清，虽然能掌握日常生活用语，但词汇贫乏以致不能完整表达意思。计算能力为个位数加、减法的水平。不能适应普通小学的就读。能够完成简单劳动，但质量差、效率低。在指导和帮助下可学会自理简单生活。

(3)重度智商低下：在20～34之间，成年以后可达到3～6岁的心理年龄，在全部精神发育迟滞中占3%～4%。患者在出生后即可出现明显的发育延迟，经过训练最终能学会简单语句，但不能进行有效语言交流。不会计数，不能学习，不会劳动，日常生活需人照料，无社会行为的能力。可同时伴随显著的运动功能损害或脑部损害。

(4)极重度智商低下：在20以下，成年以后可达到3岁以下的心理年龄，在全部精神发育迟滞中占1%～2%。完全没有语言能力，对危险不会躲避，不认识亲人及周围环境，以原始性的情绪，如哭闹、尖叫等表达需求。生活不能自理，大小便失禁。常合并严重脑部损害，伴有躯体畸形。部分精神发育迟滞患者可能伴随一些精神症状，如注意缺陷、情绪易激动、冲动行为、刻板行为或强迫行为。有的患者同时存在一些躯体疾病的症状和体征。如先天性卵巢发育不全、先天性睾丸发育不全患者有第二性征发育障碍的症状和体征，结节性硬化患者有皮脂腺瘤、白斑、甲周纤维瘤和颗粒状斑等皮损，80%～90%患者可能有癫痫发作。

248. 精神发育迟滞的病程与预后怎样

精神发育迟滞一旦发生难以逆转，因此重在预防。监测遗传性疾病、做好围产期保健、避免围产期并发症、防止和尽早治疗中枢神经系统疾病是预防精神发育迟滞的重要措施。一些发达国家依据专门的法律对所有新生儿实施一些常见遗传代谢性疾病的血液生化筛查，能有效预防精神发育迟滞的发生，也为早期治疗提供了病因学治疗的依据。对于病因明确者，若能及时采用病因治疗，

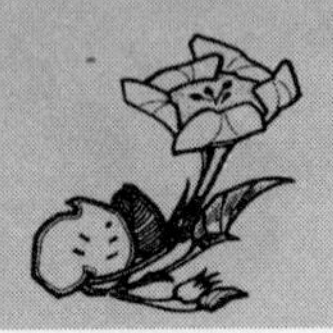

可以阻止智力损害程度的进一步加重。

出生前围产期病因所致的患者，在出生以后即表现出躯体和心理各个方面不同程度的发育迟缓，智力损害程度较轻者多在入学以后才被确诊。在出生以后的心理发育过程中有害因素致病者，病前智力发育正常。因致病因素一般都造成脑结构性或功能性不可逆损害，所以智力损害一旦发生，一般是不可能减轻或恢复正常智力水平的。患者最终的智力水平和社会适应能力，视精神发育迟滞的严重程度及接受特殊教育和技能训练的情况而定。

249. 精神发育迟滞如何教育训练

轻中度精神发育迟滞的治疗原则是以教育训练为主，药物治疗为辅。极重度患者几乎无法实施任何教育训练。

教育训练由学校教师、家长、临床心理治疗师及职业治疗师相互配合进行。教师和家长的任务是使患者能够掌握与其智力水平相当的文化知识、日常生活技能和社会适应技能。临床心理治疗师针对患者的异常情绪和行为采用相应的心理治疗，常用的方法是采用行为治疗来矫正患者的异常行为。目前，国内还缺乏专业的职业治疗师为精神发育迟滞患者提供服务。在对患者进行教育训练时，要根据患者的智力水平因材施教。对各种程度的精神发育迟滞患者的教育训练内容如下所述。

轻度精神发育迟滞患者一般能够接受小学低年级到中年级的文化教育，最好在普通小学接受教育，但如果患者不能适应普通小学的学习，也可以到特殊教育学校就读。目前，国内绝大多数城市已开设了这类特殊学校，或者在普通小学设立了特殊教育班。教师和家长在教育过程中应采用形象、生动、直观的方法，同一内容反复强化。日常生活能力和社会适应能力的培养和训练包括辨认钱币、购物、打电话、到医院看病、乘坐公共交通工具、基本的劳动技能、回避危险和处理紧急事件等。当患者成长到少年期以后开

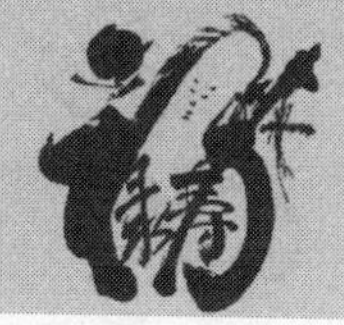

始对他们进行职业训练，使其成年后具有独立生活、自食其力的能力。

对中度精神发育迟滞患者着重训练生活自理能力和社会适应能力。如洗漱、换衣，与人交往中的行为举止和礼貌，正确表达自己的要求和愿望等内容，同时给予一定的语言能力训练。对重度精神发育迟滞主要训练患者与照料者、护理者之间的协调配合，以及简单的生活能力和自卫能力。如进餐、定点入厕、简单语言交流以表达饥饱、冷暖、避免受外伤等。可采用将每一种技能分解成几个步骤，再逐步反复强化训练的方法。

250. 精神发育迟滞如何药物治疗

(1)病因治疗：适合于病因明确者的早期治疗。如对半乳糖血症和苯丙酮尿症给予相应饮食治疗，甲状腺功能低下给予甲状腺激素治疗，对先天性脑积水、神经管闭合不全等颅脑畸形可考虑相应外科治疗。

(2)对症治疗：精神发育迟滞患者30%～60%伴有精神症状，导致接受教育训练的困难。因此，可根据不同的精神症状选用相应药物治疗。若患者伴有精神运动性兴奋、攻击行为、自伤或自残行为者可选用氟哌啶醇、氯氮平、奋乃静具有镇静作用的抗精神病药物。药物的治疗剂量视患者的年龄和精神症状的严重程度而定。每日剂量范围：氟哌啶醇12岁以上1～16毫克，12岁以下0.5～8毫克；氯氮平25～300毫克；奋乃静2～20毫克。应当从小剂量开始用药，逐渐增加到有效剂量，当症状消除以后逐渐减量，最终停药。对于拒绝口服的患者，可短时间使用氟哌啶醇2～5毫克，肌内注射，每日1～2次。对合并明显注意缺陷和活动过多的患者，可选用哌甲酯等改善注意缺陷的药物。

(3)促进脑功能发育治疗：在幼儿期，早期使用益智药和脑代谢改善药，如谷氨酸、γ酪氨酸、吡拉西坦(吡乙酰胺)和脑活素等

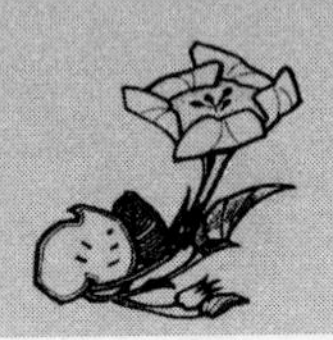

可能有效。脑活素对促进语言和运动功能发育有一定作用，在发生脑损伤或出现精神发育迟滞以后尽早使用。用法：5～10毫升加入5%葡萄糖溶液中，静脉滴注，每日1次，10次为1个疗程。可重复2～3个疗程，每个疗程间隔10天。

251. 儿童孤独症社交、语言智能情况怎样

儿童孤独症是广泛性发育障碍的一种类型，以男性多见，起病于婴幼儿期，主要表现为不同程度的言语发育障碍、人际交往障碍、兴趣狭窄和行为方式刻板。约有3/4患者伴有明显的精神发育迟滞，部分患者在智力普遍低下的背景下，智力的某一方面相对较好或非常好。

(1)社会交往障碍：患者不能与他人建立正常的人际交往方式。婴儿时表现出与别人相处时没有目光对视，表情贫乏，缺乏期待父母和他人拥抱、爱抚的表情或姿态，也无享受到爱抚时的愉快表情，甚至对父母和别人的拥抱、爱抚予以拒绝。分不清人与人之间的亲疏关系，对待亲人与对待其他人都是同样的态度。不能与父母建立正常的依恋关系。例如，当遇到不愉快的事情或受到伤害时不会寻求父母的安慰，与父母分离时没有尾随等表示依恋的行为。患者与同龄儿童之间难于建立正常的伙伴关系。

(2)语言障碍：患者语言发育明显落后于同龄儿童，这是多数患者就诊的主要原因。一般在2～3岁时还不能说出有意义的单词和最简单的句子，因此很少、甚至完全不会使用语言进行正常的人际交流。到4～5岁时患者开始说单词，以后会讲简单句子，尽管这样患者仍然不会使用代词，或者错用代词，尤其是你、我、他等人称代词。患者可能突然讲出一些语句，内容与当时所处环境、与别人正在谈论的主题完全不相关，自己也毫不在意别人是否在听自己讲话。在讲话时语句单调平淡，缺乏抑扬顿挫和感情，很少注视对方的目光。

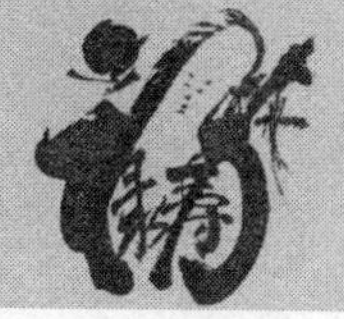

252. 儿童孤独症精神状态和智力水平怎样

儿童孤独症精神状态和智力水平都有不同程度受损，主要表现如下。

(1)感知觉障碍：患者对痛觉的感受迟钝，有的患者对很强烈的声音刺激显得非常迟钝，但对某些特定的声音又很敏感，常常一听到这种声响便迫不及待地塞住耳朵。有的患者不愿意用手或脚接触到沙子、泥土或水，喜欢用手去触摸或揉搓毛毯类物品。很多患者喜欢观看发光的物体或旋转的物体，还有的经常用舌头去舔某些物品，或对某些物品能闻到一种特殊臭味。

(2)精神和神经症状：多数患者合并注意缺陷和多动症状。约20%患者伴有抽动症状。患者可有恐惧，甚至惊恐发作及幻觉等症状。语言能力较好、智商较高、年龄较长的患者常伴有强迫症状，自伤、冲动、攻击、破坏、违拗等行为也常见，少数有性自慰及拔毛发行为，部分患者还常有偏食、拒食、反刍及异食等进食问题或睡眠障碍。约 1/3 患者脑电图异常，12%～20%患者有癫痫发作，以大发作类型居多，低智能型患者发生率更高。

(3)兴趣范围狭窄和刻板的行为模式：患者对于正常儿童所热衷的活动、游戏、玩具都不感兴趣，而喜欢玩耍一些非玩具性的物品，如一段废铁丝、一个瓶盖或观察转动的电风扇、下水道的流水等，可以持续数十分钟、甚至几个小时不厌倦。患者往往对玩具本身不感兴趣，却十分关注玩具的某一个非主要特征。患者经常固执地要求保持日常活动程序不变，如每天吃同样的饭菜，每天使用相同的便器，在固定的时间和地方大小便，定时上床睡觉，始终只使用同样的被子和枕头，入睡时必须将一个手帕盖住眼睛，上学时要走相同的路线等。

(4)智能障碍：孤独症患者中 75%～80%伴有不同程度的智力低下。例如，某些孤独症患者对日历、火车时刻表的记忆力相当

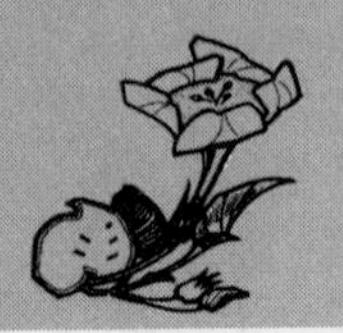

好。他们的最佳能力与最差能力之间的差距非常大,但多数患者的最佳能力仍然低于同龄儿童的相应水平。根据孤独症患者的智能发育水平,可划分为智力水平正常或接近正常的高智能型,以及伴有明显智能损害的低智能型孤独症。

253. 孤独症患者的病程及预后怎样

患者一般在 3 岁前缓慢起病,其中部分患者在 3 岁以前就有心理发育迟缓的表现,从未达到过正常同龄儿童的发育水平。少数患者在起病前心理发育正常,起病后出现发育退行的现象。例如,患者在 2 岁时能说一些简单的词、句,但起病以后这些语言逐渐消失,3 岁时却不会说任何单词。随着患者年龄的增长有的症状逐渐改善,具体表现在对语言的理解能力和会话能力提高,回避目光对视、多动、睡眠障碍、大小便排泄、进食、集体活动、自我控制等方面的症状减轻。但是,患者的语言表达能力差,不与人交往,自伤行为,破坏行为,刻板动作,恐怖情绪等症状难以减轻,到少年期时自伤行为及攻击行为、恐怖情绪、固执违拗等症状反而会明显加重。孤独症的远期预后欠佳。预后不良者占 47%～77%,约 2/3有明确社会适应不良。预后不良的因素有:女性,幼儿期重复刻板动作或异常行为突出,伴有自伤行为,操作性智商低,少年期仍有癫痫发作。5 岁时语言的发育状况对预后影响很大,若此时仍然缺乏有意义语言,不能会话,则预后很差。良好的教育训练和治疗有助于改善预后。

254. 孤独症如何非药物治疗

(1)教育和训练:这是最有效、最主要的治疗方法。目标是促进患者的语言发育,提高社会交往能力,掌握基本生活技能和学习技能。孤独症患者在学龄前一般不能适应普通幼儿园的环境,应当在特殊教育学校、医疗机构中接受教育和训练。发达国家一般

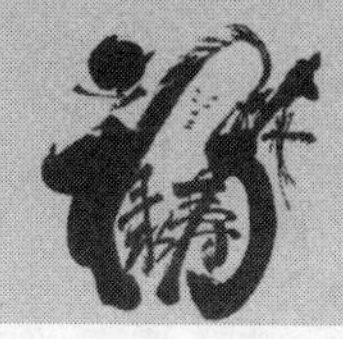

都有这一类的教育和训练机构，由特殊教育教师、护士、职业治疗家共同提供服务。在我国这类机构也逐渐发展起来，但多数患者仍由家长实施教育和训练。学龄期以后患者的语言能力和社交能力会有所提高，部分患者可以到普通小学与同龄儿童一起接受教育，还有部分患者仍然需要特殊教育。

(2)心理治疗：采用行为治疗较多。主要目的是强化已经形成的良好行为，对干扰接受教育训练、影响社会交往和危害自身的异常行为，如刻板行为、攻击性行为、自伤或自残行为等予以矫正。认知疗法适用于智力损害不重、年龄较长的患者，目的是帮助患者认识自己与同龄人的差异，自身存在的问题，激发自身的潜力，发展有效的社会技能。家庭治疗可以使患者的父母了解患者存在的问题，与治疗人员相互支持和协作，全力参与治疗。

255. 孤独症如何药物治疗

药物治疗无法改变孤独症的病程，也缺乏治疗孤独症的核心症状的特异性药物。但药物可以消除患者的精神病性症状、情绪不稳、注意缺陷、多动行为、冲动行为、攻击行为、自伤和自杀行为、抽动、强迫症状等问题，有利于保护患者自身或他人安全，顺利实施教育训练及心理治疗。常用药物如下。

(1)中枢兴奋药物：适用于并发注意缺陷和多动症状者。常用药物是哌甲酯或苯异妥因。

(2)抗精神病药物：小剂量、短期使用，在使用过程中要注意药物不良反应。氟哌啶醇：对冲动、多动、刻板等行为症状，情绪不稳、容易发脾气等情感症状及精神病性症状有效。初始剂量每日1～2 毫克，分 2 次口服，最大剂量每日 16 毫克。对拒绝口服者，可用 2～5 毫克肌内注射。利培酮和奥氮平也能消除患者伴随的精神病性症状，改善兴趣范围狭窄和刻板重复的行为方式。氯氮平能减轻多动、自伤、攻击行为、依恋非生命物体、社交障碍等症

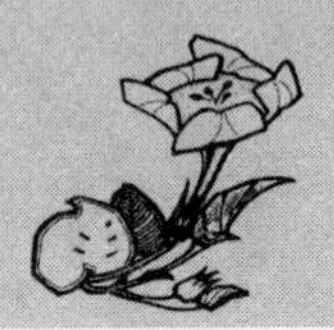

状，效果可能较好，但不良反应较多，一般不作为首选药物使用。

(3)抗抑郁药物：能减轻重复刻板行为、强迫症状，改善情绪问题，提高社会交往技能，对于使用多巴胺受体阻滞剂后出现的运动障碍，如退缩、迟发性运动障碍、抽动等也有一定效果。氯米帕明：初始剂量每日25毫克，分2次口服。以后每3～6天增加剂量1次，每次每千克体重增加1毫克。每日最大剂量150毫克，疗程4周以上。治疗初期有抗胆碱能样不良反应，大剂量用药可能发生心脏传导阻滞或心律失常。

(4)其他：硝西泮(硝基安定)、卡马西平等抗癫痫药物用于合并癫痫发作者，对惊恐发作、情绪激动者可短期选用抗焦虑药物。

256. 什么是儿童少年行为和情绪障碍

儿童少年行为和情绪障碍是一组起病于儿童和少年期的行为和情绪障碍，随着年龄增长部分患者的症状逐渐缓解或消失，但若治疗和干预不及时或治疗效果欠佳，症状可能持续到成人，或者影响成年期社会适应能力，出现成年期物质滥用、人格障碍、违法犯罪等问题。儿童和少年期行为和情绪障碍主要有：注意缺陷与多动障碍，品行障碍，抽动障碍，特发于童年的情绪障碍(如离别性焦虑障碍、恐惧症、社交恐惧症等)，儿童社会功能障碍(如选择性缄默症、反应性依恋障碍)，非器质性遗尿症和遗粪症，喂食障碍和异食癖，刻板性运动障碍及口吃等。

257. 什么是注意力缺陷多动障碍

注意力缺陷多动障碍(ADHD)主要临床表现是，明显的注意力不集中和注意力持续时间短暂，活动过多和冲动，常伴有学习困难或品行障碍。本病的病因和发病机制不清，目前认为是多种因素相互作用所致。

(1)注意力障碍：是本病的最主要症状。表现在听课、做作业

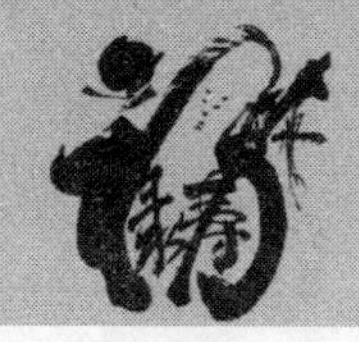

或其他活动时注意力难以持久，容易因外界刺激而分心，或常常不断从一种活动转向另一种活动。患者在活动中不能注意到细节，经常因为粗心发生错误。在与成人交谈时心不在焉，似听非听。经常有意回避或不愿意从事需要较长时间持续集中精力的任务，如课堂作业或家庭作业，也不能按时完成这些作业或指定的其他任务。患者平时容易丢三落四，经常遗失玩具、学习用具或其他随身物品，忘记日常的活动安排。

(2)活动过多和冲动：患者经常显得很不安宁，手足的小动作多，在座位上扭来扭去，在教室或其他要求安静的场合擅自离开座位，到处乱跑或攀爬，难以从事安静的活动或游戏，仿佛精力特别旺盛。在采取行动前缺乏思考、不顾及后果、凭一时兴趣行事，为此常与同伴发生打斗或纠纷，造成不良后果。在任何场合说话特别多，在别人讲话时插嘴或打断别人的谈话，在老师的问题尚未说完时便迫不及待地抢先回答，也会轻率地去扰乱同伴的游戏，或不能耐心地排队等候。情绪不稳定，容易过度兴奋，也容易因受挫折而情绪低沉或出现反抗和攻击性行为。要求必须立即满足，否则就哭闹、发脾气。

(3)学习困难：因为注意缺陷和多动影响患者在课堂上的听课效果、完成作业的速度和质量，致使学业成绩差，低于其智力所应该达到的学业成绩。

(4)神经和精神的发育异常：患者的精细动作、协调运动、空间位置觉等发育较差。如翻手、对指运动、系鞋带和扣纽扣都不灵便，左右分辨也困难。少数患者伴有语言发育延迟、语言表达能力差、智力低下等问题。智力测验显示部分患者的智商偏低，言语智商高于操作智商，注意力集中分量表得分较低。

(5)品行障碍：注意力缺陷多动障碍和品行障碍的发病率高达30％～58％。品行障碍表现为攻击性行为，如辱骂、打人、伤人、破坏物品、虐待他人和动物、性攻击、抢劫等，或一些不符合道德规范

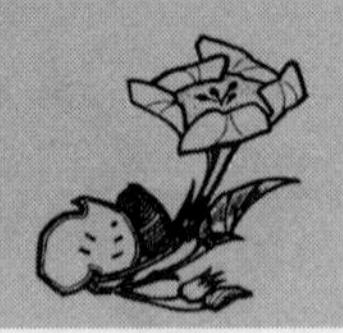

及社会准则的行为，如说谎、逃学、流浪不归、纵火、偷盗、欺骗及对异性的猥亵行为等。

258. 注意力缺陷多动障碍诊断和预后怎样

若儿童在 7 岁以前开始出现明显的注意力缺陷多动障碍，并且在学校、家庭和其他场合都有这些临床表现，持续 6 个月以上，对社会功能（如学业成绩、人际关系等）产生不良影响，则可诊断为注意力缺陷多动障碍。学习困难、神经和精神发育异常等临床表现不是诊断依据，但有助于明确诊断。如果患者同时伴有品行障碍的临床表现，且达到诊断品行障碍的程度，则诊断为注意力缺陷多动障碍合并品行障碍。

美国精神障碍分类系统将注意力缺陷多动障碍分为 3 种临床类型：①注意缺陷型以注意缺陷症状为主要表现，多动和冲动症状不明显。②冲动多动型。以冲动和多动症状为主要表现，注意力缺陷症状不明显。③混合型。注意力缺陷、冲动和多动两组症状都明显。临床评定量表既有助于诊断，也可了解病情严重程度及评估治疗效果。

近半数患者在 4 岁以前起病，但很多患者在进入小学以后因为注意缺陷导致学习困难，或者因为表现出严重的行为问题而就诊。约 30％患者在青春期以后症状逐渐消失，但大部分患者的症状将持续进入青春期，成人期时 40％～50％患者仍然存在临床症状，20％～30％患者不仅有临床症状，且合并反社会行为、物质依赖、酒依赖等问题。导致预后不良的因素有合并品行障碍、阅读困难、情绪障碍，以及不良的家庭和社会心理因素，智力偏低等。

259. 注意力缺陷多动障碍如何心理治疗

注意力缺陷多动障碍心理治疗主要有行为治疗和认知行为治疗两种方式。患者通常缺乏恰当的社会交往技能，如不知怎样去

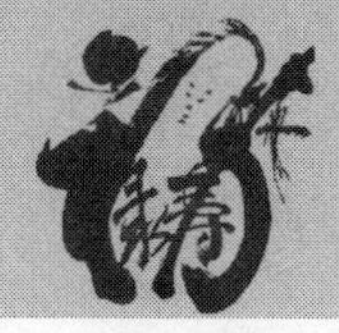

发起、维持和结束人与人之间的交流过程，同伴关系不良，对别人有攻击性语言和行为，自我控制能力差等。

行为治疗利用操作性条件反射的原理，及时对患者的行为予以正性或负性强化，使患者学会适当的社交技能，用新的有效的行为来替代不适当的行为模式。

认知行为治疗主要解决患者的冲动性问题，让患者学习如何去解决问题，预先估计自己的行为所带来的后果，克制自己的冲动行为，识别自己的行为是否恰当，选择恰当的行为方式。作为特殊教育的对象，教师需要针对患者的特点进行教育，避免歧视、体罚或其他粗暴的教育方法，恰当运用表扬和鼓励的方式提高患者的自信心和自觉性，通过语言或中断活动等方式否定患者的不良行为，课程安排时要考虑到给予患者充分的活动时间。

260. 注意力缺陷多动障碍如何药物治疗

注意力缺陷多动障碍的药物治疗，可改善注意力缺陷，降低活动水平，在一定程度上提高学习成绩，短期内改善患者与家庭成员的关系，主要是使用中枢兴奋剂。

(1)中枢兴奋药：哌甲酯，有效率75%～80%。初始剂量每日5毫克，剂量范围每日5～40毫克。低剂量(每日0.3毫克/千克体重)有助于改善注意力，高剂量(每日0.7毫克/千克体重)能够改善多动、冲动症状，减少行为问题。一般在用药45分钟后显效，最佳效果出现在用药后1.5～3小时，血中有效成分可维持2～4小时。苯异妥因，有效率65%～70%。药物起效较慢，少数出现肝功能改变，在治疗前和治疗中需定期检测肝功能。

中枢兴奋药仅限于6岁以上患者使用。药物于每日早晨上学前口服，剂量增加后分2次于早晨和中午口服，下午4时以后禁止使用。本类药物可能影响生长发育，因此每周六、日及节假日停用。其他药物不良反应有食欲下降、失眠、头痛、烦躁和易怒等，一

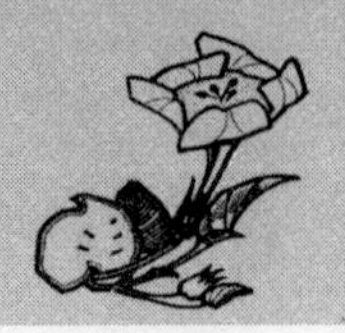

般在用药4周到6个月内消失。疗程据病情而定,可间断用药数月至数年。

在使用中枢兴奋剂时还必须考虑到药物滥用的问题,目前非中枢兴奋剂的药物托莫西汀国外逐步被作为一线药物使用。使用中枢兴奋剂治疗注意力缺陷多动障碍时,常可能诱发或加重抽动症状,但停药后抽动症状可以消失。若抽动症状轻或仅在患者情绪紧张时出现,可以继续使用中枢兴奋剂,若抽动症状较重则换用其他药物,如苯胺咪唑啉或三环类抗抑郁药,当抽动症状非常严重或合并抽动秽语综合征时,应采用中枢兴奋剂与抗精神病药物合用的方式。

(2)抗抑郁药和α_2去甲肾上腺素能激动剂的使用:米帕明、氯米帕明或阿米替林抗抑郁药物等,一般不作为首选药物,只有当中枢兴奋剂无效,或并发抑郁症、品行障碍或抽动障碍时选用。可乐定,能改善注意力不集中、多动和情绪不稳,也具有减少抽动症状的作用,适用于并发抽动症状、攻击行为、对立违抗行为及失眠的注意力缺陷多动障碍患者。

261. 什么是品行障碍

品行障碍指儿童少年期出现的持久性反社会性行为、攻击性行为和对立违抗性行为,这些异常行为严重违反了相应年龄的社会规范,较之正常儿童的调皮或少年的逆反行为更为严重。具体表现如下。

(1)反社会性行为:这是一些不符合道德规范及社会准则的行为。表现为在家中或在外面偷窃贵重物品或大量钱财;勒索或抢劫他人钱财,或入室抢劫;强迫他人与自己发生性关系,或有猥亵行为;对他人进行躯体虐待;持凶器故意伤害他人;故意纵火;经常逃学,擅自离家出走或逃跑,流浪不归,不顾父母的禁令而经常在外过夜;参与社会上的犯罪团伙,从事犯罪行为等。

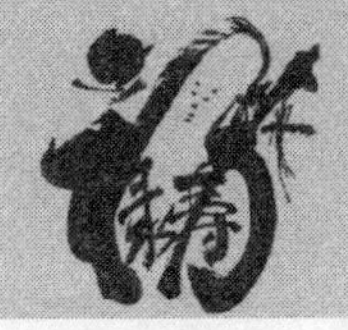

(2)攻击性行为：表现为对他人的人身或财产进行攻击，如经常挑起或参与斗殴，采用打骂、折磨、骚扰及长期威胁等手段欺负他人；虐待弱小、残疾人和动物；故意破坏他人或公共财物等。当自己情绪不良时，也常以这些攻击性方式来发泄内心痛苦和矛盾。

(3)对立违抗性行为：指对成人，特别是对家长所采取的明显不服从、违抗或挑衅行为，多见于10岁以下儿童。表现为无故而经常说谎，暴怒或好发脾气，怨恨他人、怀恨在心或心存报复，不服从、不理睬或拒绝成人的要求或规定，因自己的过失或不当行为而责怪他人，与成人争吵、与父母或老师对抗，故意干扰别人，违反校规或集体纪律，不接受批评等。

(4)品行障碍儿童常并发的问题：常并发注意力缺陷与多动障碍、抑郁、焦虑、情绪不稳或易激惹，也可伴有发育障碍，如语言表达和接受能力差、阅读困难、运动不协调、智商偏低等。品行障碍患者一般以自我为中心，好指责或支配别人，故意招人注意，为自己的错误辩护，自私自利，缺乏同情心。

262. 品行障碍如何治疗

(1)家庭治疗：必须取得父母的积极参加及合作才能得以实现。家庭治疗围绕以下内容进行：①协调家庭成员之间，特别是亲子间的关系。②纠正父母对子女不良行为采用熟视无睹或严厉惩罚的处理方式。③训练父母学习，用适当的方法与子女进行交流，用讨论和协商的方法、正面行为强化辅以轻度惩罚的方法对子女进行教育。④减少家庭内部的生活事件及父母自己的不良行为。

(2)行为治疗：主要针对患者进行治疗，根据患者的年龄和临床表现，可选用阳性强化法、消退法和游戏疗法等。治疗目的是逐渐消除不良行为，建立正常的行为模式。

(3)认知疗法：重点在于帮助患者发现自己的问题、分析原因、考虑后果，并找到解决问题的办法。

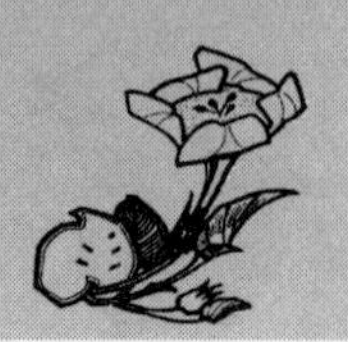

(4)药物治疗:尚无特殊药物治疗,可视具体情况分别给予对症治疗。

263. 什么是抽动障碍

抽动障碍是一组主要发病于儿童期,表现为运动肌肉和发声肌肉抽动的疾病。基本症状抽动主要表现为运动抽动或发声抽动,抽动症状的特点是不随意、突发、快速、重复和非节律性,可以受意志控制在短时间内暂时不发生,但却不能较长时间地控制自己不发生抽动症状。在受到心理刺激、情绪紧张、躯体疾病或其他应激情况下发作较频繁,睡眠时症状减轻或消失。短暂性抽动障碍预后良好,慢性运动或发声抽动的症状迁延,但对生活、学习和社会适应能力影响不大。Tourette 综合征预后较差,需要较长时间服药才能控制症状。主要有如下类型。

(1)短暂性抽动障碍:又称抽动症,为最常见类型。主要表现为简单的运动抽动症状。多首发于头面部,如眨眼、耸鼻、皱额、张口、侧视、摇头、斜颈和耸肩等。少数表现为简单的发声抽动症状,如清嗓、咳嗽、吼叫、嗤鼻、犬叫或“啊”、“呀”等单调的声音。也可见多个部位的复杂运动抽动,如蹦跳、跑跳和拍打自己等。部分患者的抽动始终固定于某一部位,另一些患者的抽动部位则变化不定,从一种表现形式转变为另一种。例如,开始为眨眼,持续 1～2 个月后眨眼消失,继之以斜颈。还有部分患者可能表现为多个部位的运动抽动症状,如有皱额、斜颈和上肢抽动等。这类抽动障碍起病于学龄早期,4～7 岁儿童最常见,男性为多。抽动症状在一天内多次发生,至少持续 2 周,但不超过 1 年。

(2)慢性运动或发声抽动障碍:多数患者表现为简单或复杂的运动抽动,少数患者表现为简单或复杂的发声抽动,一般不会同时存在运动抽动和发声抽动。抽动部位除头面部、颈部和肩部肌群外,也常发生在上下肢或躯干肌群,且症状表现形式一般持久不变。某些患者的运动抽动和发声抽动在病程中交替出现。例如，首发为简单的皱额和踢腿，持续半年后这些症状消退，继之以清嗓声的发声抽动。抽动的频度可能每天发生，也可能断续出现，但发作的间隙期不会超过 2 个月。慢性抽动障碍病程持续，往往超过 1 年以上。

(3)Tourette 综合征：又称发声与多种运动联合抽动障碍，或抽动秽语综合征。以进行性发展的多部位运动抽动和发声抽动为主要特征。一般首发症状为简单运动抽动，以面部肌肉的抽动最多，呈间断性，少数患者的首发症状为简单的发声抽动。随病程进展，抽动的部位增多，逐渐累及肩部、颈部、四肢或躯干等部位，表现形式也由简单抽动发展为复杂抽动，由单一运动抽动或发声抽动发展成两者兼有，发生频度也增加。其中约 30％出现秽语症或猥亵行为。多数患者每天都有抽动发生，少数患者的抽动呈间断性，但发作间隙期不会超过 2 个月。病程持续迁延，对患者的社会功能影响很大。

264. 抽动障碍如何治疗

根据临床类型和严重程度选用治疗方法。对短暂性抽动障碍或症状较轻者仅采用心理治疗。慢性运动或发声抽动障碍，Tourette 综合征，或抽动症状严重影响了日常生活和学习者，以药物治疗为主，结合心理治疗，部分特殊患者需要使用外科手术、免疫抑制剂、抗生素等治疗。

(1)药物治疗：①氟哌啶醇。有效率 60％～90％。首次剂量 0.5～1 毫克，每日 1～2 次，口服，观察 3～7 日若不良反应不明显，且效果欠佳则增加剂量口服。在加量过程中应根据治疗效果和不良反应调整剂量。治疗剂量每日 1～10 毫克，口服。药物主要有镇静和锥体外系不良反应。②硫必利(泰必利)。有效率 76％～87％，其特点是锥体外系不良反应较少，适用于 7 岁以上患

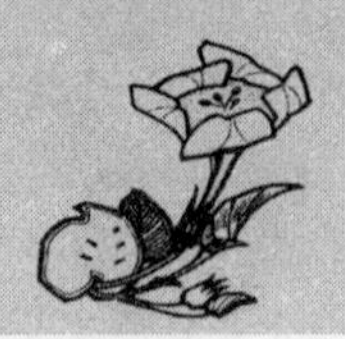

者。常用剂量 50～100 毫克，每日 2～3 次，口服。常见不良反应为嗜睡、乏力、头昏、胃肠道不适、兴奋、失眠等。③利培酮。可用于 15 岁以上青少年患者。用法：初始剂量 0.25～0.5 毫克，每日 2 次，口服。若 1～2 周症状缓解不明显则缓慢增量，每 3～7 日增加 0.25～0.5 毫克。每日治疗剂量范围 0.5～6 毫克。药物主要有镇静和锥体外系不良反应。④苯胺咪唑啉。能降低去甲肾上腺素能活性，减轻抽动症状的作用，有效率50%～86%。治疗过程中极少数的症状可能短暂性加重，但继续用药症状却能逐渐改善。对并发注意力缺陷多动障碍，或因使用中枢兴奋剂治疗注意力缺陷多动障碍而诱发抽动症状者首选此药。口服制剂每片 0.1 毫克，开始剂量每日 0.05 毫克，分 2～3 次服用。常用剂量每日 0.05～0.075 毫克。不良反应有嗜睡、低血压、头昏、口干等。有心脏疾病者会出现心律失常或加重心律失常。在使用过程中应定期监测血压和心电图。

(2)心理治疗：主要有家庭治疗、认知疗法和行为治疗。家庭治疗和认知疗法的目的是调整家庭系统，让患者和家属了解疾病的性质，症状波动的原因，消除人际环境中可能对症状的产生或维持有作用的不良因素，减轻患者因抽动症状所继发的焦虑和抑郁情绪，提高患者的社会功能。习惯逆转训练等行为治疗对矫正抽动症状也有一定疗效。

265. 什么是儿童少年期的情绪障碍

儿童少年期的情绪障碍有两类，一类与成人的情绪障碍相同，如广泛性焦虑、惊恐发作、抑郁症等，这类情绪障碍可能持续到成人期；另一类情绪障碍特发于童年期，与成人期的情绪障碍无连续性。特发于童年期的情绪障碍与社会心理因素、儿童的发育和境遇有一定关系，表现为焦虑、恐惧、强迫或害羞等异常情绪，患者自身感到痛苦或影响他们的日常生活和学习，病程多呈短暂性。据

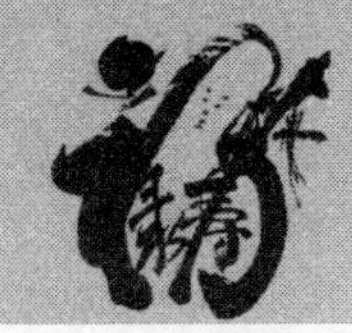

国内调查各类情绪问题的发生率为 17.7%，女性较男性为多，城市患病率较农村为高。

266. 儿童少年期的情绪障碍有哪些表现

(1)分离性焦虑障碍：儿童与所依恋的对象分离时产生的过度焦虑情绪，依恋对象多是患者的母亲，也可是祖父母或父亲、其他抚养者或照管者。多起病于 6 岁以前，表现为与依恋对象分离前过分担心依恋对象可能遇到伤害，或者会一去不复返。过分担心依恋对象不在身边时会发生自己走失、被绑架、被杀害或住院等情况，以致可能自己再也见不到亲人。每次分离时出现头痛、恶心、呕吐等躯体症状，或因害怕分离而不想上学，甚至拒绝上学。也可表现为分离时或分离后出现过度的情绪反应，如烦躁不安、哭喊、发脾气、痛苦、淡漠或社会性退缩，平时没有依恋对象陪同绝不外出活动。夜间没有依恋对象在身边时不愿意上床就寝，或反复出现与分离有关的噩梦，以致多次惊醒。

(2)恐惧症：儿童对日常生活中的一般客观事物或处境产生过分的恐惧情绪。多发生在学龄前儿童，表现为患者过分害怕某些事物和情境，但实际上这些事物和情境并不具有危险性，或者虽有一定危险性但患者所表现的恐惧大大超过了客观存在的危险程度。恐惧内容有两类：恐惧身体损伤，如怕死、怕出血等；恐惧自然事件，如害怕黑暗、动物等。当患者接近恐惧对象时，恐怖情绪持续存在，并出现回避恐惧对象的行为，影响患者的正常生活、学习和社交活动。

(3)社交恐惧症：儿童对新环境或陌生人产生恐惧、焦虑情绪和回避行为。在新环境中或与陌生人，包括同龄人交往时，持续地紧张不安，表现得过分害羞与尴尬，对自己的行为过分关注，或进入新环境时自己感到痛苦和身体不适，或出现哭闹、不语、退缩。因此，患者害怕上台发言或表演，害怕到人多的地方，出现继发社

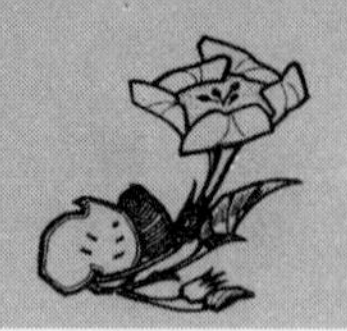

交回避性行为，但患者与家人或熟悉者在一起时社交关系良好。

267. 儿童少年期的情绪障碍如何治疗

治疗原则以心理治疗为主，配合使用小剂量抗焦虑药或抗抑郁剂。

心理治疗方法有支持性心理治疗、家庭治疗、行为治疗及游戏治疗等。首先，在支持性心理治疗中应当耐心倾听患者诉说自己的内心体验，对患者的痛苦适当地表示同情，指导患者去适应环境，增强克服情绪障碍的信心。其次，尽量消除环境中的不利因素，防止太多的环境变迁。家庭治疗以改变家庭成员的不良教养方式，让患者的父母尽量给予患者更多感情上的交流和支持。对于恐惧症和社交恐惧症可选用暴露疗法、系统脱敏治疗及游戏疗法等方法。药物治疗常用抗焦虑药，如地西泮、艾司唑仑等，也可选用三环类抗抑郁药如多塞平、氯米帕明或米帕明等。三环类抗抑郁药的不良反应有镇静、口干、多汗、视力模糊、震颤等，使用时应小剂量开始，缓慢增加剂量，当病情缓解后酌情逐渐减少药物剂量。

四、心理危机

268. 什么是急性应激障碍

急性应激障碍又称为急性应激反应，是指以急剧、严重的精神打击作为直接原因，患者在受刺激后立即（1 小时之内）发病，表现有强烈恐惧体验的精神运动性兴奋，行为有一定的盲目性，或者为精神运动性抑制，甚至木僵。如果应激源被消除，症状往往历时短暂，预后良好，缓解完全。急性应激障碍出现与否及严重程度与个体的心理素质、应对方式、当时躯体健康状态等密切相关。

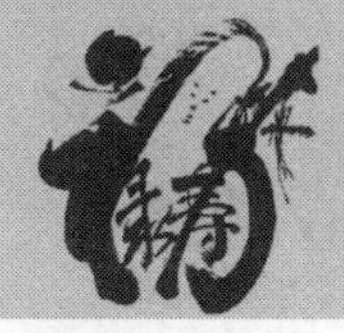

初期表现为“茫然”阶段，以茫然、注意狭窄、意识清晰度下降、定向困难、不能理会外界的刺激为特点；随后，患者可以出现变化多端、形式丰富的症状，包括对周围环境的茫然、激越、愤怒、恐惧性焦虑、抑郁、绝望及自主神经系统亢奋症状，如心动过速、震颤、出汗、面色潮红等。有时，患者不能回忆应激性事件。这些症状往往在24～48小时后开始减轻，一般持续时间不超过3天。如果症状存在时间超过4周，应该考虑诊断为创伤后应激障碍。

严重的急性应激障碍，可以表现为急性应激性精神病，以妄想、严重情感障碍为主，症状内容与应激源密切相关，较易被人理解。一般病程时间也不超过1个月。

269. 急性应激障碍如何治疗与干预

急性应激障碍治疗干预的基本原则是及时、就近、简洁、紧扣重点。

由于本病由强烈的应激性生活事件引起，心理治疗具有重要的意义。让患者尽快摆脱创伤环境、避免进一步的刺激是首要的；在患者能够接触的情况下，建立良好的医患关系，与患者促膝交谈，对患者进行解释性心理治疗和支持性心理治疗可能会取得很好的效果；要帮助患者建立自我的、有力的心理应激应对方式，发挥个人的缓冲作用，避免过大的伤害；不要避免和患者讨论应激性事件，而应该让患者详细地回忆事件的经过，患者的所见所闻和所作所为。这样的讨论将有助于减少有些患者可能存在的对自身感受的消极评价。要告诉患者，在大多数情况下，人们面临紧急意外时，不大可能做得更令人满意。

药物主要是对症治疗，但在急性期也是采取的措施之一。适当的药物可以使患者症状较快地获得缓解，便于心理治疗的开展和奏效。

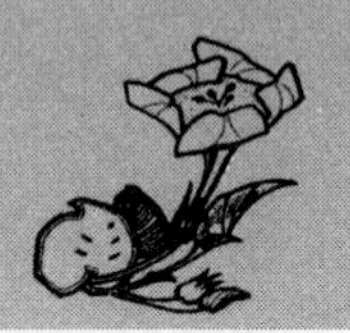

270. 什么是创伤后应激障碍

创伤后应激障碍(PTSD)是由于受到异乎寻常的威胁性、灾难性心理创伤,导致延迟出现和长期持续的精神障碍。这类事件包括战争、严重事故、地震、被强暴、受酷刑等等。几乎所有经历这类事件的人都会感到巨大的痛苦,常引起个体极度恐惧、害怕、无助感。

事件本身的严重程度是产生创伤后应激障碍的先决条件。在我们的日常用语中,许多超出意料的事件都可以称为“创伤性”的,如离婚、失业或考试失败。但是,有关研究发现,大约只有0.4%的事件具有“创伤性”意义。最近的研究提示,所谓“创伤性体验”应该具备两个特点:第一,对未来的情绪体验具有创伤性影响。例如,被强奸者在未来的婚姻生活或性生活中可能反复出现类似的体验;第二,是对躯体或生命产生极大的伤害或威胁。当然,个体人格特征、个人经历、社会支持、躯体健康水平等也是病情和病程的影响因素。

271. 创伤后应激障碍有哪些表现

创伤后应激障碍最特征性的表现是在重大创伤性事件发生后,患者有各种形式的反复发生的闯入性创伤性体验重现(病理性重现)。患者常常以非常清晰地、极端痛苦的方式进行着这种“重复体验”,包括反复出现以错觉、幻觉(幻想)构成的创伤性事件的重新体验(症状闪回)。此时,患者仿佛又完全身临创伤性事件发生时的情景,重新表现出事件发生时所伴发的各种情感。患者面临、接触与创伤性事件有关联或类似的事件、情景或其他线索时,常出现强烈的心理痛苦和生理反应。

患者在创伤性事件后,频频出现内容非常清晰的、与创伤性事件明确关联的梦境(梦魇)。在梦境中,患者也会反复出现与创伤

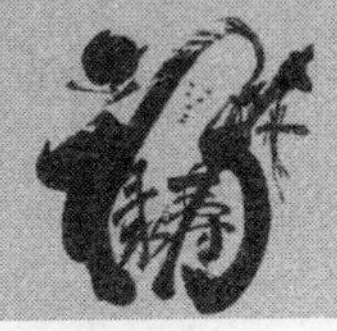

性事件密切相关的场景，并产生与当时相似的情感体验。患者常常从梦境中惊醒，并在醒后继续主动“延续”被“中断”的场景，并产生强烈的情感体验。

在创伤性事件后，患者对与创伤有关的事物采取持续回避的态度。回避的内容不仅包括具体的场景，还包括有关的想法、感受和话题。患者不愿提及有关事件，避免相关交谈，甚至出现相关的“选择性失忆”。患者似乎希望把这些“创伤性事件”从自己的记忆中“抹去”。

在创伤性事件后，许多患者还存在着“情感麻痹”的现象。从外观上看，患者给人以木然、淡漠的感觉，与人疏远、不亲切、害怕、罪恶感或不愿意和别人有情感上的交流。患者自己也感觉到似乎难以对任何事物产生兴趣，过去热衷的活动也无法激起患者的情绪，患者感到与外界疏远、隔离，甚至格格不入，难以接受或者表达细腻的情感，对未来缺乏思考和规划，听天由命，甚至觉得万念俱灰，生不如死，严重的则采取自杀行为。

此外，有些患者则出现睡眠障碍、易激惹、容易受惊吓，做事不专心等警觉性过高的症状。多数患者在创伤性事件后的数天至半年内发病，一般在1年内恢复正常，少数患者可持续多年，甚至终生不愈。

272. 创伤后应激障碍如何治疗

(1)心理治疗：对于创伤后应激障碍初期，主要采用危机干预的原则和技术，侧重提供支持，帮助患者提高心理应对技能，表达和宣泄相关的情感。及时治疗对良好的预后具有重要意义。

慢性和迟发性创伤后应激障碍的心理治疗中，除了特殊的心理治疗技术外，为患者争取最大的社会和心理支持是非常重要的。家属和同事的理解，可以为患者获得最大的心理空间。

(2)药物治疗：抗抑郁药物是治疗各个时期创伤后应激障碍最

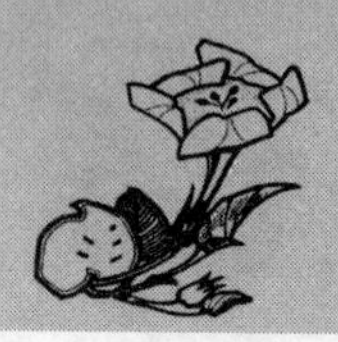

常见的选择，并且能够取得比较好的效果。其他药物则可包括抗焦虑药物、镇静剂、锂盐等。

(3)心理治疗合并药物治疗：心理治疗结合药物治疗的方法比两种方法单用的效果更佳。根据有关经验，前期应采用支持和解释心理治疗，建立良好的医患关系，主要是获得患者对于服用药物的理解和接受。在药物取得一定疗效的基础上。进行认知心理治疗，可能会取得更好的效果。

273. 什么是适应障碍

适应障碍是指在明显的生活改变或环境变化时，产生短期的、轻度的烦恼状态和情绪失调，常有一定程度的行为变化等。但并不出现精神病性症状。典型的生活事件有：居丧、离婚、失业或变换岗位、迁居、转学、患重病、经济危机、退休等。发病往往与生活事件的严重程度、个体心理素质、心理应对方式等有关。但是，在适应障碍的病因和发病机制方面，存在着很大的分歧意见。

适应障碍发病多在应激性生活事件发生后的1～3个月内出现，表现多种多样，包括抑郁心境、焦虑或烦恼，感到不能应对当前的生活或无从计划未来，失眠、应激相关的躯体功能障碍(头疼、腹部不适、胸闷、心慌)，社会功能或工作受到损害。有些患者可出现暴力行为，儿童则表现为尿床、吸吮手指等。有如下几种表现方式。

(1)以抑郁为主者：表现为情绪不高、对日常生活丧失兴趣、自责、无望无助感，伴有睡眠障碍、食欲变化和体重减轻，有激越行为。

(2)以焦虑为主者：则表现为焦虑不安、担心害怕、神经过敏、心慌、呼吸急促，窒息感等。

(3)以品行障碍为主者：常见于青少年，表现为逃学、斗殴、盗窃、说谎、药物滥用、离家出走、性滥交等。

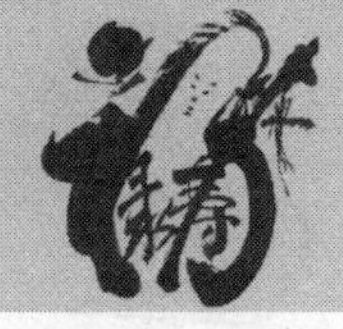

(4)儿童适应性障碍:主要表现为尿床、吸吮手指等退行性行为,以及无故腹部不适等含糊的躯体症状。

274. 适应障碍如何治疗

适应障碍的病程限定为1～6个月,也就是说,随着时间的推移,适应障碍能够自行缓解,或者转化为更为特定的、更为严重的其他精神障碍。因此,适应障碍的治疗重点应该以是心理治疗为主,药物只用于情绪异常较为明显的患者。药物治疗的作用是加快症状的缓解,为心理治疗提供基础或合适的环境。

(1)心理治疗:主要是解决患者的心理应对方式和情绪发泄的途径问题。主要采取个别指导、家庭治疗和社会支持等方式。

(2)药物治疗:可根据具体的情况采用抗焦虑药物和抗抑郁药物等。以低剂量、短疗程为宜。在药物治疗的同时,不能放弃心理治疗。

275. 什么是自杀行为

自杀是现代社会人类的十大死因之一,并已经成为15～35岁间的青年人前3位的死因。世界卫生组织(WHO)的统计数据表明,全世界每年约有100万人死于自杀,平均40秒钟左右有1人死于自杀,每3秒钟有1人自杀未遂。自杀不仅伤害本人,还至少对其有关的6个人在心理上产生巨大冲击,同时也对社区和家庭在心理、社会交往及经济上产生不可估量的影响。自杀已经成为现代社会严重影响人类健康和寿命的主要问题之一。

自杀是指故意伤害自己生命的行动。根据自杀发生的情况,一般将自杀分为自杀意念、自杀未遂、自杀死亡3种形式。自杀意念系有寻死的愿望,但没有采取任何实际行动;自杀未遂是有意毁灭自我的行动,但并未导致死亡;自杀死亡则为采取有意毁灭自我的行为,并导致了死亡。从有自杀意念真正发展到以自杀结束生

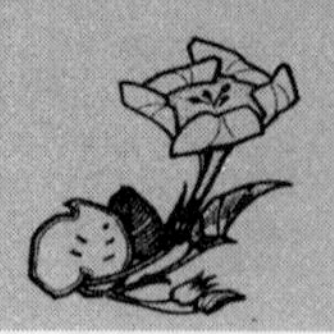

命的仅仅为少数，但自杀未遂的发生率却是自杀致死的 10～20 倍。自杀方法因国家、年代、民族、年龄、性别等有所不同。如美国以枪击为主；英国以汽车尾气中毒为主；我国以服毒（药）、自缢和跳楼较多；其他方法包括溺水、制造交通事故、刀伤、枪击、自焚等。自杀死亡者及男性自杀者，采用暴力性手段比较多，而自杀未遂者及女性自杀者相反。

276. 自杀的心理危险因素有哪些

（1）精神应激：重大的负性生活事件可能成为自杀的直接原因或诱因。研究发现自杀者在自杀行动前的 3 个月内，生活事件的发生频率明显多于正常人。这些生活事件大多具有“丧失”的特色，常引起个体明显的情绪反应，如人际冲突、被拒绝、工作或财政问题、社会地位改变、名誉受损及多重生活事件等。当个体处于某种慢性痛苦时期，这些应激事件常可起触发作用。

（2）心理特征：对自杀未遂者的研究发现，他们常有某些共同的心理特征。①认知方式。自杀者一般存在不良的认知模式，如非此即彼、以偏概全、易走极端等，在挫折和困难面前不能对自身和周围环境做出客观评价；易从宿命论的角度看待问题，相信问题所带来的痛苦是不能忍受的、无法解决的和不可避免的；对人、对事、对己、对社会均倾向于从阴暗面看问题，自卑或自尊心过强，心存偏见和敌意；缺乏洞察、分析、处理问题的能力。②情感。自杀者通常有各种慢性的痛苦、焦虑、抑郁、愤怒、厌倦和内疚的情绪特征，他们对这种负性的情绪体验难于接受，缺乏精神支柱。多数自杀者表现为情绪不稳定、不成熟的神经质倾向。③意志行为。具有冲动性和盲目性，不计后果等特点，常缺乏持久而广泛的人际交往，回避社交，难于获得较多的社会支持资源，适应性差，对新环境适应困难，可具有一定的攻击性。

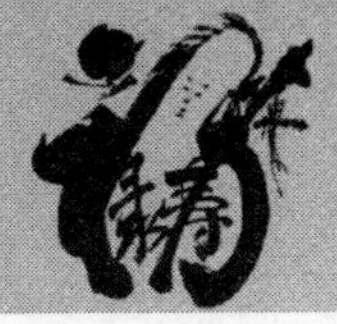

277. 自杀的社会危险因素有哪些

(1)性别:一般情况下,在自杀死亡者中,男女性别比约为3∶1左右,而在自杀未遂者中男女性别比约为1∶3,而我国男女两性的自杀率却是1∶1.1。

(2)年龄:总的来说,自杀率是随年龄而增加的,进入老年后上升更加明显,14岁以下儿童自杀死亡者罕见。一般男性的自杀死亡高峰年龄为45岁左右,而女性则为55岁左右。在老年人的死因构成比中,自杀所占的比例虽因躯体疾病的增加而降低,但其自杀率仍然高于青壮年。自杀未遂的高发年龄明显低于自杀死亡者,据估计,31%～69%自杀未遂者的高发年龄在30岁以下。

(3)婚姻家庭:独身、离婚、丧偶者中自杀率高于婚姻状况稳定者,混乱或冲突性的家庭关系自杀率高,关系和睦、气氛融洽的家庭自杀率低。在已婚者中,无子女者的自杀率高于有子女者。

(4)职业与社会阶层:社会各阶层的自杀率呈"U"字形,即失业者、无固定职业者、非技术工人及高社会阶层的自杀率较高。根据世界卫生组织(WHO)的文献报道,医生、农牧业从业人员的自杀率较高;而据美国的资料显示蓝领工人的自杀率最低,而从事专门职业的医生、律师、作家、音乐家、经理阶层及行政管理人员的自杀率较高。

(5)地域与信仰:世界各国的自杀率具有一定的地域性,欧洲的斯堪的纳维亚半岛及原苏联加盟共和国自杀率较高,而地中海地区较低。在城乡之间,一般情况下城市高于农村,但在我国的农村自杀率高于城市。宗教对死亡的认识态度及教徒与社会的整合程度,会影响教徒对自杀的态度。

278. 自杀者自杀前有哪些心理特点

自杀者在自杀前具有共同的心理特征,其表现为:①大多数自

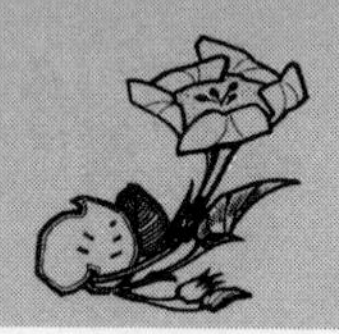

杀者的心理活动呈矛盾状态，处于想尽快摆脱生活的痛苦与求生欲望的矛盾之中。“生存还是死亡”，犹豫不决。此时他们常常提及有关死亡或自杀的话题。他们其实并不真正地想去死，而是希望摆脱痛苦。②自杀行为其实是一种冲动性行为，跟其他冲动性行为一样，是被日常的负性生活事件所触发的，且常常仅仅持续几分钟或几小时。③自杀者在自杀时的思维、情感及行动明显处于僵化之中，他们常常以悲观主义的先占观念看待一切，拒绝及无法用其他方式考虑解决问题的方法。

通过对自杀未遂者事后的回忆和对自杀者留下的遗书进行分析后，曾有学者描述过各种各样的自杀动机：如摆脱痛苦、逃避现实、实现精神再生；通过死后进入天堂以获得人世间得不到的东西；为了某种目的或信仰而牺牲自己；惩罚自己的罪恶行为（现实的或想象的）；保持自己道德上和人格上的完美；作为一种表达困境、向外界寻求帮助和同情的手段等。

279. 自杀者有哪些线索

自杀行为的发生并非完全是突然的和不可预测的，大多数自杀行为的发生存在一定的预兆，可以通过对有关因素的分析和评估，提高对自杀行为的预测和防范。自杀危险性评估的基本线索如下。

（1）通过各种途径流露出消极、悲观的情绪，表达过自杀意愿者。自杀者在自杀前曾流露出相当多的征象，用他们自己的方式表达过自杀的意愿，如反复向亲友、同事或医务人员打听或谈论过自杀方法，在个人日记等作品中频繁谈及自杀等。另外，不愿与别人讨论自杀问题，有意掩盖自杀意愿亦是一个重要的危险信号。

（2）近期遭受了难以弥补的严重丧失性事件。“丧失性事件”常是自杀的诱发性事件，在事件发生的早期，容易自杀，在经过危机干预后自杀的危险性虽然有所下降，但绝望的意愿仍可能使他

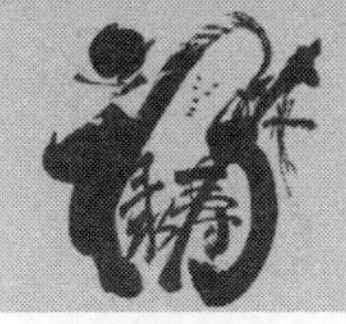

们采取自杀行动。等到他们“习惯”以后,危险性会逐步减少。

(3)近期内有过自伤或自杀未遂行动,其再发自杀行为的可能性非常大。既往行为是将来行为的最佳预测因子。当患者采取自杀并没有真正解决其问题后,再次自杀的危险性将会大大增加。此外,在自杀行为多次重复后,周围人常会认为患者其实并不想死而放松警惕,此时自杀的成功率将大大增加。

(4)发生人格改变者如易怒、悲观主义、抑郁和冷漠,以及内向、孤僻等行为,不与家人和朋友交往者;出现自我憎恨、负疚感、无价值感和羞愧感,感到孤独、无助和无望者;突然整理个人事物或写个人意愿;有自杀家族史者等。自杀企图,既可以对自杀危险性进行评估,也可以使他们体会到关爱、支持和理解,降低自杀风险。

(5)慢性难治性躯体疾病患者突然不愿接受医疗干预,或突然出现“反常性”情绪好转,与亲友交代家庭今后的安排和打算时。

(6)精神疾病患者,特别是抑郁症、精神分裂症、酒精、药物依赖患者是公认的自杀高危人群。有自责自罪、被害、虚无妄想,或有命令性幻听、强制性思维,焦虑或惊恐者等症状者。有抑郁情绪的患者,如出现情绪的突然“好转”,应警惕自杀的可能。有人对抑郁症患者进行追踪调查时发现,36 名患者中出院 6 个月有 42%自杀,出院 1 年中有 58%,出院 2 年中有 70%。因此,抑郁症的自杀并不一定只出现在疾病的高峰期,在疾病的缓解期同样有较高的自杀风险。

280. 什么是攻击行为

攻击行为广泛见于从低等动物到人类的整个动物界,在个体生存和种族保存中有着重要意义。但是,攻击行为具有伤害性,在很大程度上威胁着人类自身的安全,全球每年因暴力而丧命的人数达 200 万,而且每年因暴力造成的直接和间接经济损失高达数

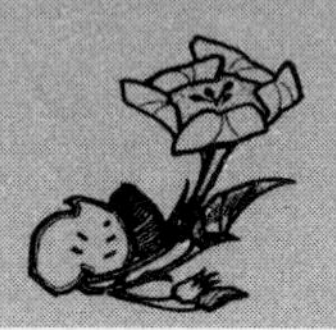

十亿美元，攻击行为已经成为社会学、心理学、法律和精神病学关注的焦点之一。

攻击行为的概念目前尚未统一，包含着广义和狭义两个方面，广义的攻击行为包括对人(他人和自身)、动物和物体的伤害行为；而狭义的攻击行为则仅指对自身以外的伤害行为。

攻击行为的表现形式可以多种多样，如讽刺挖苦，散布流言，漠视社会规范，抗拒权威，打架斗殴，破坏他人或集体财物等。攻击行为有不同的分类方式，如言语、动作和暴力行为，有益与无益攻击，敌对与非敌对攻击，个人与团体攻击等。

281. 哪些因素会影响人类攻击行为

(1)生物学因素：①遗传。攻击、暴力行为存在一定的家族聚集现象，且符合多基因遗传特点。XYY 型超雄结构可能更具有攻击性。②生化。5-羟色胺等神经递质及血浆总胆固醇水平与攻击行为的发生和抑制有关。③神经内分泌。雄激素、血糖和促肾上腺皮质激素的水平可能与攻击行为有关。④脑结构与功能。左右大脑半球的均衡性发展与协调功能、额叶和颞叶功能及脑电图慢波活动等均与攻击行为有关，有人将杏仁核称为攻击中枢。⑤疾病。精神分裂症、人格障碍等精神疾病患者较一般人群更易发生攻击行为，颅脑创伤等也常伴发攻击行为。

(2)心理学因素：①攻击行为与体力、情绪稳定性及成长阶段有关。高发阶段在青春期，几乎是成年人的 2 倍，30 岁以后开始下降。②男女发生攻击行为的比例为 9∶1。③人格的特征与攻击行为有关。Shoham 等发现，暴力犯罪者多具有多疑、固执、缺乏同情心与社会责任感、情绪不稳定、喜欢追求刺激、缺乏自信与自尊、应付现实及与社会交往的能力差等特点。④严重和持续的应激性事件可能成为攻击行为的促发因素。⑤智力水平低下者易发生攻击行为。

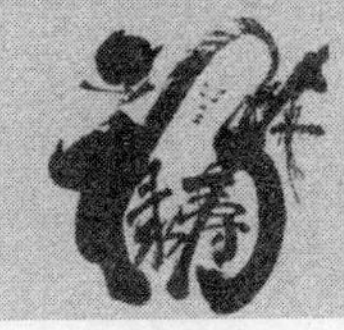

(3)社会学因素:①低收入、社会底层、失业和职业不稳定群体攻击行为的发生率明显较高。②早年不良的家庭环境,如父母离异或分居,遭遇父母虐待等与成年后的攻击行为关系密切。③攻击行为的发生与受教育年限呈反比。④不当的社会传媒和舆论常常具有诱导和"榜样"作用。⑤婚姻稳定性差、缺少社会支持及质量不高者等易发生攻击行为。

(4)其他:①既往的攻击行为史增加未来发生攻击行为的可能性。②药物和酒精滥用者容易发生攻击行为。

282. 攻击行为如何预防与处理

(1)攻击行为的预测:由于攻击行为具有一定的伤害性,预测很重要,但准确预测非常困难。对攻击行为具有较高预示性的有:过去有过冲动或暴力行为、有无法控制的愤怒、处于妄想或躁狂状态、有伤害或杀人的念头、人格障碍、痴呆、谵妄、酒精、药物中毒等精神障碍。

(2)攻击行为的预防:一般分为基础处理及情景处理两个方面,基础处理包括妥善处理原发问题、疾病和应激,改善应对策略,改善和加强社会支持,避免社会性诱导等。情景处理包括了解相关信息,评价攻击的可能性;建立适宜环境,减少诱发因素;注意接触方式,应和缓、得体,表现出同情和关心,避免威胁和挑衅,避免直接的目光接触,并保持一定的距离;鼓励适当方式的表达与宣泄,分散注意力,转移攻击意图,鼓励自我控制等以提高自控能力;通过医疗及行为方式控制攻击的原因等。

(3)攻击行为的处理:首先须事先对工作人员在隔离、监禁等技术方面进行训练。在攻击行为发生时,应采取紧急措施处理,避免单独接触,须尽快解除攻击者的武装,控制场面及保护其他人,隔离攻击者,必要时采取保护性约束或药物控制等。对于存在潜在攻击性的人一般可采取教育、疏导、感化、刑事处罚及其他社会

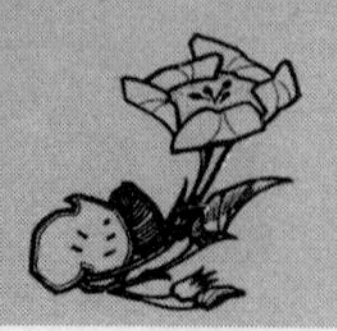

性制裁和心理、行为重建等方式；对存在医学问题者，须根据不同情况采取抗焦虑、抗抑郁、抗精神病、抗癫痫及心境稳定剂等药物治疗，对顽固和严重暴力倾向者必要时可采取电休克或监禁等方式处理。

283. 如何理解人类心理危机

人与环境之间始终处于一种动态平衡中，任何人都会在其一生中的某个阶段遭遇困难、应激，或遭受心理创伤。但实际上应激和创伤的紧急状态本身并不直接构成危机，只有在主观上认为创伤性事件威胁到需要的满足、安全和有意义的存在时，个体才会进入应激状态；而当个体面临逆境，缺少环境(社会)支持，缺乏应付技巧，不能解决问题时，会产生紧张、焦虑、抑郁和失望等情绪问题；由于个体不能承受极度的紧张和焦虑，发生情绪崩溃或想寻求解脱，导致情绪失去平衡，才会进入危机状态。当然，当人处于应激状态及“最低”的功能状态时，额外的、小的刺激也有可能打破平衡，使其进入危机状态。

危机是一种个体运用自己寻常的方式，不能应对所遭遇的内外困扰时的反应。一般发生于个体遭遇到无法避免的、强度较大的应激性事件，动员所具备的应付手段失败时，存在明显的急性情绪、认知及行为上的功能紊乱，个体处于一种心理失衡的状态。经过重新认识和调整，大多数处于危机情况下的人可以建立新的平衡度过危机。危机的持续时间一般较为短暂，不超过6～8周。

284. 什么是危机干预

危机干预就是对处于心理失衡状态的个体进行简短而有效的帮助，使他们度过心理危机，恢复生理及心理和社会功能水平。危机干预是短程和紧急心理治疗，本质上属于支持性心理治疗，是为解决或改善当事人的困境而发展起来的，以解决问题为主，一般不

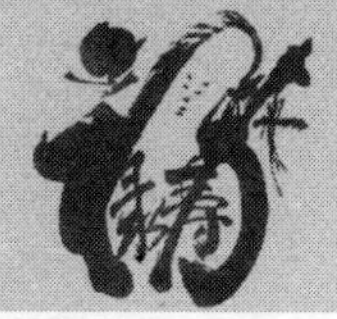

涉及当事人的人格塑造。危机干预的时机以急性阶段最为适宜，干预过程包括通过倾听和关怀，弄清问题实质，鼓励当事人发挥自己的潜能，重建信心来应付面临的问题，恢复心理平衡。

危机干预的目的是通过适当释放蓄积的情绪，改变对危机性事件的认知态度，结合适当的内部应付方式、社会支持和环境资源，帮助当事人获得对生活的自主控制，度过危机，预防发生更严重及持久的心理创伤，恢复心理平衡。危机干预的方式有电话热线、咨询门诊、家庭和社会干预、信函及网络、现场干预等。

285. 科学危机干预有哪些基本步骤

(1)实现接触、保持联系，并迅速建立一定的关系干预者应充分利用各种条件尽快与当事人建立一定的关系，让当事人确信并非单独应对，鼓励当事人开口描述危机发生经过及目前感受，并进行自我干预目的介绍，表明寻求帮助的意愿，取得当事人的信任。

(2)危机评估，并确保安全迅速确定事件、危机的严重程度；当事人对目前危机的应付状况；是否需要用药等其他医学措施，确定需要紧急处理的问题，提供必要的保证和支持，确保当事人的生理及心理安全。需要评估的有：①认知状态。对危机认识的真实性和一致性、范围、解释的合理性，是否夸大、持续存在的时间、改变的可能和动机。②情绪状态。情绪表现的形式和强度、情绪状态与环境是否协调一致、情绪表现的普遍性与特殊性、情绪与危机解决的关系，如否认、逃避等。③意志行为。社会功能与社会接触面频率、能动性水平、自我控制力、危险性行为、确定对自我及他人伤害的危险性。④应对方法、资源和支持系统。什么行动和选择有助于当事人，当事人会采纳的行动是什么，其社会支持资源如何；评价创伤性事件的含义，创伤对当事人生活的影响，当事人在恢复过程中可能面临的问题；了解是否以前有过类似的经历，是如何进行控制的等。在了解了上述情况后，应回顾所有问题，判断什么是最重要的，什么

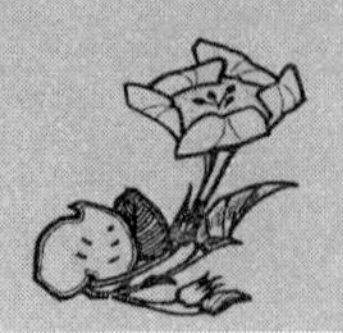

是需要紧急处理的等，为下一步制定干预计划做准备。

(3)制定干预目标，干预的最高目标是帮助当事人度过危机，恢复心理健康，并实现促进成长。但在具体制定干预目标时，应根据当事人的具体情况，制定切合实际的、可操作、可实现的目标。干预目标应在对当事人全面评估的基础上，尽可能地发现资源，寻求解决这一问题的证据和方法，帮助当事人制定一个明确而切实可行的目标，及特别的行动和时间表，并在必要时提供一定的应对策略。

(4)实施干预，在具体实施干预之前，需要当事人理解问题的解决和度过危机的积极配合与共同努力；在激发动机的前提下，帮助当事人了解接受创伤性事件的含义需要时间及可能面临各种困难等。在短期目标达到，新的应付技能发展起来后，可以确定下一个目标，通过不断地督促和强化积极变化，当事人会在新的应付技能获得的同时，症状明显改善，成功解决危机。

具体实施干预措施包括：向当事人解释情感活动是对危机的正常反应；鼓励当事人讨论目前感受，诸如否认、内疚、悲痛、生气；鼓励当事人谈述过去和现在；帮助当事人理智地面对现实、接受现实及痛苦；增进当事人对现实世界的了解，分清幻想与事实；提供应对的策略，帮助当事人建立新的支撑点，转向其他领域，从丧失性情绪问题中走出来；强调当事人对行为和决定的责任心等。

(5)实现目标与随访，经过积极有效的干预，大多数当事人都可以顺利地度过危机，恢复心理健康水平。在实施干预时要根据不断了解到的情况、当事人的反应及干预的进程对干预目标进行验证和必要的调整，并调整干预策略。在当事人取得一定进步时，要善于及时地总结回顾。在结束之前，还应不断强化当事人对应对方式、资源利用及适应技能的使用，尽可能使当事人接受、适应变化，熟练地掌握新的技能和利用资源，帮助预测和对未来进行必要的准备，增强对处理将来应激事件的自信心。

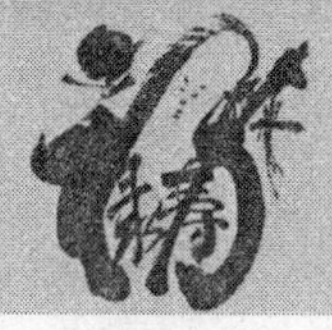

第四章　家庭精神医学

一、家庭医疗护理

286. 精神疾病治疗有什么特点

精神疾病治疗与其他临床科相比有以下几个特点。

(1)精神疾病治疗是把有精神障碍的人作为一个整体进行治疗。

(2)由于患者的自知力丧失、否认有病、甚至拒绝治疗，因此精神疾病的治疗不是单纯依靠医务人员的说服，有时要进行强制性治疗。

(3)精神治疗占重要地位，对于心因性精神障碍来说，精神治疗可作为病因治疗的首选；其他精神疾病治疗也要在适当时机进行必要的心理治疗。

(4)病因疗法少，而对症治疗居多。由于很多精神疾病的病因未明，目前采用的药物治疗或其他疗法也均属对症治疗范畴。

(5)治疗效果的判断要比躯体疾病困难得多，缺乏客观的观察与固定指标。近年来，采用的症状量表记分的方法评定，是一个进步，但还是相对的，人为因素的成分较大。

287. 精神疾病家庭治疗的基本原则是什么

(1)综合治疗原则：患者自身具有生物学、心理学和社会学的特征，精神疾病的发生和发展又与具体的生物、心理、社会因素密

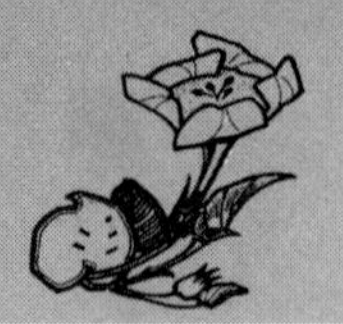

切相关，因此在治疗上也要综合考虑，给予生物学治疗措施（如药物治疗或抽搐治疗），心理学治疗措施（如精神治疗或行为治疗），社会学治疗措施（如家庭治疗和环境治疗），才符合现代的生物－心理－社会的医学模式。

（2）持续治疗原则：精神疾病多系慢性疾病，其治疗与康复需要相当长的时间，因此应有长期治疗计划。即使是急性或亚急性精神障碍，在症状缓解后的巩固疗效和防止复发等，都需要持续的医疗帮助。

（3）治疗个体化原则：每个患者的生理情况、心理素质及其所处的社会环境各不相同，即使诊断相同，也要因人而异，为每一具体患者制订出具体的治疗方案，并根据治疗中病情的变化及时调整治疗方案。

288. 怎样合理使用抗精神病药物

随着现代医学的发展，抗精神病药物的品种不断增多，使许多过去难以治愈的精神病患者，获得了更多的选择用药的机会，以最大限度的改善精神症状，早日获得康复。但许多抗精神病药物的不良反应甚多，如果使用不当，不仅不能改善精神症状，而且会使病情加重，甚至贻误治疗，造成身体功能的损害。如何合理使用抗精神病药物，以下几个方面可供参考。

（1）合理剂量：抗精神病药物各具特点，剂量的选择要因人而异，对年迈体弱伴有躯体疾病者，用药应更加慎重。药物治疗应以中等剂量为宜，小剂量往往达不到治疗的目的，高剂量时会增加药物的不良反应，此时疗效未必提高，同时因患者感到身体不适，会拒绝服药。因此，应从小剂量开始逐渐缓慢增加药量，加药速度过快时部分患者会出现四肢肌张力增高，活动减少，坐立不安，排尿困难，视物模糊等不良反应，严重的会出现颈斜或后仰，两眼球上翻，说话困难。

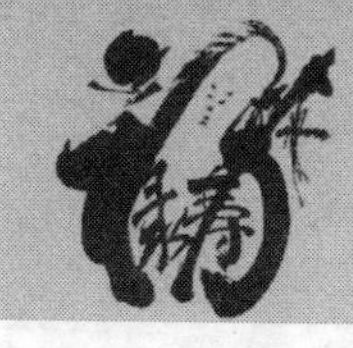

(2)合理疗程：抗精神病药物在体内吸收起效的时间为10～14天，当药物加到一定量，精神症状大部分或完全消失时的药量称为“治疗量”，此量维持的时间对精神病患者的疗效和预后非常重要，一般要维持8周以上，连续服用3个月为1个疗程。此后视病情稳定程度，逐渐将药减至治疗量的1/3～1/2，作为“维持量”，坚持服用以避免出现病情的反复发作。

(3)尽量单一用药：抗精神病药物的选择要根据患者具体情况，尽量单一用药，这样便于观察症状，判定药物疗效，一旦出现药疹或其他不良反应可以及时处置。合并用药可以增加药效，但某些药物联用后会降低药物治疗作用，增加药物不良反应。

(4)更换药物要慎重：当某种抗精神病药物治疗效果不理想或因某些原因要更换药物时，要缓慢减药和加药，不能突然停药或换药速度过快。换药方法不妥，患者会出现多种躯体不适，极少数患者可出现高热、大汗、心率加快、意识不清、全身肌肉强直震颤、尿失禁、脱水以致急性肾衰竭等情况。

(5)定期复查心电图和血常规：氯丙嗪、奋乃静、氟哌啶醇等药物，目前在我国精神科仍广为选用，虽然这些药物在体内代谢过程中可能会对某些脏器产生不同程度的影响，较为多见的如心、肝、血液系统异常，但只要定期检查心电图，做必要的血液化验，发现异常及时调整药物，就会将药物不良反应减少到最小，防止严重药物不良反应的发生。

(6)新药应用：目前，以利培酮、阿立哌唑等为代表的新一代抗精神病药物已在我国广泛应用。这些药服用方法简单，药物不良反应小，已为广大精神病患者所认识，需注意的是治疗过程中，如果精神症状在一段时间内持续不变，应保持耐心，因为症状缓解在许多患者中需要几个月的时间。症状加重者应考虑换药，出现情绪低落者可短期合并抗抑郁药。如果没有上述情况时则避免联合用药。

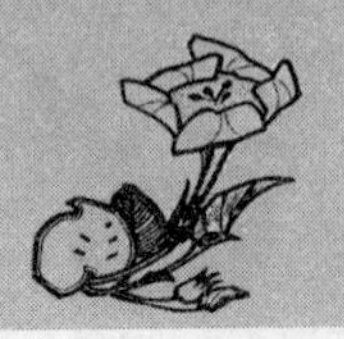

289. 精神症状消失后为什么还要坚持用药

精神病与其他慢性复发性疾病很相似,如糖尿病、高血压,是反复发作的疾病,其中精神病复发率居首位,约 80%的患者痊愈后再度复发,出院后 2 年内复发危险几率最大,情感性疾病复发率为 40%～60%。如果停药,复发率会成倍增加,如果 1～5 年内坚持服药未复发,5 年后复发的可能性大大减少。所以疾病即使痊愈,感觉良好,依然需服 3～5 年的维持剂量,这如同糖尿病,几乎是一种终生性疾病,要在相当长的时间内坚持治疗,对疾病状况进行监控,如放松警惕,将会死灰复燃,前功尽弃,复发次数越多,治疗效果越差,留有精神残疾越重,复发后新开始治疗的剂量要加大,所以重在坚持服药,才能使自己成为主宰疾病命运的主人。

290. 怎样安全使用精神药物

常用的精神药物类型较多,如抗精神病药、抗躁狂药、抗抑郁药和抗焦虑失眠药等。由于 80%的精神疾病患者都在社区或家庭中治疗,为此,精神药物的安全服用应该引起家庭的关注。本文所指的安全不是各类药物的不良反应,而是指患者在家庭用药过程中的监护、管理及服药后注意事项等。

(1)服药监护:多数精神病患者由于对疾病认识有偏见,或对治疗的信心及依从性不高,在服药过程中容易出现不按医嘱用药的情况,如服药不规律,藏药,吐药,漏服等。这些在住院的患者中也时有发生,精神病患者在医护人员注视下都能瞒天过海达到漏服、拒服的目的,而在家庭或在缺乏监护的情况下服药的安全性、有效性是可想而知的。为此,有些家属反映,没停药为何疾病还会复发,其中的奥妙不是剂量不足,就是没有服进去。这就要求患者家属做好服药时的监护,除按医嘱剂量拿给患者并亲自监督服下,必要时还要检查患者两腮及舌下。这样既能保障有效服药,还能

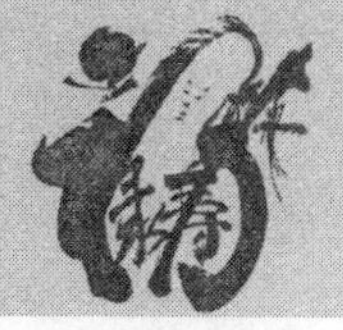

避免患者有意漏服、少服或一次性大量吞服而发生意外。

(2)管理:因临床中常常见到精神药物误服中毒事件,精神药物的家庭管理是非常必要的。如把药物放到小孩够不到的地方或锁起来,这不仅对患者有益,对其他人尤其是儿童也有益。管好精神药物不仅患者家属要做好,医生和药店也要各负其责,避免精神药物滥用或出售给心理不健康及另有企图者。

291. 使用抗精神病药物应注意哪些问题

(1)避免劳累:服抗精神病药多有肌肉紧张或协调运动不良,血压降低或导致直立性低血压,抗焦虑催眠药多有松弛神经肌肉作用,导致头昏、肌无力等,如劳动量过大可加重药物不良反应,诱发肌肉拉伤、摔伤、心律失常等意外。

(2)避免高空或仪表电器机械等操作。因精神药物可影响患者头脑清晰度和反应能力,如从事这些工作,容易出现差错或意外。

(3)避免饮酒少吸烟:饮酒可加重药物对机体的抑制,吸烟可降低精神药物的疗效,不利于治疗和早日康复。

(4)不可随意大幅度增减剂量:药物剂量的增减都是由小剂量循序渐进的,这样能保持血药浓度不大幅度波动,机体能够耐受和适应。如剂量突然增大或减少,不仅会出现药物反应,还会诱发癫痫及迟发性运动障碍,给患者造成痛苦。

(5)长期服用精神药物要补钾:长期服药除按照各药的不良反应和注意事项做好防范外,如做心电图、脑电图、血液、血药浓度的监测等,还要注意补充钾离子,以防肌无力、肌麻痹、心律失常。

(6)药物依赖:多见于抗焦虑抗失眠药使用者。一旦停服可出现失眠、心神不安、压抑沮丧、乏力、不思饮食等,服药后又很快缓解,不服则持续存在或加重。为避免药物依赖,要定期调换药物品种。

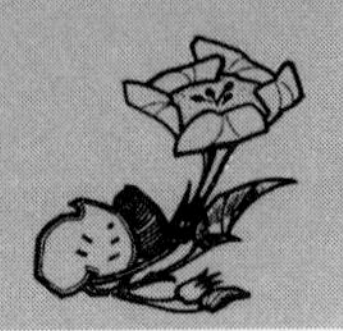

292. 精神病患者怎样维持用药

部分精神病患者需要长期服药治疗，但药物维持治疗的种类和剂量应当因人而异，主要是根据患者对药物的敏感程度来确定。有些患者虽然用药的剂量较大，但并没有出现明显的不良反应，而又能很好地控制症状，则没有必要去增加或减少药量，而另外有的患者服药量并不大，症状消失后患者能正常的生活、工作，这时也没有必要加大剂量。总的来说，维持药物的剂量并没有统一的标准。现行最好的办法、最实用的途径应该是实行剂量的个体化。近年来专家们对较有效的治疗方法已形成的共同看法是：继续有效剂量和间歇性对症治疗及靶症状给药（待患者有复发预兆时给药）。维持治疗选择药物，可根据以下几点来考虑。

（1）正规治疗时有效的药物，常言道效不更方，这点不用怀疑。

（2）尽可能单一用药，一是用法简单方便，二是患者容易接受。

（3）联合用药也可供选择，仅仅是当某种药效果不好，或出现不良反应时。但此种方法必须在医生指导下进行。

（4）服药依从性太差的患者，使用长效抗精神药物亦不失为好的治疗。目前，国内有口服五氯利多，肌内注射的氟奋乃静癸酸酯及癸氟哌啶醇（氟哌啶醇癸酸酯）等。

维持治疗应该选择合适的剂量，力求有效防止复发而不良反应最小，这样既能保证患者坚持服药，又能适应社会环境，恢复正常的生活。具体实行方法可采用：①低剂量，一般为最高治疗量的1/4～1/2为宜。②治疗剂量的继续。因现行的治疗已不会采用大剂量，一般的治疗量已适合于患者，况且治疗后期药量已在减少，某些新药的不良反应都不太多。③因人而异。最适合的剂量应是患者能接受且可耐受药物所产生的不良反应。剂量的改变应在医生指导下增减。

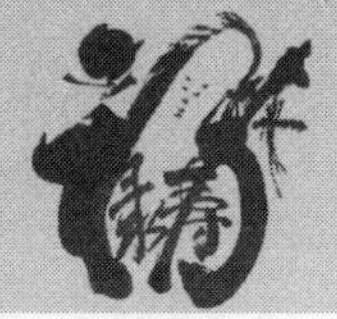

293. 为什么服用抗精神病药需查血象

有不少患者和家属对服抗精神病药时必须定期监测血象表示不理解，认为患者服药后没有任何躯体不适，定期监测实属多此一举。更有部分人认为是医生为了追求经济利益而滥做检查，以致引起诸多误会。其实，几乎所有的抗精神病药对血液中的粒细胞都有一定程度的抑制作用，虽仅极少数患者出现粒细胞缺乏症（发生率0.1%～0.7%不等），但这是一种严重的不良反应，极少部分危及生命，所以不可大意。氯丙嗪和氯氮平所致粒细胞减少的不良反应较为多见。

在服用抗精神病药治疗时，少数患者出现轻微白细胞减少或白细胞增多，通常不需要停药，在继续用药的过程中上述现象多会自行消失。但一旦发生白细胞急剧下降，应引起高度重视，严重的有生命危险。故在用药过程中患者出现原因不明的发热、咽痛、头痛、颌下淋巴结肿大等感染症状时，应提高警惕并及时复查血象。抗精神病药引起白细胞减少有如下特点：①多见于中年以上女性，部分男性也有存在。②通常出现于用药后第2～9周之间。③大部分患者有过敏史或原来白细胞数目偏低，或伴有其他内科疾病。④与使用药物的剂量大小无明显关系。白细胞减少症或粒细胞缺乏症最主要的预防措施为治疗前应检查白细胞计数，治疗期间要定期监测并与原来水平作对照，一般用药的第一个月内应每周监测1次，第2～3个月每2周查1次，第四个月起每月查1次。若发现血象异常，则应缩短测查的间隔时间。

294. 怎样观察及护理粒细胞减少

（1）观察症状：多见于氯氮平、氯丙嗪、氯普噻吨（氯丙硫蒽）等药物治疗的最初3个月内，起病急剧，主要表现为感染症状，如发热、咽喉炎、支气管炎、肺炎等，若粒细胞缺乏伴有药物性肝炎及剥

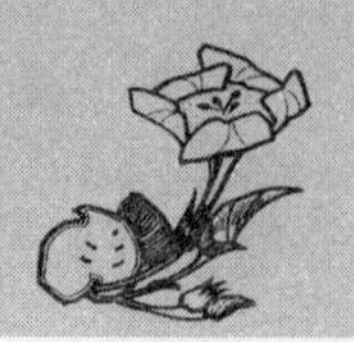

脱性皮炎为三联症，提示预后不佳。发现粒细胞减少要立即停药，给予肾上腺皮质激素、抗生素、生血药对症处理。

(2)护理：护理上的重点在于对患者施行保护性隔离，避免发生感染，将患者安置在单间病房，室内空气新鲜，定期消毒，注意患者冷暖、营养、休息，严格执行无菌技术操作，防止并发感染。

295. 怎样观察及护理锥体外系反应

(1)观察症状：锥体外系不良反应有流涎，震颤，肌张力增高，面具样脸，静坐不能，扭转痉挛，动眼危象，口齿不清，吞咽困难，运动不能等。长期服药者可有迟发性运动障碍。

(2)观察处理：上述锥体外系症状多由药物增量过快或药量过大引起，临床护理中注意观察患者，一旦出现症状，就要报告医生，可按嘱给抗震颤麻痹药对症处理、苯海索(安坦)2 毫克或东莨菪碱 0.2 毫克，每日 2～4 次口服。必要时减药或停药(青光眼患者禁用盐酸苯海索)。

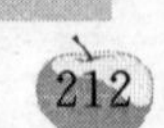

(3)吞咽困难的护理：由于药物作用引起咽喉肌肉共济失调，会厌不能关闭，导致吞咽困难，食物如被吸入呼吸道引起窒息，即出现噎食。护理中发觉出现轻度吞咽困难者，宜给患者进软食，进食进水不要催促患者，以免发生呛咳现象，当吞咽困难明显出现时，应绝对禁止喂饭，可采用鼻饲或静脉输液来保证入量，以免发生意外。一旦发生噎食，可参照噎食的抢救处理。

296. 怎样观察及护理直立性低血压

(1)观察症状：多见于治疗初期、改换药物或药量骤增时，长期用药也可以发生，大剂量肌内注射或静脉注射后及年老体弱者也易发生，大多在迅速改变体位时发生，发生直立性低血压时患者突然出现眼前发黑、头晕、面色苍白、冷汗，直立晕倒以至于外伤，血压可下降至 10.7/6.7 千帕(80/50 毫米汞柱)，甚至测不出，老年

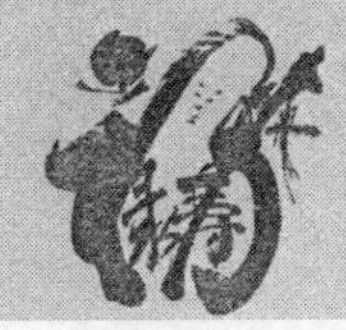

人及伴有心血管疾病者可导致不可逆性低血压,发生猝死。

(2)护理:①在治疗初期应密切观察血压变化,特别是年老体弱伴有心血管疾病、进食不好的患者,注意观察有无发生直立性低血压的趋势,如头晕、心悸等。②注射给药后嘱患者卧床休息,在改变体位如起床、赴厕站起时动作要慢,当感到头晕时立即坐下或躺下。③一旦发生直立位低血压,立即让患者就地平卧或抬高下肢30°,报告医生,给患者测血压,观察生命体征,并准备好急救用品和药物。如平卧后血压及意识仍不恢复,可按医嘱给升压药,如去甲肾上腺素、间羟胺等,或给中枢兴奋药,血压持续不升者,应给输液、给氧,注意禁忌使用肾上腺素,若用肾上腺素,β-受体兴奋药,血管扩张药,可更加重低血压反应。

297. 怎样观察及护理肝功能异常

(1)观察症状:有些抗精神病药可引起无黄疸性肝功能异常,患者无明显自觉症状,仅有单项丙氨酸氨基转移酶增高,多发生在用药后4~8周,这种药源性肝损害可能是一种过敏性反应,肝功能轻度异常不必停药,可加服保肝药并密切观察。

(2)护理:如患者有乏力、恶心、食欲缺乏等症状,在停药或减药时,应密切观察巩膜、皮肤有无黄疸出现。肝功能异常的患者应给高糖类、高蛋白、高维生素、低脂肪饮食,鼓励患者多饮水,保证充分休息。

298. 怎样观察及护理皮疹

(1)观察症状:少数患者可出现过敏性皮疹,多见于治疗初期,常见部位在颜面、四肢、躯干,其皮疹形态多为点状红色斑丘疹,严重时可有发热、皮肤及黏膜肿胀、糜烂、脱屑及渗出,个别患者可出现剥脱性皮炎。

(2)护理:①为预防皮疹出现应嘱患者在服药期间要避免日光

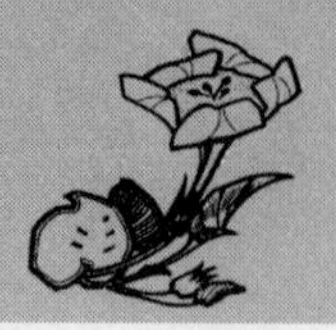

直接曝晒，对服用吩噻嗪类药物的患者尤应注意。②发现患者有散在皮疹出现时，即应报告医生，暂缓给药。要说服患者不要搔抓皮疹，以防止损伤皮肤并感染。③对出现剥脱性皮炎的患者，要实行保护性隔离，住单间病房，病室保持一定温度，定期空气消毒，防止合并感染，同时做好基础护理，保持皮肤及黏膜的清洁。与患者皮肤接触的被服用品要经过高压灭菌后使用，对有渗出的创面可用2%硼酸水或0.5%雷佛奴尔液湿敷。治疗时要严格执行无菌技术操作。

299. 怎样观察及护理恶性症候群

(1)观察症状：这是抗精神病药物引起的一种较少见且最严重的并发症，多见于兴奋、拒食、营养状态欠佳及高龄的患者，当使用作用较强的抗精神病药或合并使用多种抗精神病药时更易发生。通常可有前驱症状，如较明显的肌肉强直、震颤、吞咽困难、精神萎靡，同时体温升高。如能及时处理可较快恢复，如处理不当病情进展，体温可升高到40℃以上，出现意识障碍以致昏迷，伴发呼吸困难，周围循环衰竭，心律失常，血压波动，如延误治疗可导致死亡。

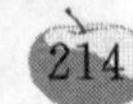

(2)护理：做好基础护理，包括口腔护理、皮肤护理，保证足够营养和热能。高热时主要采用物理降温，如酒精擦浴、冰袋等，呼吸困难时要保持呼吸道通畅，随时吸痰、给氧。及时做人工呼吸。有惊厥发生时要放好牙垫，以防咬舌，保护肢体，头转向一侧，预防外伤及窒息。在患者治疗过程中应密切观察病情及药物不良反应，及早发现恶性症候群的前驱症状，报告医生，及时处理，以免延误病情。

300. 什么是精神病外科治疗

精神外科是指应用神经外科的手术方法治疗某些精神疾病的精神症状。额叶白质切断术开始于20世纪30年代，曾广泛地应

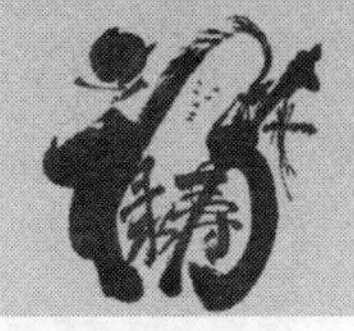

用于欧美各国，以较广泛地切断额叶白质的方法治疗顽固的精神分裂症，虽经改良，终因手术损伤较大、效果不持久，并发症较多及精神药物的问世，而逐渐被药物治疗所取代。至 20 世纪 70 年代，立体定向手术方法的引入用电凝、冷凝、激炮代替手术刀，精神外科治疗的应用才有所回升。

主体定向手术方法中应用较多的有：①立体定向神经束切断术为在眶下做切口，在眶叶皮质后部埋入放射性钇。②立体定向边缘叶白质切断术为切断双侧额叶内 1/4 的白质，以阻断额叶—边缘系统通路。③杏仁核毁损术为破坏双侧杏仁核，用以控制攻击行为。

301. 精神外科治疗有哪些适应证和问题

精神外科的适应证，各家意见纷纭，也有报告认为立体定向手术治疗，对抑郁性疾病、焦虑状态、强迫症和慢性精神分裂症有效。于清汉教授在纵观精神外科发展史和现状的基础上，重点研究其疗效与预后之后，建议立体定向手术适应证为：①顽固、强烈的或反复出现自杀企图者。②处于高度躁动、具有攻击、冲动或暴行的、不可遏制的兴奋状态，扰乱社会治安、妨碍生产、影响家庭安全者。③顽固、难治且痛苦者。④经药物治疗、休克治疗、心理治疗及其他疗效久治不愈并有常导致“麻烦”的精神症状者。

手术可改善患者对某些精神症状的情绪反应，患者的焦虑和紧张状态首先获得改善。其余症状进步较慢，思维障碍少有变化。术后必须进行康复治疗和训练，对强迫症状患者宜继以行为治疗；抑郁症应给与渐进的社会康复措施；精神分裂症还应坚持抗精神病药的维持治疗。近年来，国外又采用前额叶超声治疗，即用超声波引起前额叶白质局部坏死，以治疗某些精神疾病或精神状态，但技术总体不成熟，没有得到广泛认可。

部分患者术后变得情感淡漠、体重增加或肥胖，出现脱抑制状

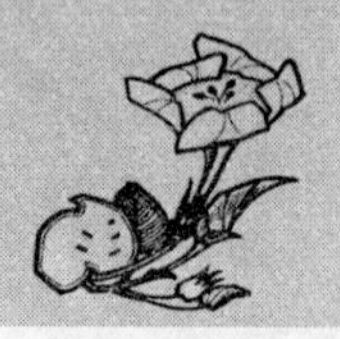

态和癫痫发作，另有一部分患者有存在感知觉、思维、智能等认知功能损害。

302. 精神病患者家庭护理应注意什么

重性精神病患者与其他癔症患者比较，有两个特点：①由于缺乏自知力，对自己的病态表现缺乏辨认能力。②大多数患者能自由走动，为防止意外情况发生，而需有精神科的特殊护理。既要护士掌握，又要求医生必须了解熟悉。

(1)清洁护理：病房在保持整洁，注意通风，定期消毒餐具，注意饮食卫生，对那些乱抢食物和有异食现象的患者要特别加强护理。每天要协助或催促患者做好个人卫生，还要协助女性患者管理经期卫生，并书写在护理记录中。木僵或长期卧床患者要求注意保暖，防止受寒；经常翻身，防止压疮；定时按摩肢体，防止关节强直、变形、挛缩及功能障碍；还必须注意口腔卫生。

(2)饮食护理：对一般患者要注意食量，保证吃饱，且要管理好进餐秩序，对因服抗精神病药物引起吞咽困难的患者，应给流食或软食、不可催促快吃；锥体外系不良反应明显而进食困难者应喂食。拒食或少食的患者应劝食、喂食，必要时鼻饲或静脉输液。对兴奋躁动而食量不足患者要强制进食，鼻饲或补液，以保证营养和水电解质的平衡。对食欲亢进或暴饮暴食的患者要限制食量，必要时可在室内单独进食。应选用搪瓷或塑料等不易破碎的餐具，尽量避免多刺多骨的食物。

(3)睡眠护理：一般来说，失眠常预示病情波动或恶化，睡眠良好时大都是病情稳定或好转的征象，因此要保证患者有充分的睡眠。有失眠，睡前不宜过度兴奋，避免有关精神刺激的谈话。睡眠颠倒的患者，即白天多睡，夜间失眠，这种患者白天应多安排一些活动，防止卧床，必要时睡前给予催眠药。兴奋躁动的患者，不仅自己不能睡眠，还影响其他患者入睡，就单独隔离可注射催眠药或

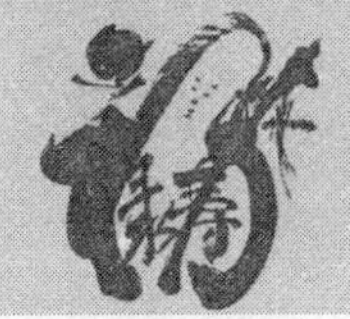

抗精神病药物。

(4)心理护理:在整个护理过程中运用医学心理学的知识,通过安慰、劝解、启发、说服、诱导和调整环境等方法,与患者建立良好的医患关系,从而影响患者的心理状态和行为,使其得到康复,启发和帮助患者以正确态度对待疾病,使其从不安、消极、忧郁的情绪中摆脱出来,积极地接受治疗是心理护理的重要方面。

心理护理的成效取决于护理人员精通专业知识,优良的服务态度和工作的技巧方法。良好的医患关系是做好心理护理的关键。

(5)其他:严密观察,掌握患者的病情特点及活动规律;要耐心说服,劝慰保证医嘱准确执行;严防患者吐药、藏药、吃错药或抢药;对年老体弱、行动困难及意识障碍的患者要加强安全措施;还应经常关心患者的大小便,服抗精神病药物或抗胆碱能药物患者常有便秘,应督促患者养成按时大便的习惯或用导泻药。

303. 危险患者如何家庭护理

为防止危险患者发生意外,主要措施有:①密切注意病情变化,及时发现意外事件前的一些先兆表现,随时加强防护。②加强危险物品的保管,警惕被患者表现出的假象麻痹,尽量减少可能发生意外的条件。③加强治疗是防止意外的最积极措施。④加强对各种特殊状态患者的特殊护理。

(1)兴奋护理:对兴奋患者的态度应耐心、体贴、关怀、不可粗暴、恐吓、避免触怒和用恶性言语刺激,安排在安静的地方,让他做些有益的工作,转移精力,还要保证饮食与睡眠。对极度兴奋或伤人,毁物的应及时隔离,辅以肌内注射或静脉注射氯丙嗪 100 毫克,或用约束带保护,约束时要注意躯体和精神状态。对拒食、失眠、体力消耗的患者给予输液,加强营养,防止衰竭或死亡。

(2)逃跑和自杀企图的护理:首先要熟悉逃跑和自杀企图的病

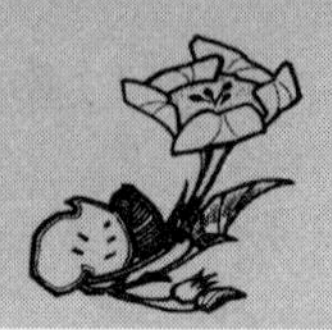

种:逃跑的患者多为躁狂症、病态人格,妄想状态或精神分裂症等。自杀企图最多见于抑郁症,特别是恢复期患者,方法巧妙,常出乎意料而自杀。其次则为更年期忧郁症或有罪恶、毒害或被害妄想的患者。另外,应熟悉患者逃跑、自杀的方法和时机。

①逃跑方法。常在医护人员开病房门时趁机夺门而逃,或利用赴厕之机,破窗而逃,也有趁家人探视或集体外出散步时故意落后潜逃。

②自杀方法。患者常趁人不备拣拾发夹、玻璃碎片、笔尖,大头针或注射针头等微小锐器切破颈部;或将暗中积存的大量药物一次吞服;或将衣服,被褥撕成布条而自缢;或将头蒙于被中自行窒息。因此必须严加防护。

③防护方法。常规检查病房,包括每天检查病房和患者的衣服,被子或床下有无隐藏可被用做自杀的物品;注意病房内外有无绳子或撕破的衣物;午睡或夜间定时巡视患者是否蒙头阻鼻而睡,每次服完药后须检查舌下或两颊是否残有药片。赴厕时要伴随或监护,并观察患者的行为。外出散步、劳动、游戏时要注意患者行动。回病房后应检查身边的物品。对躁狂患者的言语要提高警惕,常说出易使人置信的谎言,医护人员受其欺骗而造成逃跑或发生其他意外事故。

(3)自伤、伤人的护理:参照上述三点。

(4)拒食护理:拒食常见于有自杀企图、木僵状态,高度兴奋躁动,有罪恶、毒害等妄想或拒抗症的患者。

护理方法:对自杀企图的患者的要劝其自动进食,在劝食的同时说一些家人正在等待其治愈后出院及照顾生活之类的言语,以鼓励其多进食,必要时喂食。对木僵的患者可将食物放在病房内,医护人员离去,患者可能在无人情况下自动进食。如仍然拒食者可予以鼻饲,对有毒害妄想的患者,医护人员可先尝试几口,使其放心而自动进食,也可喂食。对兴奋躁动或拒抗的患者,特别是精

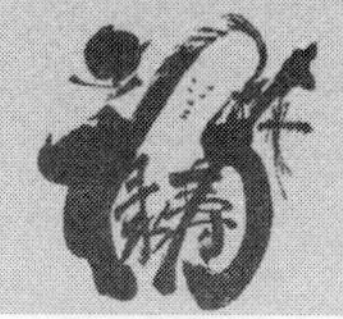

神分裂症，需要喂食或鼻饲或将食物放在身边，医护人员退出病房后可能自动进食。

(5)木僵护理：做好木僵患者的基础护理十分重要。部分木僵患者的意识往往是清楚的，因此护理时动作要轻，不要在患者面前议论病情。由于无自卫能力，应防止被其他患者受损伤。有的患者也可突然冲动、伤人毁物。特别是紧张性木僵患者可突然转变为紧张性兴奋，行为暴烈，可导致自伤、伤人、毁物、护理参照兴奋护理方法。

(6)意识障碍护理：首先应弄清发生意识障碍的原因，治疗原病及加强基础护理，由于意识障碍患者反应迟钝，注意涣散。生活不能自理或可发生难以自制的行为，要防止跌倒摔伤。有运动性不安，恐惧、冲动或攻击行为时，参照兴奋护理方法。

(7)慢性患者护理：对行为退缩患者要加强基础护理、预防并发症，并督促患者参加集体活动，以其防止或延缓精神衰退。有间歇性兴奋的患者，参照兴奋护理方法。

304. 怎样进行家庭危机干预

美国分子生物学家、遗传学家戈德斯坦(Goldstein)根据危机干预理论而设计的方法，主要是为解决精神疾病急性期的问题而发展的，包括患者及家属定期与医生会见，治疗者帮助家庭成员有效地识别当前存在的和(或)将来可能发生的紧张因素或有潜在破坏倾向的事情，并提供可行的应付手段。

治疗分 4 个步骤：①询问患者发病前后可能存在的紧张事件，并将这些事件与患者的发病情况联系起来。②在其中找出 2～3 个对患者影响最明显的事件。③提出避免或应付这几种紧张事件的策略，并付诸实施。④提高他们对潜在紧张事件的预见能力。家庭危机干预的主要目的：一是解决当前存在于家庭中的矛盾冲突；二是减少其他社会性紧张因素。但单纯的危机干预研究较少，

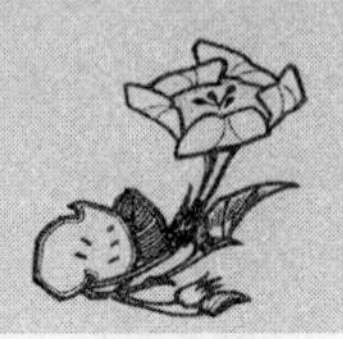

已有的研究显示，危机干预模式结合其他家庭服务是对严重精神障碍治疗的可接受的方式。

305. 在家庭中如何护理精神病患者

(1)必须有效地控制病情，在医生的指导下，督促患者按时服药，发现病情复发症状，及时送往医院治疗。

(2)合理安排患者日常生活。使患者养成良好的生活习惯，督促患者搞好个人卫生，适当进行体育锻炼。

(3)注意提高患者生活自理及社会适应能力。根据患者病情，巡排患者适当做家务劳动，创造条件增加患者接触社会的机会。

(4)创造良好的家庭氛围。充分尊重患者，既不迁就，也不过分指责，鼓励患者尽量像正常人一样生活，处理事务，帮助他们树立自信心。

306. 精神病患者营养与饮食疗法应注意哪些事项

(1)饮食禁忌：精神病患者的饮食需特别注意，因为患者的进食缺乏自控，容易造成暴饮暴食或营养不良；而一些生痰发风食物如肥肉、蟹、鲤鱼、黄鳝等则会引起痰扰心窍；辛辣刺激食物如茶、咖啡、辣椒等对本病也无益处。同时给患者准备的食物应尽量不带骨、刺，以免引起不必要的伤害。

(2)有益食品：饮食应清淡和富有营养，如鸡肉、酸奶、豆腐、啤酒酵母、大比目鱼、豌豆、葵花子等。摄取富含烟碱素的食物，如绿花椰菜、胡萝卜、鸡蛋、鱿鱼、马铃薯、番茄、全麦等。

307. 精神病患者出院后有哪些注意事项

(1)坚持服药巩固治疗：坚持服药，巩固治疗，是预防精神病复发的关键。在患者出院时，患者及其家属或患者单位应了解疾病

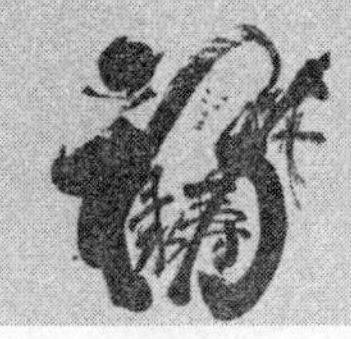

的性质和维持治疗的重要性，认识精神病复发的早期症状，了解预防复发的一些具体措施。有些家属认为长期服用西药，会使患者变傻，即出现表情呆板，行为迟缓、流涎等反应，所以病情稍有好转就为患者停药，其实这是一种错误的认识，这些反应只不过是暂时出现的不良反应，随着病情好转与抗精神病药物的逐渐减量，这些反应也会随之消失，如果随便停药，易导致复发。

(2)定期复查：患者出院后，家属应定期带患者来医院复查，以使医生及时掌握患者的服药情况，病情恢复程度及心理状态，适时调整用药与剂量，指导患者的日常生活，及时发现病情波动的早期征兆，采取相应措施，以免因复发而再次住院治疗，这样既减少了患者的痛苦，又减轻了患者不必要的经济负担。

308. 精神病患者家属如何配合正规医疗

任何患者的康复，都需要家属的配合和努力。对于精神病患者而言，家属的作用尤为重要。

(1)尽快去精神病院就医：当意识到自己的家人出现了精神病征兆的时候，会感到震惊、害怕和担心，极力去拒绝接受这一现实。但是，当这种征兆表现得非常明确的时候，又会感到无可奈何和不知所措。最后，在万不得已的情况下，还是要同精神病院打交道。这里需要提醒的是，尽量缩短从发现病情到就诊的时间。应该打消任何顾虑和担心，从一怀疑某个家人有精神上的问题，就立即到医院来咨询。这就是人们常说的“早发现、早治疗”。缩短从发现到治疗的时间，对疾病的结局影响巨大。

(2)接受现实，稳定情绪：当自己的家人被确诊为某种精神病之后，便增添了一个新的角色——精神病患者家属。此时，最需要的就是尽快接受现实，稳定住自己的情绪，有条不紊地处理这些事情。这对本人及其患者来说，都是非常重要的。可能会反思，到底是什么原因使他得了精神病？他受了什么刺激？但是，不要对这

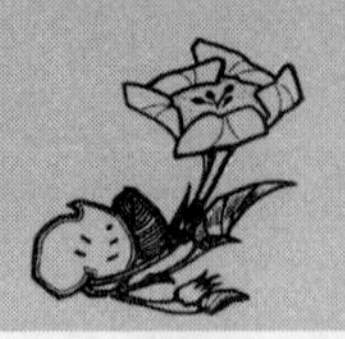

个问题过于苦思冥想，因为精神病的病因至今还不是很清楚，有很多患者是在没受任何刺激的情况下发病的。

(3)了解精神病的知识：需要了解什么是精神病，精神病发生、发展的规律，各类精神病的主要症状，各种治疗药物的特点和不良反应，家庭护理的注意事项，以及治愈之后如何防止复发，如何进行心理、社会康复等知识。这些知识对您至关重要，有了它，就可以心中有数、临危不乱，知道如何有的放矢地观察病情、安排患者的生活，知道在特殊情况下如何处理等。

309. 怎样与精神病患者交往

与精神病患者打交道，需要很多的技巧。具体内容如下。

(1)讲话要缓慢、平和，内容要简明，如果要向他提出问题，或吩咐他做事，每次只能说一件事。不要一下子说好几件事，否则就会使他无所适从。

(2)讲话的态度要专注而亲切，即使他看来注意力分散，也不要忽视他。

(3)经常用语言和行动来表现对他的关怀和挚爱，有时谈谈对童年生活的回忆，或许可以创造一个比较愉快的气氛。

(4)不论他在生活和工作中，有了多么微小的进步，都要充分地加以鼓励，借此重建患者的自尊。尽量避免抱怨和责备。

(5)对于患者明显脱离现实的想法(如妄想)，不要试图去说服他，更不要同他争辩或嘲笑他，这样做不仅于事无补，反而会招惹麻烦。

(6)培养患者更多的兴趣爱好，适当地为患者提供社交的机会，并鼓励他表达自己的喜怒哀乐。

(7)在同患者充分协商的基础上，为患者制定一个生活日程表。

总之，由于精神病本身的特殊性，对精神病患者家属也提出了

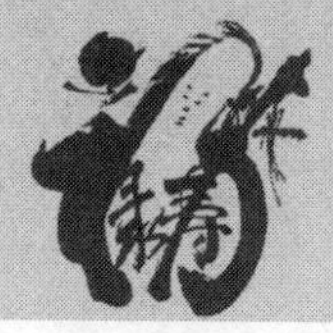

很高要求。可以说,家属努力促进患者康复的过程,也就是家属提高自身素质的过程。精神病是一种长期性的疾病,家属需要逐步适应自己的新角色,也应该有打“持久战”的心理准备。

310. 精神病患者的睡眠如何护理

精神病患者的睡眠正常与否,往往与病情好坏有着一定的关系,所以家属做好精神病患者的睡眠观察是非常重要的。首先,要了解患者的失眠原因及其表现。主要的原因是精神症状影响,如患者兴奋、躁动、紧张、恐惧、焦虑、幻觉、妄想等。其次是各种思想顾虑、兴奋或不愉快,躯体不适,对环境或气候不习惯,睡眠条件不良(噪音干扰、强光刺激等),睡眠前服用兴奋药或兴奋性饮料(咖啡、浓茶)等,均可影响睡眠。精神病患者失眠的表现夜间睡眠减少,有的夜间不能入睡则不停地抽烟,常预示疾病又有复发的可能;缄默不语的患者若整夜辗转难眠,说明存在不愿暴露出来的精神症状,如疑人害己,疑有人监视等;抑郁症患者常有早醒,此时情绪抑郁消极,特别容易发生自杀;恢复期患者出现几天的失眠,预示病情有复发的可能。患者入睡困难,不时起床,心神不定,预示将有意外事件发生,常提示患者出现幻听,存在被害妄想等症状;睡眠时间倒置,一些懒散的患者,他们白天睡觉,晚上则不肯睡觉。家庭睡眠护理注意如下几点。

(1)为患者创造一个舒适、安静的睡眠环境,患者房间布置要求简单清雅、光线柔和、温度适宜、睡床舒适。

(2)为患者制定适宜的作息时间,如中午安排午睡 2 小时,晚上 9～10 时督促患者上床休息,早上 7 时左右按时起床。恢复工作的患者最好不要参加轮值夜班工作。在家休养患者白天安排做些家务,避免让患者卧床睡觉,以保证夜间正常睡眠。

(3)睡前忌服兴奋性饮料(酒、浓茶、咖啡),尽量少抽或不抽烟,避免引起兴奋的活动(看武打、凶杀影视片),别过多的会客,晚

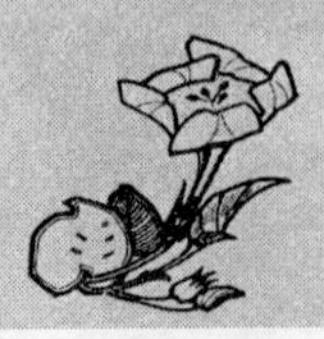

餐不宜吃得太晚，晚饭后不宜大量饮水，睡前督促患者解小便。对生活自理能力差的患者应协助就寝时的生活护理。

(4)发现有失眠现象时，应了解患者是否身体不适或饥饿，然后了解患者是否心中有事，及时给予安慰及协助解决。如果是患者幻听存在、妄想所致的焦虑、紧张、烦躁不眠时，家人应陪伴着，在给服抗精神病药的基础上加服地西泮(安定)片，有紧张、脉率快者可给服普萘洛尔(心得安)10 毫克；对抑郁伴有自杀企图的患者，夜间加服艾司唑仑 1～2 片，使患者进入睡眠状态，防止半夜自杀，并尽快到医院评估病情。

精神病患者常在精神症状控制后睡眠好转，应逐步停服安眠药，以防成瘾。有些患者对安眠药有明显的心理依赖，故可给外观相似的维生素类药物代替，也能收到相近的效果。但是，所有的药物须在家人控制下服用，防治患者私藏药品。

311. 如何护理精神病患者服药

做好精神病患者服药的护理，是家庭康复治疗中一个关键环节，也是预防精神病复发的重要措施。不同时期、不同症状的精神病患者，其护理方法各不相同。在精神病急性期怎么做好服药护理呢？

急性发作期患者一般都无自知力，不承认自己有病，故大多数人都不愿意服药。对此一般只能采取耐心的劝说，可找患者最信任或最有权威性的人来劝说。劝说时注意不要说“你有精神病应该服药”之类的话，应该尽量换另一种说法，或根据他平时有那些疾病，带他到平常诊治的医生看病开药后，悄悄将药调换再给服用。有些患者能够辨识以往服过的抗精神病的药物，可将药装在胶囊中给其服用。有些患者不听劝说，拒服一切药物，可把无味的(氯氮平、氟哌啶醇等)药搅拌在饭菜里或饮料、牛奶中。但必须注意的是，这一方法不宜用于被害妄想的患者，因为这样做一旦被患

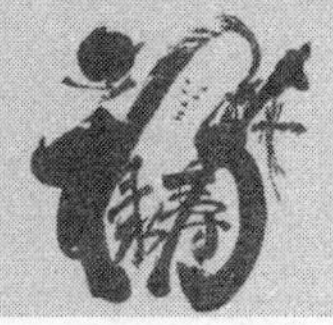

者发现,则会使其更加怀疑有人在饭菜里放毒而不肯进食。若以上办法均无法让患者把药物服下时,则应请医生诊治,把药物改为肌内注射,急性症状得到控制后,患者一般都肯服药。

对恢复期患者的服药护理,重点在于不断加强患者对坚持服药重要性的认识,维持服药治疗的目的在于治疗疾病,预防和减少疾病的复发。一般来说,患者病情稳定后要坚持服药2～3年。很多患者出院后往往服一段时间的药就自行停药,其原因就是认为自己的病已经好了。也有患者家属因为对坚持服药的重要性缺乏明确的认识,擅自同意患者停药,甚至还有家属反对患者继续服药,怕患者服用抗精神病药多了脑子会变呆,或影响肝脏功能。其实,这些担心是完全不必要的。有些患者因为服药后出现不良反应而不愿服药,这一点有必要予以解释:服药后仅有嗜睡、动作呆板、便秘、流延、肥胖是较轻微的不良反应,不需治疗处理。如出现头颈歪斜、坐立不安、四肢颤抖这些症状则是较重的不良反应,这时就必须在医生的指导下调整或减少服药剂量,经用药治疗即很快会好转。因此,主张患者在恢复期维持治疗期间,一定要定期到门诊检查,以便于医师根据病情调整药物,使药物作用"恰到好处",不良反应也减少到最低限度,这样患者也乐于坚持服药。对服用氯氮平、碳酸锂等药者,还应定期到门诊检查血常规及血锂浓度。另外,药物服法一定要按医生嘱咐,不能自已随意增减或不规则服药。突然停药可以出现药物戒断反应,而停药后突然服药又会出现较大的不良反应,而且容易发生意外。有的患者当病情出现反复时,往往由原来的愿意服药转变为拒服药,说自己病已经好了不用服药,此时家属更应密切观察病情变化,及时送往门诊检查治疗,以预防病情加重。还有家属在给患者喂药时,应看着患者把药服下,方可离开,必要时还要检查患者的口腔(舌下或牙缝),以防患者将药藏起储积后顿服而达到自杀的目的。

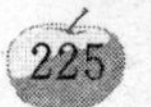

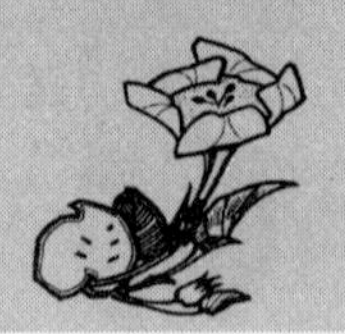

312. 如何帮助精神病患者回归社会

让精神病患者回归社会，像正常人一样工作、学习生活，是精神病防治康复工作的主要目的，也是患者家属最为期盼的。然而，由于精神病患者的社会功能受损以后，并非都能随着病情的控制而同步恢复。往往变得懒散、退缩，对社会交往缺乏信心。因此，帮助他们振作起来，重新回归社会显得极为重要。

(1)鼓励：精神病患者越是不接触社会，其社会功能的退化就越严重。应该积极鼓励患者多参加社会交往与社会活动，让患者走出家门，上街购物，与别人谈心，从事力所能及的劳动等，坚定其回归社会的信念。

(2)指导：有些患者仅靠督促、鼓励还不够，他们往往不知道怎样与人交往，不敢独自进商店购物，不懂得如何接待客人，甚至连怎样到理发店理发都感到困难，这是由于他们受疾病的影响和较长时间不与社会接触所造成的，对此，要有足够的耐心，循循善诱地指导患者怎样去做，必要时还应该赔着患者一同去做。

(3)宽容：患者回归社会比战胜精神病更为困难，他们不仅要克服自身的心理障碍，还要同外界的各种干扰作斗争。因此，常常会出现失误、犹豫、退缩，或出现一些令人尴尬的情况。这时，切不可简单粗暴地批评、指责患者，而应以宽容的态度善待他们。耐心地予以引导和帮助，保全患者回归社会的信心。

(4)其他：特别要强调的一点，就是在患者回归社会的过程中，必须谨遵医嘱按时按量服药，否则疾病复发，回归社会的希望也将成为泡影。另外，社会各界的关爱、理解、支持，都有助于精神病患者回归社会。

313. 抑郁症患者如何护理

抑郁症表现的是情绪抑郁，语言减少，反应迟钝。患者感到精

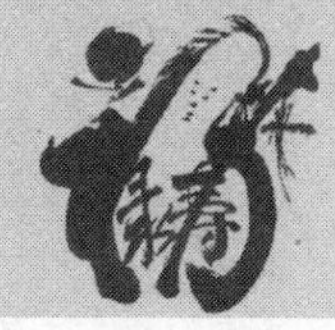

神不济，想做事却做不动，觉得心有余而力不足，出现焦虑，严重可出现自杀意念。因此，应从以下方面加以护理。

(1)改善家庭成员之间的关系，分析去除不良的刺激因素：家庭是一个集体，而患者只不过是集体中的一部分。一个不和睦的家庭，或某些成员的不良倾向、不良行为可以构成某些不良刺激因素，促使疾病的形成。在对抑郁症患者的治疗及护理上，应该让家庭成员一起分析、寻找患者发病根源，共同去除不良刺激因素，改善家庭成员间的关系，创造一个和睦的家庭环境，这是抑郁症患者家庭治疗及护理的关键。

(2)加强心理护理，防止患者自杀：对抑郁症状明显的患者往往都会出现自杀念头，必须有人陪伴。陪伴必须较能体贴、关心患者并能体会其心境，通过与患者交谈，从中诱导患者倾吐内心的隐秘或痛苦，了解患者最关心、最需要、最担心的是什么，从而尽量给予帮助和解决。同时还要劝导患者面对现实对任何事情都不必过分担心，顺其自然，增强自信心及战胜疾病的信心。注意观察患者的情绪变化及异常言行，如发现患者流露出厌世念头，或是抑郁状态突然明显好转时，更应严密观察，警惕预防患者自杀。此时，应把家中危险物品(小刀、剪刀、绳、药物等)收好，以防万一。

(3)睡眠护理：抑郁症患者常伴有失眠，以入睡困难、早醒为多见。常表现入睡前忧心忡忡、焦虑不安。此时家人应多在其身边陪伴、安慰及劝导，这样能使患者产生一定的安全感，焦虑情绪也较易消除，对患者的睡眠也会有帮助。抑郁症患者常伴有早醒，自杀的时间多在清晨时分，所以对早醒的患者一定要给药控制，延长其睡眠时间。

(4)饮食、生活护理：抑郁症患者因情绪低落常伴有食欲缺乏，有些患者想通过拒食来达到消极身亡的目的，所以应注意加强患者的饮食护理。另一方面，患者由于情绪抑郁，常卧床不起，需多注意督促起床活动，督促及协助患者自理个人卫生，适当的个人卫

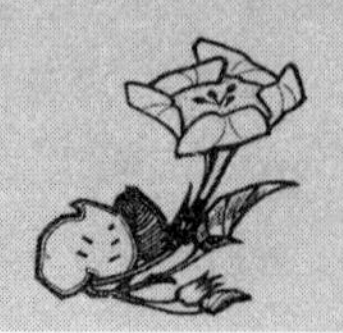

生可使患者精神振奋。

(5)娱乐、休闲：对病情较轻的患者，应鼓励其参加一些力所能及的劳动，当患者能完成某项任务时，则给予鼓励，以增强他们的生活信心，使之感到自己仍是一个有用的人。有些抑郁症患者常用不停的劳动来自惩及赎罪，这时则需劝其休息，防止过劳或发生虚脱。平时多听轻松、快乐的音乐，或是跳跳舞等，也可带患者到公园散步，到郊外活动，这些活动对改善患者的抑郁症状，是很有好处的。

314. 躁狂症的家庭护理特点有哪些

躁狂症多表现情绪高涨，兴奋话多、动作多。自感脑子变灵活、人变聪明，说话时兴高采烈、眉飞色舞，感到精力旺盛，睡眠减少，注意力不集中，好管闲事，好发脾气。重者易激惹，甚至易怒，出现攻击行为等，因此护理方面应该注意。兴奋躁动的患者，不宜居住在家庭生活无规律或家人不和睦的家庭中。房间的色彩宜用冷色调，如绿色、蓝色为好，房间布置也以简朴、淡雅为好。在患者发病这段期间内，家中尽量保持安静，尽量少接待客人，如聚餐、聚会等。听音乐时也应尽量放些节奏舒缓的小夜曲或轻音乐，不宜放节奏过于激烈的乐曲，以免引起患者兴奋。

315. 如何与兴奋躁动患者接触

在与躁动患者接触、交谈时，态度要和蔼、亲切、耐心；对话多的患者尽量不要与其过多的交谈或争论，更不能因患者有夸大言语而讽刺、嘲笑他。患者话特别多时，可采用引导、转移注意力的方法，若患者与客人一直说个不停时，家人可在言语中提醒他时间不早了，该休息或吃饭了，或说客人还有其他工作，改天再谈等，这样患者一般都会乐于接受的。

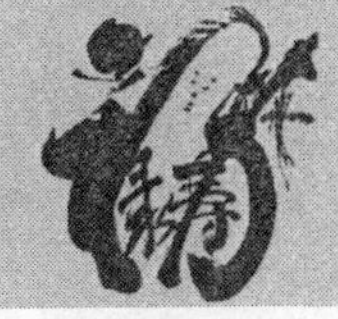

316. 如何做好有冲动、伤人、毁物行为患者的护理

对待有冲动、伤人、毁物行为的患者，家属必须做好防范工作。一方面要避免激惹患者，因躁狂患者大多表现为好管闲事，好打抱不平，小题大做，平时看不惯的事情此时更看不惯，非要周围或家人按他的意愿办，尽量满足他的相对合理要求，以免引起冲动及伤人行为。另一方面尽量不让患者外出，因患者越是在人多的地方，越是喜欢表现自己，兴奋程度就越高，对病情更不利。同时因兴奋症状常引起外人围观，易导致打人或被人打等伤害事故。所以，在做好防范的同时还要积极与医生联系，加速治疗，尽量缩短患者的兴奋期，加强药物治疗，延长患者的日、夜睡眠时间，必要时送往医院住院治疗。另外，有些躁狂患者，有些性欲亢进，常出现追逐异性、裸体等情况，对此家属必须看管好。女患者外出时也易被坏人拐骗，所以有明显性色彩的患者最好不要让其外出，尤其不能单独外出，无法限制时最好送往医院治疗。注意一点，患者的冲动行为是病态的表现，家属决不能采用打骂、捆绑、体罚的方法来制约患者，否则不但无助于控制病情，反而会加重患者的躁动症状，增加敌对情绪。

317. 如何做好兴奋、躁动患者的生活护理

兴奋、躁动患者常因“忙忙碌碌”而“废寝忘食”，饥饿过度时又会出现暴饮暴食，不注意饮食卫生，所以尤其要做好患者的饮食护理，督促其按时进餐。用餐时最好让其单独用餐，以免因多说话精神不集中而影响进餐。若患者不肯按时进餐，可以将做好的饭菜送至其正在忙碌的地方，患者常会自行进食。这段时间因患者体力消耗大，说话滔滔不绝，可造成口干舌燥，极度兴奋时还会发生脱水，因而饮食量一般要比平时多，注意鼓励多饮水。在个人卫生

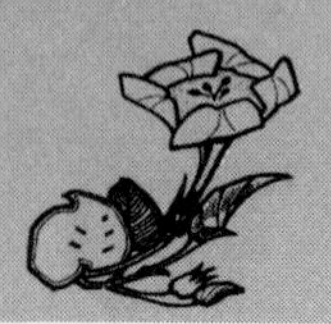

方面，如协助刷牙漱口、洗澡、洗头等，督促更洗衣服，保持床铺干净，女患者月经期应协助护理。

对一般兴奋性较高的患者，不必限制其活动，如在家里搞清洁卫生、整理内务、洗衣服、种花、种菜等，使患者的精力和体力得到一定的宣泄和消耗，并在药物的配合下，增加睡眠时间。另外，也可根据患者的爱好，引导做一些文娱活动，如下棋、绘画、书法、唱歌等。

318. 家庭如何做好精神病患者的康复

(1)消除偏见：精神病患者自信心的缺乏，自卑感的存在，心理护理是相当重要的，向周围人群进行精神卫生宣教，使他们消除对精神病的偏见。

(2)生活技能训练：康复期的患者，家人应鼓励患者加强生活技能的训练，帮助其制定适宜的作息时间表，逐步开始有规律的生活，做一些力所能及的家务，听听音乐，看看电视。年轻力壮者可参加一些健身活动。切忌整日卧床、饭来张口、衣来伸手、无所事事的生活。

(3)人际关系的恢复和发展：精神病患者病后存在不同程度的情感淡漠、行为退缩、依赖性强等不利于人际关系恢复的因素，周围人群也以新的目光看待患者，其中不乏偏见和误解。家人应帮助患者恢复原有的人际关系，同时发展新的人际关系。家属、同事、邻居给以关心、帮助。

(4)安排恰当的工作：家人应该多学习精神卫生知识，根据情况安排恰当的工作，这对患者的康复有重要意义。

(5)预防复发：坚持服药对预防精神病复发很重要，期间忌烟酒、忌浓茶、生活起居有规律，同时细心观察患者的睡眠、情感、行为、药物反应等变化，遇有心理、社会或其他应激事件时应及时防范。

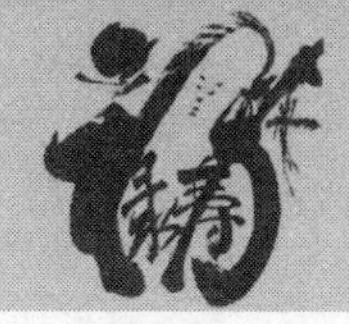

319. 精神病复发早期有什么症状

一般来说，在精神病复发之前常出现一些先兆症状，如患者突然声称自己从未得过精神病，以种种原因拒绝服药；或彻夜难眠，精神萎靡，身体消瘦，不思饮食；或兴奋话多，吵闹不止，到处乱跑，惹是生非；或孤僻少语，离群发呆，反应迟钝，生活懒散；或情绪急躁，好发脾气，敏感多疑，纠缠不休；或以前发病时的幻觉、妄想等症状又重新再现，比如看不到人影听到声音，或认为周围的人又在有意"暗示、刺激"他，有人在"跟踪、暗害"他等。一旦出现上述征象，只要家属及时觉察，尽快到精神病医院门诊咨询或带患者复查，在医师指导下服药或加大药量，常可控制症状，只有极少数患者需再次住院治疗。值得警惕的是，精神病患者多在春、夏季发病。因此，春季、夏季时，家属应对患者加强观察，坚持药物维持治疗，以减少精神病复发。

320. 如何发现精神病春季复发

有关资料显示，精神病在春季的发病率比其他季节高20%～30%，一部分是新发病患者的增多，而另一部分是原有精神疾病患者病情复发。既然精神疾病容易复发，而且在春季更易发生，那么在"惹祸"的季节里，有没有办法破译精神病复发的信号，及早采取一些预防措施？

(1)行为上的改变：他们会逐渐变得懒散、自觉性差、不能按时起床和上班，工作效率低、日常生活自理差，有时不修边幅、不梳洗。

(2)情绪的改变：情绪不稳定、喜怒无常、内心体验与情感活动不一致，如该高兴时不高兴、该悲伤时无悲伤，对外界事物的兴趣降低。

(3)服药规律改变：他们会受到一些病态观念的影响，对有没

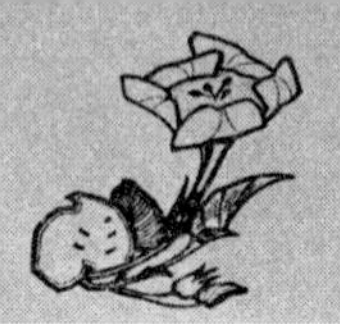

有病产生怀疑，因此不愿服药，有时甚至藏药、弃药，这会加速病情的复发。还有就是睡眠出现紊乱。有的失眠、入睡困难、早醒，有的黑白颠倒。从大多数病例来看，睡眠是精神病复发的晴雨表，严重的睡眠紊乱通常是疾病复发的早期表现和征兆。

虽然目前还不能说明精神疾病的复发与季节确切有关，但这个事实要重视。因此，许多精神病专家主张所有精神病患者都应坚持服药，即使病情控制得较好，春季来临也不要贸然减药、停药。有复发的信号或迹象时要及时带患者看医生。另外，要对患过精神病的人关心爱护，创造一个好的环境，减少他们精神上的压力，这也是预防复发的一个重要环节。还要注意的是，不管患者病得多厉害，也保存着一部分正常的心理和行为，所以，家属不要让患者意识到老是盯着他的病，而应尽可能挖掘他们的潜力，多注意他们正常的方面，哪怕是微小的进步，也要给予鼓励和肯定。

321. 如何帮助精神病患者走出复发的怪圈

精神病是一类致残率很高的疾病，常表现为思维、情感、行为的异常，严重地影响患者的身心健康、家庭生活，甚至亲友邻居同事和朋友的工作和生活，严重影响患者的社交能力和工作能力。因此，精神病患者是职业竞争中的弱势群体，其工作权利和相关利益往往得不到应有的保护。一个人一旦患上精神病，单位往往主张一“休”了事，长“休”不止。这样便形成一个怪圈：精神病→住院→病休→生活工作能力减退→脱离社会→环境适应不良→生活中应激事件→精神病反复发作。如此周而复始，形成恶性循环。

对于躯体疾病适当地休息是完全必要的，但精神疾病的主要矛盾并非身体虚弱，早期表现为异常的精神活动，后期表现为社会功能的退化，长期住院和在家长期病休导致很多恶果：①丧失与社会环境的接触，使患者难以获取外界的信息。②被强制脱离社会，无所事事，患者感到生活没有寄托，沉湎于病态的思考之中。③使

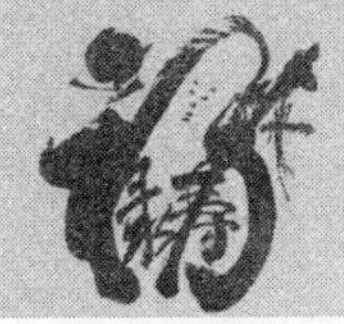

患者的工作能力退化，失去或减少经济收入。④失去与朋友、同事、亲友的情感联系，感到孤独。⑤觉得自己是社会和家庭的包袱，感到自卑、自责，有的因此而自杀或自暴自弃。⑥失去社会和家庭最起码的尊重，影响婚姻和家庭职能。⑦导致更高的疾病复发率。

当然，客观地讲精神病在发病期不宜坚持上班，也不可能正常上班，症状控制后短期休息也是必要的，但长期休息是不可取的。在某种程度上讲劳动就是治疗，娱乐就是治疗。精神病患者坚持工作和学习，其意义超过了工作本身。随着精神药物的研究进展，新型抗精神病药物层出不穷，精神病的治疗效果和以前相比有了很大的提高。很多患者在医生的指导下、家庭的看护下能够基本正常地工作和生活，有些人甚至取得了很大的成就。精神病患者就是“废人”的观念应予以纠正和改变。但精神病患者回归社会路途遥远，需要社会、医院、家庭和患者的共同努力。

322. 家庭护理精神病患者有哪些心理误区

精神病患者会给家庭的其他成员造成巨大的精神和经济负担。由于精神病病程较长，易反复发作，所以家属对患者易产生不良的态度和行为。常见的心理误区如下。

(1)否认心理：精神病患者的早期症状大多表现孤僻、生活懒散，性格改变、工作或学习能力下降、失眠等。当家中有人出现上述现象时，家庭的其他成员由于缺乏精神疾病的常识，以及没有这方面的心理准备，常常否认患者这一系列的言行是精神病的早期症状。而总是往好的方面想，简单或错误地认为是“个性问题”或“思想问题”，耽误了治疗精神病的时机。

(2)忌讳心理：当患者的言行已表现出明显的异常时，家属才意识到他(她)患了精神病。但是，他们在焦虑、不安和恐慌之际，又生怕别人知道家中有人患了精神病，担心患者的婚姻和前途受

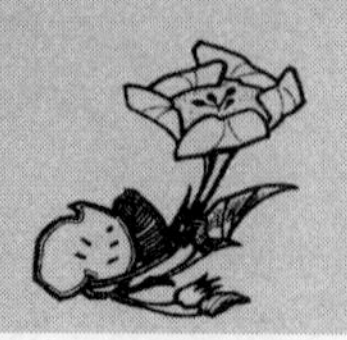

到影响，所以，常常忌讳带患者到医院诊治。更有甚者抱侥幸心理，希望患者能不治自愈。

(3)迷信心理：当患者出现幻觉、妄想、兴奋、躁动、行为异常等精神症状时，家庭成员由于缺乏精神卫生常识，而错误地认为是撞鬼或中邪，大搞迷信活动，既延误了病情，又耗费了财力和物力。当患者治疗效果欠佳时，迷信江湖游医的“包治”谎言，服偏方，秘方，使病情迁延难愈。

(4)求治心理：患者症状加重后，家属已不可能顾及面子，开始懊悔自己的无知延误了治疗，于是迫切请求治疗，以减轻内心的自我责备。但过分的懊悔，以及对治疗过于性急，无助于患者的康复。

(5)厌倦心理：精神病患者若不作系统、持久的治疗，就可转为慢性，有的患者还会反复发作。在这种情况下，有的家属开始对患者产生厌倦心理；不再送患者住院治疗，不督促他们长期、按时、按量服药。

(6)迁就心理：精神病患者康复期的主要治疗手段是康复锻炼，康复治疗包括音乐治疗、体育治疗和工疗等，以避免患者的社会功能受损，促进其早日康复。有的家属则认为患者有病，需要休养，而不让他们做事和工作，劳动，甚至连生活都给予照顾，百般迁就患者。

家属的这些心态和行为对于精神病患者的康复是极为不利的。如果家庭能给患者一个良好的生活环境和更多的关心，就有利于病情的缓解，减少复发，并降低对家庭、他人和社会的潜在危害，提高精神病患者的生活质量。

323. 精神病患者家庭生活应注意什么

(1)注意休息，养成良好的有规律的生活习惯。

(2)遵照医嘱定时定量服药，定期复诊。

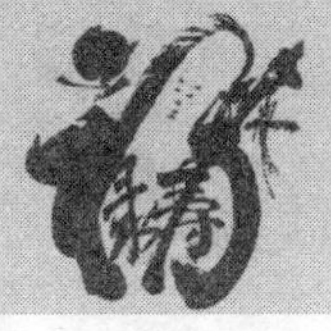

(3)注意个人卫生,养成好的卫生习惯。

(4)注意饮食,不吃过于油腻、辛辣的食物,不过饱或过少,最好不要抽烟、喝酒、饮咖啡或浓茶。

(5)多做一些有益于身心健康的活动,但不要过于疲劳。

(6)不宜参加剧烈运动,不要观看情节过于悲伤或惊恐的电影或电视。

(7)多与亲友一起参加娱乐活动,多与社会接触,多与他人交往,提高生活情趣。

(8)正确对待和处理工作、恋爱、婚姻、家庭、前途等问题。

(9)对睡眠障碍、情绪不稳、烦躁易怒等不良情况,及时找医生反映,做进一步检查和处理,以防复发。

(10)正确对待疾病,要树立战胜疾病的信心。

324. 如何帮助精神病患者料理个人生活

精神病患者由于受症状的影响,处于活动减少,情感淡漠,个人卫生也不关心不自理,以致生活没有规律,不能料理自己的生活。因此,培养精神病患者一个良好的卫生习惯,是个艰苦而长久的工作。这种工作虽简单,但对精神疾病转归影响甚大,也就是说,通过一段时间的努力使这些有或轻或重病残的人能够独立做一些工作,能够操持一部分家务劳动,并且能够享受空闲的时间。为了减少精神病患者的残疾程度,让患者有能够更好地适应社会的能力,最好让他们亲手去做,家属去监督或是督促。

患者个人生活的料理,无论是在医院还是在家里都需要督促或是协助,尽管环境不同,做法是一样的。目的是为了减少患者残疾的程度,同时也为了减少社会及家庭负担。

有许多患者由于出院后不能适应社会及家庭的生活,而重新返回病房不计其数。主要原因是有很多患者回到家庭后,家属不愿让患者做一些家务。大多数人认为,患有精神疾病本来就受社

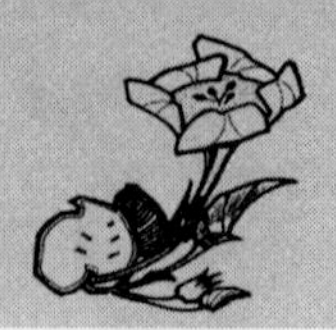

会歧视，从而采取家庭保护的办法，让患者整日卧床不起，无所事事，不让干这，不让干那。因此，为了防止患者长期的社会剥夺，需要改变一些陈旧的看法。不要认为把患者放在医院里就放心，也不要认为患者一朝出院就等于康复结束。精神康复是一个长期的工作，不是一朝一夕就能够完成的，需要社会与家庭及广大医务人员努力。因此，减少住院时间，发展一些日间住院处，解决一些出院后家庭康复没有条件的，这样一方面可以继续接受一些医疗看护，一方面可减少对出院后患者和家属有一些冲突，从而为患者重返社会打下一个良好基础。

因此，帮助患者料理个人生活。不是什么都去帮患者做，也不是看着患者自己去做就不管了，其含义是进行督促检查，卫生指导。让患者在不影响治疗的情况下，学会料理个人生活。所以，我们要把眼光看远一些，帮助患者料理个人生活，其目的是为了使患者能在家庭和社会中发挥作用，重新回到社会中去。

325. 焦虑症患者家庭护理应注意什么

日常生活中发生的事情，有时容易被人们忽视，当家庭中有人遇到高兴的事情，一家人会与他一同喜悦，而如果有谁受到挫折或伤害，亲人们也会感到悲伤和愤怒，这说明情绪是可以在人们中间互相“传染”的，特别是在感情亲密的人们中间，所以焦虑症患者的家庭对患者的影响是很重要的。另外，每个人在现实生活中都有过各种情绪体验，那些使人振奋、积极向上的情绪可以称之为正性情绪，反之则可称为负性情绪。焦虑症患者的家属应持有如下的正确态度。

(1)对患者的关心保持在正常范围内，也就是说不要过度关心：家属要保持良好的判断力，根据患者的实际情况和以往的习惯在生活中给患者以适度的关心和照顾，最好不要让患者的疾病成为家庭日常生活的中心，让患者做些力所能及的或患者感兴趣的

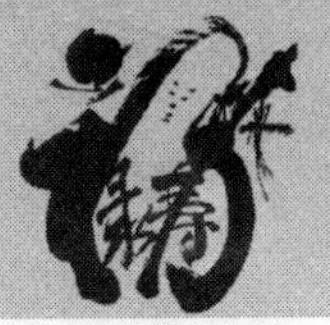

事情，可以很好地转移患者的注意力，有效地减低焦虑的程度。

(2)要让患者感受到家属对治疗的信心：焦虑症的治疗需要一段时间，有些患者的病情会有反复，家属在这个过程中难免会有疑虑，但应该注意的是：不要在患者面前表现出这些疑虑和困惑，家属可私下找医生咨询有关问题，在患者面前应表现出积极、有信心、配合治疗的态度。

(3)督促患者服药治疗，最好由家属保管药物：抗焦虑药若大量服用会有一定的危险性，因此药物由家属保管会更安全。不过如患者很敏感的话，家属对药物的监管可做得隐蔽些，以免加重患者的心理压力。

(4)总之，安静、平和、自信、协调的家庭氛围对焦虑症患者是会有帮助的。

326. 精神病患者怎样进行生活行为的康复训练

生活行为的康复训练是训练精神病患者逐步掌握生活技能，生活技能，较低的水平是基本维持日常生活、活动的能力，较高的水平是“文体娱乐活动”的能力，以至进行“社会交往”的能力。可分为以下3方面进行训练。

(1)日常生活活动训练：主要是针对病期较长的慢性衰退患者。这些患者往往行为退缩，情感淡漠，活动减少、生活懒散，仪表不整，甚至完全不能自理日常生活。具体措施可着重培训个人卫生、盥洗、饮食、衣着、排便等活动，坚持每日数次手把手地督促教导和训练，并可结合奖励刺激。除了严重衰退者缺乏效果外，大多在2～3周内即明显改善。但这种训练必须持之以恒，一旦放松，即可回复原状。至于其他未出现衰退的患者，由于急性发病期过后尚残留某些精神障碍，也可影响日常生活活动。通常表现较为被动，懒散及对事物缺乏情感关注等，则需进行督促和引导。

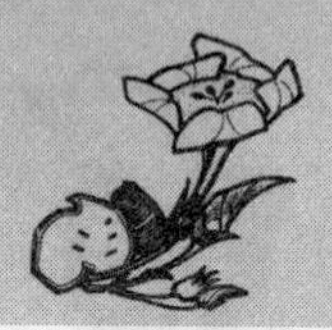

(2)文娱体育活动训练:着重于培养社会活动能力,加强社会适应力,提高情趣和促进身心健康。文娱体育活动的内容应按患者的具体情况加以选择。除一般的游乐和观赏活动外,可逐渐增加带有提高学习和竞技性质的参与性内容。如歌咏、舞蹈、书画、乐器演奏、体操、球类比赛等。又如举行智力竞赛、音乐欣赏等。

(3)社会交往技能训练:精神病患者的社会交往能力往往因脱离社会生活而削弱,在慢性患者甚至严重削弱以致丧失。而这项技能对参与社会生活起重要作用,应尽可能促进其恢复。目前,对慢性精神病患者已逐渐采取社会交往技能训练,以改善患者对付应激情况的能力,提高社会适应能力及适当参与社会生活。

327. 精神病患者怎样进行学习和工作行为的训练

(1)精神病患者学习行为的训练是训练患者学会善于处理、应付各种实际问题的行为技能。训练的内容包括一般性教育活动和家庭生活技能两部分。①一般性教育活动。如卫生常识教育、科技知识教育。以提高其常识水平,以及培养学习新事物和新知识的习惯,以免过分脱离社会现实。②家庭生活技能训练。在社区康复中,应训练精神病残疾者重新掌握家庭生活技能,包括家庭清洁卫生、家庭布置、物品采购、食物烹饪、钱财管理及社交礼节等。

(2)精神病患者工作行为的康复训练,是指通过劳动作业与职业活动方面的技能训练使患者掌握一定工作技能,帮助回归社会的康复方法。①简单劳动作业:又称"工疗",一般集体进行,工种较简单易做的,如贴信封、糊纸袋、拆纱团、参加病房卫生工作,帮助开饭等。②工艺制作活动。内容包括各种编织。织毛衣、织网袋、编篮筐等;各种美术品如绘画、书法、摄影、雕刻等;各种布制或木制玩具,各型制作,书籍装订、园艺种植等。上述活动根据不同病程及患者要求指导参加训练。参加训练的患者,可按其完成任

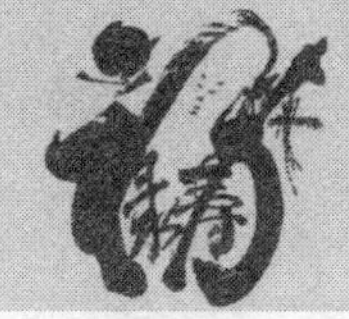

务多少，给予适当的物质金钱奖励，以提高其参加操作的积极性。③回归社会前职业训练。这是回归社会就业前对口的职业训练活动。

二、家庭心理健康

328. 如何保持好心理平衡

如何保持好心理平衡，这是人们共同关心的问题。美国心理卫生学会提出了心理平衡的10条要诀，值得借鉴。

(1)对自己不苛求：每个人都有自己的抱负，有些人把自己的抱负目标定得太高，根本实现不了，于是终日抑郁寡欢，这实际上是自寻烦恼，有些人对自己所做的事情要求十全十美，有时近乎苛刻，往往因为小小的瑕疵而自责，结果受害者是自己，为了避免挫折感，应该把目标和要求定在自己能力范围之内，懂得欣赏自己已取得的成就，心情就会自然舒畅。

(2)对亲人期望不要过高：妻子盼望丈夫飞黄腾达，父母希望儿女成龙成凤，这似乎是人之常情。然而，当对方不能满足自己的期望时，便大失所望。其实，每个人都有自己的道路，何必要求别人迎合自己。

(3)不要处处与人争斗：有些人心理不平衡，完全是因为他们处处与人争斗，使得自己经常处于紧张状态。其实，人与人之间应和谐相处，只要你不敌视别人，别人也不会与你为敌。

(4)暂离困境：在现实中，受到挫折时，应该暂将烦恼放下，去做你喜欢的事，如运动、打球、读书、欣赏等，待心境平和后，再重新面对自己的难题，思考解决的办法。

(5)适当让步：处理工作和生活中的一些问题，只要大前提不受影响，在非原则问题方面无需过分坚持，以减少自己的烦恼。

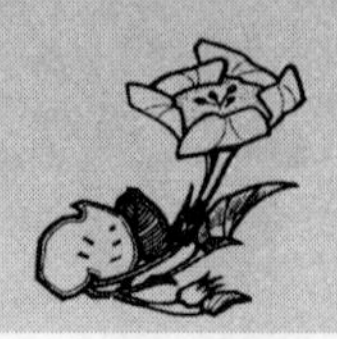

(6)对人表示善意:生活中被人排斥常常是因为别人有戒心。如果在适当的时候表示自己的善意,诚挚地谈谈友情,伸出友谊之手,自然就会朋友多,隔阂少,心境自然会变得平静。

(7)找人倾诉烦恼:生活中的烦恼是常事,把所有的烦恼都闷在心里时,只会令人抑郁苦闷,有害于身心健康。如果把内心的烦恼向知己好友倾诉,心理会顿感舒畅。

(8)帮助别人做事:助人是快乐之本,帮助别人不仅可使自己忘却烦恼,而且可以表现自己存在的价值,更可以获得珍贵的友谊和快乐。

(9)积极娱乐:生活中适当娱乐,不但能调节情绪,舒缓压力,还能增长新的知识和乐趣。

(10)知足常乐:无论荣与辱、升与降、得与失,往往不以个人意志为转移,荣辱不惊,淡泊名利,做到心理平衡是极大的快乐。

329. 患者如何减轻心理压力

经过专家深入研究,得出结论:试图通过自身的情绪调整,迅速摆脱压力是不可能的。这是一个长期渐进的过程,需要进行许多有意识的心理调节。于是,一门研究如何摆脱压力困扰的科学应运而生。美国专家提供了几个减轻心理压力的建议。

(1)必须思考清楚,对于你和家人来说,最重要的是什么,并尽一切努力去实现它。在这方面所取得的最微不足道的成绩也会令你感到心情舒畅。

(2)如果面对困难,你感到孤立无援,那你应该寻求朋友和亲人的安慰。与朋友的一次很短的电话交谈远胜于服用一包镇静药。

(3)消除产生压力的根源。如果意识到与同事的冲突和工作中的难题令你沮丧万分,不妨努力与大家搞好关系,精诚合作。

(4)每天我们都会碰到无所事事的时候:排队、坐车或是等人。

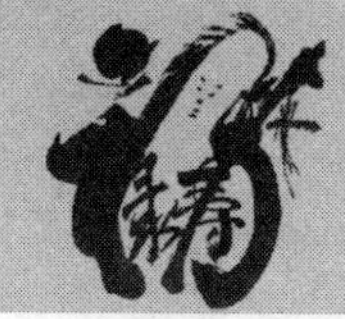

一旦面临心理压力，上述情况都会加重紧张情绪。此时一定要从烦恼中抽身而出，想点别的事情。

(5)审视自己的居住环境，在装修时尽量避免用红色和黄色。红色易使人兴奋，刺激延续紧张状态的激素分泌。孩子则喜欢在黄色基调的房间里吵闹。颜色柔和的卧具最易稳定情绪。

(6)同好友讨论自己遇到的难题。不要吝惜与知心朋友促膝长谈的时间。倾诉苦恼后，问题就解决了一大半。

(7)学会倾听。任何时候都不能自认为已经完全领会了对方的意图。惟有仔细倾听才不会产生疑问，从而远离诸多的不快与冲突。

(8)如果心情烦恼是因为时间不够造成，不妨放下手头的事情，合理安排一下工作计划。

(9)试着为你的生活添加一些笑声与幽默。全家人一起欣赏令人捧腹的喜剧电影是个不坏的主意。

(10)音乐是非常有效的心理疗法。多听音乐有助于培养开朗的性格。

(11)定期进行体育锻炼，增强体质。良好的身体素质是战胜心理压力的基础。

330. 如何评价和衡量心理健康

心理健康及其水平是健康心理学的一项重要的也是复杂的课题。企求绝对客观的划分标准是困难的。健康正常与否的界限是相对的，并没有截然绝对的分界线。就判断心理健康的 3 项原则和心理健康水平的评估标准分述如下。

(1)心理与环境的同一性：心理是客观现实的反映，任何正常的心理活动和行为，无论其形式和内容都应与客观环境(自然环境与社会环境、特别是社会环境)保持一致性，即同一性。人的心理或行为只要与外界失去同一性，就难以为人所理解。以宗教信仰

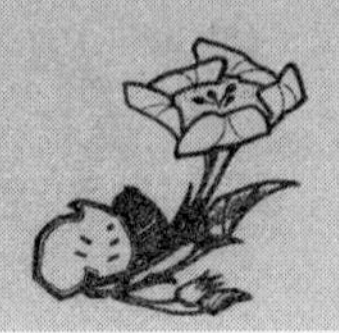

为例，在宗教仪式过程中，有人由于自我催眠或过度想象而出现似乎与神对话的幻觉；有人在寂静山寺面壁修行，由于感知觉剥夺(持续一定的时间并达到一定程度)而产生似乎进入仙境的幻觉。这种出现幻觉的状态，就是不正常。

(2)心理与行为的统一性：一个人的认知、体验、情感、意志行为在自身是一个完整的、协调一致的统一体，这种统一性是确保个体具有良好社会功能和有效地进行活动的心理学基础。例如，遇到一件令人庆幸的事，在感知它的同时，应有愉快的情绪体验及相应的表情，并用欢快的语调和行为来表达；如果一个人用低沉不快的语气诉述一件愉快的事件，或者对痛苦的事件做出欢快的反应，那就属于不健康的异常状态了。

(3)人格的稳定性：人格(个性)是一个人在长期的生活经历过程中形成的独特的个性心理特征，个性心理特征形成之后就具有相对的稳定性，并在一切活动中显示其区别于他人的独特性，在没有重大变故的情况下，一般是不易改变的。如果一个爽朗、乐观、外向的人，突然变得沉闷、悲观、内向，那就要考虑他是否出现异常，说明他的心理(或行为)已经偏离了正常轨道。

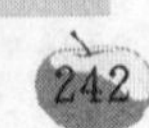

上述3条原则是从外显行为是否表现异常来评估个体心理健康与否。但仅此3条还是很不够的。因为虽属行为正常，但其健康水平尚有高低差别。因此，研究区分心理健康及其水平的标准，对于人们的心理保健和行为指导有十分重要的意义。

331. 为什么说优生是儿童心理健康的基础

儿童心理是否健康，首先要重视其先天素质的优劣。一个儿童生来大脑发育不全，他无论如何也成不了心理健康的人；染色体畸变所致的21三体综合征(先天愚型)的孩子，其无论如何也成不了人格健全的人，所以说，优生乃是儿童心理卫生的基础。

(1)恋爱与婚姻对子代心理健康的影响：婚姻应当是恋爱的美

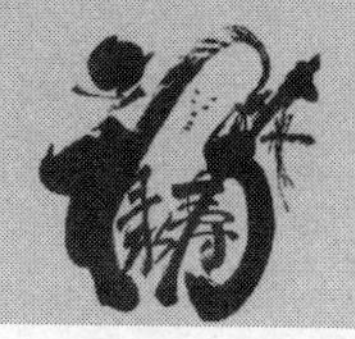

满结果，没有深厚的爱情基础，不应仓促结婚。为了下一代的身心健康，近亲和有某些遗传性疾病的人不能结婚，他们生育后代身心发育畸形的可能性大。让他们继续繁衍后代，社会上必在增加心理不健康的成员。

结婚后，夫妻之间应当进一步发展并深化恋情，互相敬慕、相亲相爱、建立和睦家庭。美满和睦的家庭气氛，有利于孩子的身心健康发展。如果让孩子整天在父母的相互谩骂、诋毁、攻击之中生活，势必引起孩子焦虑、恐惧、心情矛盾、痛苦不安。一旦父母离异，孩子大都在心理上受到挫折。

(2)受孕年龄对子代心理健康的影响：这些年来的研究认为，妇女妊娠的最佳年龄为 25～29 岁。如果不满 20 岁就妊娠生子，往往因生殖器官尚未充分发育成熟，易于影响子代身心健康；如果超过 35 岁方妊娠生子，则往往由于卵细胞开始老化，生殖器官也衰退，先天愚型及其他畸形儿的发生率也相应提高。

(3)胎教对子代心理健康的影响：所谓胎教，就是有目的、有计划地为胎儿的生长发育实施最佳措施。母体是胎儿的小环境，孕妇的生理和心理活动变化都会波及胎儿。

孕妇的情绪在胎教中具有十分重要的意义。一般认为，孕妇的情绪变化通过血液和内分泌成分的改变对胎儿产生一定影响。孕妇如果经常心境不佳，忧愁、苦闷、焦躁烦恼、悲伤愤怒、恐惧紧张等，会使胎儿脑血管收缩，减少脑的供血量，从而影响脑的发育，过度紧张恐怖甚至可以造成胎儿大脑发育畸形。美国心理学家 Othinger 和 Simmons 的研究发现，孕妇如紧张焦虑，其子女长大后也情绪不稳。大量研究还证明，情绪困扰的孕妇还易于在妊娠期间和分娩时引起并发症。例如，严重焦虑的孕妇往往伴有恶心、呕吐，并易于导致早产、流产、产程延长或难产。难产对孩子身心健康危害很大，因为新生儿在产道中时间过长，引起窒息、缺氧，必然对神经系统有损害，对心理活动有影响。有人认为儿童脑功能

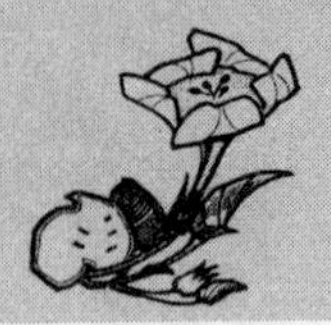

轻微失调综合征(多动症)就与难产损伤有关。所以,孕妇要正确对待分娩这一自然生物现象,消除焦虑、解除紧张、正常分娩,维护孩子的心理健康。

现在通过当代科学技术对胎儿的研究越来越多,有人用子宫内窥镜直视胎儿,发现胎儿的眼睛能随送入的光亮而活动,触及其手足可产生收缩反应;外界音响可传入胎儿听觉器官,并以引起心率改变。

332. 为什么说母爱是儿童心理健康的重要营养

有人把物质营养、信息刺激和母爱称为三大营养,这是有一定道理的。儿童从初生到 3 岁是生命过程中的重要阶段,母亲的爱抚对其心理健康发展至关重要。Bowlby 的研究指出,如果从出生到 3 岁被剥夺了母爱,其生理、智力及社会适应性的发展均极迟缓,甚至发生生理和心理上的病理变化。他还认为,3~5 岁的儿童被剥夺了母爱其后果仍很严重。

有人称儿童对母爱的需要为皮肤饥饿,必须以抚摸、拥抱和亲昵来满足。新西兰科学家曾对婴儿睡在羊皮褥子上的反应进行了多次试验,发现婴儿在软茸茸的羊皮褥子上入睡快,睡得也香甜持久,他们的表现犹如睡在妈妈的怀抱里一样。

Spitz 研究了孤儿院的婴儿发现,孤儿院的婴儿长时间地卧在小床里,孤孤单单,没人理睬,张眼望去只见墙和白床单,没有任何颜色或吸引人的事物。在长达一年多的时间里,这些婴儿只有在换尿布或喂食时才离开小床一会儿。平时犹如被囚禁的犯人,这些孩子的死亡率较高。即使活下来也大都啼哭、冷漠、退缩、笨拙和缺乏活力。2 岁时的智商(IQ)才相当于正常 10 个月的儿童。托儿所乳婴儿的生理照顾并不比孤儿院的孩子好,但他们有母亲的爱抚,所以他们没有孤儿院孩子的那些症状。最后他下的结论

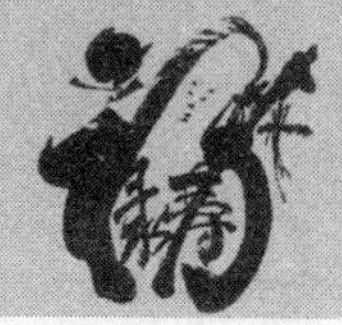

是:婴儿时期最重要的事是需要温柔的抚爱照顾。

333. 各年龄段儿童心理卫生如何掌握

(1)年龄特征与儿童心理卫生:儿童的心理发展是渐进的,这种量的变化时刻在进行着。但是,在量变之中又有质变。体现这种质变的标志就是儿童心理的年龄特征。儿童在每个年龄阶段各有其典型的、稳定的心理特征。心理学界一般把儿童的年龄阶段划分乳儿期(0～1岁)、婴儿期(1～3岁)、幼儿期(3～6岁)、童年期(6～11岁)、少年期(12～15岁)。因为每个年龄阶段的儿童有其不同于其他年龄阶段的本质的、典型的心理活动特点,所以父母及教育者都必须以此为依据来实施教育和训练。在现实当中有两种做法有碍于儿童心理卫生:其一,超越儿童年龄阶段,使儿童对教育内容及方式都感到力所不及。其二,退化性培养和过度保护,即孩子的心理发展水平已经提高了,父母仍按以往的方式对待孩子,施加过度的保护措施。结果使孩子愿意做的不能做,应当做的不会做,延缓了心理发展,形成了许多不健康的性格特征。

(2)个性特征与儿童心理卫生:儿童心理的个性特征表现在两个方面:一是某个具体儿童的心理特征可能提前也可能落后于他的年龄阶段;二是儿童之间在能力、气质等方面存在个别差异。给儿童实施教育训练的内容和方式都必须照顾到儿童心理的个别特征,不然就会有碍于儿童心理健康发展。

由于儿童自出生就带来了各自的气质特征基础,所以父母及教师对待孩子的态度和管教方式等都应有所区别;否则,容易给儿童造成身心伤害。国内外的有关研究都指出,自婴幼儿时期开始,就按照气质类型区别对待地进行教育,易于形成良好的性格特征;否则,不利于心理健康,容易给儿童造成心灵创伤,发展成为心理疾病及行为障碍。

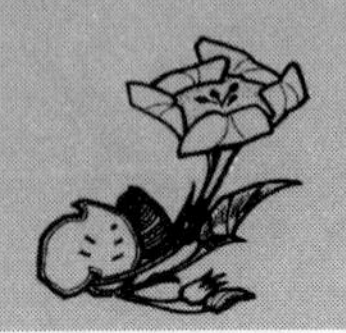

334. 幼儿期的心理卫生应注意哪些

幼儿期心理卫生问题比乳婴儿变得开始复杂起来，也容易受到人们重视，此时期内值得注意的有如下几点。

(1)要让孩子摆正在家庭中的地位：珍爱子女是人之常情，但不少人家往往把溺爱与珍爱混淆起来，把孩子摆在至高无上的位置上，以孩子为核心，娇生惯养、诸事依从。最容易形成孩子自我中心、任性、自私、缺乏独立性、怯懦等不良性格特征。将来一旦失去家人的保护，就会变得胆小畏缩、人际关系紧张，再加之心理承受能力差，势必要在心理上造成更大更多的挫折。

(2)让孩子多多感受和睦家庭的温暖：和谐而又温暖的气氛，有利于幼儿心理卫生，对形成其终生的道德情操都有意义。相反，有的家庭不和睦，争吵不休，常使孩子无所适从，恐惧不安。有人研究证明，这样的孩子易患口吃、夜尿症和胃病等。至于父母离婚，对子女的影响更坏，因为丧父母的孩子常受人同情，而离婚者的子女受人歧视，更有害于心理卫生。

(3)正确对待和处理幼儿口吃和遗尿症等疾病：口吃多是因幼儿模仿或精神突然紧张造成的，男孩大约4%、女孩大约有2%患口吃。口吃看起来是“小事”，但对孩子的心理挫伤很严重，往往形成孤独、退缩、羞怯、自卑等不良性格特征。所以，一方面，家长要防止孩子口吃，而患了口吃后不要讥笑他，更不要打骂他，要鼓励他树立信心，精神放松，慢慢纠正。遗尿症患儿大都是由于精神紧张造成的，也有的是父母对孩子溺爱不加训练造成的。这些儿童遗尿后，自己感到不好意思，家长万万不可再施以羞辱或责骂。因为孩子越紧张，遗尿症越难治好。因遗尿而受责很容易形成孩子焦虑、抑郁、自卑等不良性格特征。

(4)正确对待孩子的过失和错误：孩子小、知识经验少、能力不强，许多是非不清，因而出现过失和犯错误都是不奇怪的。对于孩

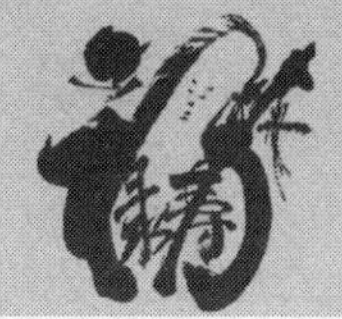

子的过失和错误要心平气和，教育要耐心仔细，尤其要讲道理，不要让孩子心里感到委屈。打骂孩子，会损伤孩子的自尊心，不利于批评和教育，甚至形成不良的品德和人格。批评教育孩子时，父母口径要一致。以免使孩子无所适从，不愿接受教育。

(5)支持孩子多做游戏：做游戏是幼儿的主导活动，也是儿童身心健康发展的重要途径。要让孩子多玩自己爱玩的游戏，要支持孩子与其他孩子一起玩，成人不必多加干涉。与孩子们在一起玩，就是学习，就是交际，而且更能饱赏游戏中的乐趣，这对他们的身心健康发展是有益的。

此外，还要注意培养孩子的独立性。幼儿在心理发展上是个自我为中心时期，3 岁就可表现出独立愿望。虽然他们本领不大，但往往这要自己来、那要自己干，显得不太听话了。其实，这正是孩子心理发展的一个明显标志，是独立性开始发展的表现，有人称这时为孩子的“第一个反抗期”。所以，对这种情况，家长要因势利导，切不可违背规律制服孩子的“强劲”。

335. 童年期的心理卫生应注意哪些

儿童此期应当注意的心理卫生问题主要有如下 3 点。

(1)做好孩子从幼儿园进入小学的衔接工作：处理好幼儿园和小学的衔接问题可以减少孩子入学后的适应性困难。为此，学校和家庭都应重视这个问题，家长应给孩子做入学准备，进行入学教育；学校要布置吸引孩子的环境，和蔼可亲地欢迎新生。例如，为了防止孩子发生适应困难，可在入学前提前改变饮食习惯和起居规律，使之渐渐与学校要求一致，尤其要教育孩子热爱学习、向往学校。如果学校能在准备妥善的基础上让幼儿园的孩子到学校参观，给孩子形成个好印象，也很重要。一般来说，愉快的学校生活有益于培养身心健康发展的学生，如果让孩子把上学视为精神负担，甚至产生“学校恐惧症”势必有害于他们的心理健康，甚至形成

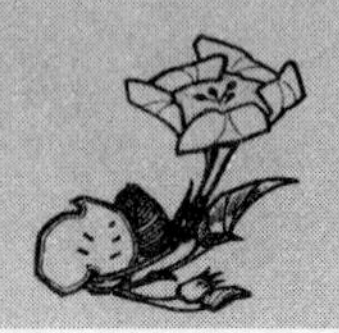

缺陷的人格。

(2)不要培养“标准儿童”:所谓标准儿童,就是一切听从大人嘱咐,一切按大人意图行事特别听话的孩子。这样的儿童一般是老师喜欢的学生,也往往是父母盼望的形象。其实,这才是有问题的儿童。因为心理上及早过分防卫,一切按成人的指挥办事,一旦没有大人的指点,就会茫然而不知所措,没有独立见解,没有独立适应环境的能力。这样的孩子常常心理上不健康,人格上有缺陷,智力发展也受到束缚。孩子有点“淘气”并非坏事,往往这种孩子兴趣广泛,知道的事多,思考问题的路子更广阔,心理发展比较健康。所以在教育儿童时应注意让孩子有一定的独立性。只要孩子遵守良好的生活制度、讲卫生、有礼貌、不自私、不说谎,其他问题则不必多加干涉。

(3)不要给孩子“加码”:有些小学生的课外负担偏重,已属不当,更有的家长望子成材心切,还要额外增加孩子的学习内容,这都不利于孩子的身心健康。另外,家长也不要逼着孩子去争名次,争分数。实际上分数高低并不能完全显示其智力水平,要鼓励他们生动活泼地学习。

336. 青少年对性的好奇如何引导

青春期对性的好奇和对性知识的需求是性发育和性心理发展的必然产物。他们需要懂得性知识是正常生理和心理的表现,既非可耻,亦非罪恶或下流。获得科学的性知识,会促进性心理的健康发展,改变对性的愚昧无知状况,破除对性的神秘感和好奇心,为生理和心理的进一步成熟打下良好的基础。然而,由于对性的禁锢的封建意识影响,青少年很难从学校或家长、科技书刊上获得系统科学的性知识,虽然生物、生理教科书上有生殖器官的解剖结构和生理功能的介绍,但对性功能及性心理方面很少涉及,而且教师也往往回避性的问题,只是轻描淡写地一提而过。青少年不能

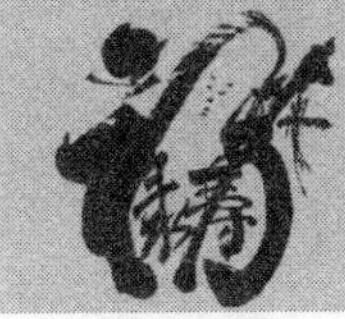

满足这些有限的知识而对自身的心理体验和行为进行思考和探索，通过社会其他途径获得的知识，往往是支离破碎的，甚至是有害的淫秽东西。

为解决青少年追求性知识的胆怯、神秘和自罪感的困扰，分清性科学知识和淫秽下流的界限而不致受害。一是要从中小学开始就有系统地分层次地进行青春期性教育；二是要开展心理咨询工作，以解决一些特殊问题。

337. 异性间的疏远与吸引是一个怎样的心理变化

青春期青少年对异性的态度一般经过两小无猜→疏远隔离→吸引接近→爱慕初恋几个阶段。

对异性的好感与爱慕，是进入青春期的青少年随性功能成熟而产生的正常性心理现象。但在青春期前儿童处于两小无猜的状态，青春期开始之初，随性发育而感不安，女孩束胸怕显露日益增大的乳房，男孩怕别人看见自己长了阴毛，这时男女两性界限分明，男女同学间很少在一起，个别人之间接触稍多时会遭到非议，即使童年两小无猜的朋友，这时也自然回避而疏远。

性功能的发育成熟导致性意识的发展，两性间开始出现一种关注和情感上的吸引，有彼此接近的需求和倾向。逐步摆脱心理上隔离状态而趋向于了解对方、认识和接触异性的心理状态。最初，往往表现为美化和崇拜，对年龄稍长异性的热情；随后，则表现为对同龄异性的爱慕，这时在对方面前的自我显示往往是极不自然的，有时甚至是笨拙的，但却天真烂漫。这种性显示，包括有意打扮自己，总认为异性的眼睛盯着自己，因而一举一动都觉得又紧张又有意义。女子显得羞涩、腼腆、温柔；男子有意显示自己能力的威严，说话、办事都要让对方认为是“好样的”。

在自我性显示和被异性吸引的同时，有可能发起性试探和性

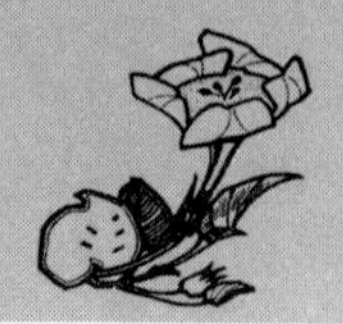

进攻。如有意接近对方，找借口与对方讲话，主动帮助对方做事或求对方帮忙，以此事试探对方有无爱的反应等。性试探较为隐晦、含蓄，是求爱的前奏，性进攻则是明确的以口头或书信方式向对方求爱的主动行为。这阶段的对异性的亲近，其对象往往是广泛而不专一，处于幼稚期而情感强烈易冲动而失控，所以给以指导和教育是十分重要的。

恋爱期则把性吸引、性试探缩小并集中到一个人身上。希望与选定的一个对象单独在一起，而不喜欢参加集体活动的离群心理倾向。这时青年已能有礼而慎重地与对方幽会、言谈，较确切地表达自已的感情，并力求取得家庭和社会的认可与支持。但也可能有一些青年仍然出现粗鲁、荒唐、失礼和失控的行为，必须加强引导。

338. 如何面对青少年的性问题

(1)强烈性：青年不同于少年和成人，少年心扉是敞开的，进多少出多少，有委曲和痛苦，可随时发泄，没有情绪的积累，而不至于发展到悲痛欲绝的强烈状态。青年则在见到钟情倾慕的异性对象时如鱼得水不分离。这种强烈性可以从《红楼梦》“慧紫鹃情辞试莽玉”一章中宝玉得悉黛玉要南行的痴呆状可见一斑。

(2)丰富性：青年情感的丰富性不但表现在其内容的复杂多样，而且表现在表达的形式方面也是丰富的。

(3)波动性：青年情绪易走极端，顺利时兴高采烈，甚至忘乎所以，挫折时灰心丧气，悲观绝望，情绪的波动性和行为冲动性，导致在失意时行为越轨，铸成大错，甚至犯罪。

青年应认识自身这种情绪特点，发扬强烈性的合理成分，抑制其破坏成分，利用丰富性的有益成分，克服其消极成分；将其波动性引向积极、健康的方面，进行正确的自我疏导。

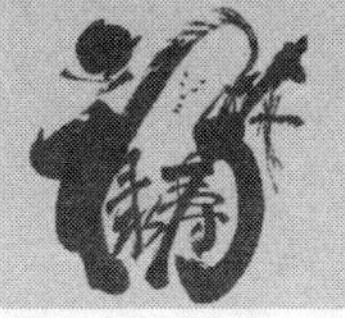

339. 一般青春期有哪些性困扰

青春期性冲动与心理困扰，主要表现有如下3种。

(1)性幻想：青年好幻想，这可以有助于形成奋发前进的理想，但性幻想则不同。性幻想的内容是与异性交往有关，有情节、有人物，当事人可以自编、自导、自演，可以从情意缠绵的镜头直至性交，甚至会导致性兴奋、性器官充血及出现性高潮。性幻想在青春期是性冲动的一种发泄形式，是正常的心理现象，不应因此而自卑或自责，但是如果不能控制自己，过分沉溺其中，则有害于身心健康。

(2)性梦：青春期后在梦中出现带色情的梦境，谓之性梦。其机制尚不明，一般认为，与性激素达到一定水平和睡眠中性器官受刺激有关。男性性梦一般伴有遗精，梦越是生动逼真、肉体的快感愈大，醒后愈感到轻松。女性醒后往往以回忆梦境详情，并影响其情绪和行为。《红楼梦》中贾宝玉在秦可卿房中午睡，梦游太虚幻境，因云雨情而梦遗。

性幻想、性梦是正常生理状态的一种心理反应，青少年要懂得这种现象的实质，不必因此而苦恼或惶恐不安。

(3)手淫：是人对性冲动和性欲的一种处理方式，是暂时的自慰行为。在作者咨询过的数百名大学生中有过手淫史的男性达98%，女性为78%。由于某种不科学、不健康的错误宣传，诸如“一滴精，十滴血”、“手淫引起肾虚，会伤元气、会健忘、头晕”使一些青少年十分不安，一方面有恐惧感，另一方面难以戒除手淫行为。手淫后的追悔和焦虑，影响心理平衡和健康。应当告诫青少年要增强克制自己的能力，但不应恐慌。

手淫和两性之间的性行为不同，正常的两性间性生活，是身心两方面都得到满足，手淫虽然也可得到某种发泄的快感。但不满足之感会接踵而来，还会产生沮丧的情绪，感到精疲力竭、羞耻和

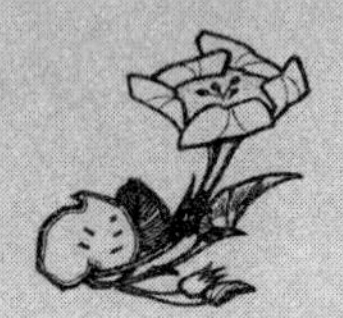

悔恨。

养成良好的生活习惯，如内衣勿太紧、被子勿太重、醒来立即起床，充实生活内容，丰富课余活动，不看色情文艺作品，善于约束自己。

340. 青年期积极心理和消极心理的特点有哪些

(1)朝气蓬勃、勇往直前：由于身体、生理和心理上都处于成熟高峰，具有充沛的青春活力，对自己的力量充满信心，感到没有任何力量能阻碍自己不断前进。表现为意气风发、朝气蓬勃、无所顾忌、勇往直前。这种积极的冲动如超过一定限度也会走向反面，成为消极因素。有些青年因精力旺盛，却没有找到正确的途径发挥作用，就会无事生非，进行一些无益甚至有害的活动。

(2)主动积极、勇于创新：抽象思维在这时期有大的发展，对事物的认识与评价不仅限于当前直接接触到的，而且能更多地进行间接的判断和推理，并有预见性，对新鲜事物特别敏感，厌恶因循守旧，勇于探索和创新。但有时也会把尚未认识清楚的腐朽、错误的东西当成真理来接受。抽象思维能力较强，也容易脱离实际产生片面性结论，虽善于推理论证，但也可能表现为坚持己见的强词夺理。

(3)类似成人的新需要大量涌现，激起对生活的美好憧憬：由于知识阅历增加，交往范围、生活领域的扩大，新需要大量涌现。如渴求完全独立自主；要求绝对受别人尊重；渴求参加社会活动，关心政治；要求丰富多彩的业余文化生活；渴望同辈人广泛交往，特别是志趣相投的知心伙伴；强烈希望获得异性的亲密情意；对未来充满美好的愿望和向往。但是需要产生是无止境的，何况许多要求未必能被环境所许可，或是合理的需要，由于没有充分考虑客观具体情况，每当遇到阻碍而难以实现，也会对现实不满，或凭冲

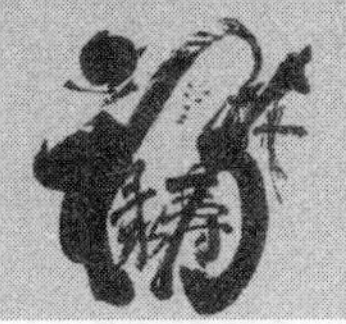

动而蛮干，一旦受挫又悲观失望。由于富有想象力，也易于陶醉在憧憬中的快乐，而削弱进取心和实际行动。

(4)情绪强烈、情感丰富：情绪、情感和需要是紧密相连的，强烈的需要，也会激起强烈的情绪。他们误认为凡是需要的都是合理的，如不能满足则引起强烈不满。还认为人之间关系都应是合理的、公正的，对自己认为不公平的事就特别反感，而且总以自己的情感体验去度量别人，对自己认为受到不合理待遇的人富有同情心。易被某种宣传影响而诱发激情，并由于认知、判断能力的下降，会发生一些有害的盲动行为。在与异性交往中也会因激情冲动而超越正常友谊界线。

总之，青年人富有理想、向往真理、积极向上的特点，但也往往由于认识上的局限性和心理上尚处于走向成熟的过程，容易在客观现实与想象不符时遭受挫折打击，以致消极颓废，甚至萎靡不振，强烈的自尊也会转化为自卑、自弃。这些如果处理不当都会影响青年的身心健康。

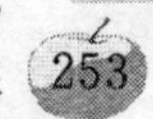

341. 中年人心理能力的继续发展有哪些

生理成熟是心理成熟的生物学基础。中年人的心理能力处于继续向上发展的时期。一个智力正常的人，其心理发展所能达到的高度，不仅与社会环境有关，更重要的是自身的主观努力。勤于实践、积极主动地接触社会、接触新生事物、不断扩展生活领域、不断更新知识、勇于探索和创造的人，其心理能力在整个中年期都在继续增长。反之，则会停滞，甚至提前衰退。

孔子对自己的心理能力发展精辟地概括为："吾十有五而志于学，三十而立，四十而不惑，五十则知天命，六十而耳顺，七十而从心所欲，不逾矩。"孔子的这种分析说明心理能力不仅在中年期仍在发展，到了老年也还没有终止。

这里的心理能力是指人的全部心理活动能力的综合之总和，

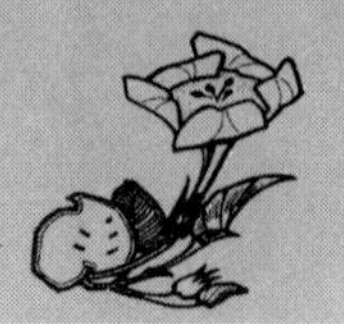

而非单项能力。因为就某一单项心理能力来说，从中年之始就处于下降过程、如机械记忆能力、反应速度等。中年人应充分利用心理能力继续发展的优势，不断提高自己的心理品质和完善人格，努力实现心理健康和身心和谐。

中年人的心理能力发展始终处于动态过程，而且个体差异很大，所以心理成熟的标准很难界定，一般应包括以下几个方面。

（1）能独立自主地进行观察和思维，组织自己的生活，决定并调整一生的目标和道路，则不必依赖长辈的训诫和保护。目标和道路的决定绝非臆造，而是以符合社会进步和民族利益的个人抱负为前提，依条件而灵活地选择时机和决定方向。

（2）智力发展到最佳状态，能进行逻辑思维和作出理智的判断，具备独立解决问题的能力。

（3）情绪趋于稳定，有能力延缓对刺激的反应，能在大多数场合下按照客观情境控制和调节自己的情绪和情感。

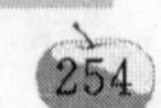

（4）处世待人的社会行为趋于干练豁达。能适应环境和把握环境。能接受批评和意见，并按正确意见调整自己的行为。

（5）自我意识明确，有“自知之明”。了解自己的才能和所处社会地位，并以此为立足点，决定自己的言行举止，有所为和有所不为。

（6）意志坚强。对既定目标，勇往直前，遇困难、遭挫折、均不气馁、不退缩，有克服困难度过难关的容忍耐受能力。当既定目标失去实现的客观可能性时，能理智地调整目标并选择实现目标的途径。

应当指出，成熟的界定指标还能列举许多，但上述诸项为首要者。

342. 为什么说中年人的压力最大

中年人是社会中坚，肩负民族与社会责任，是各部门、各行业

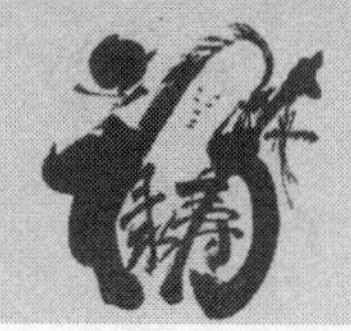

的主力，任务重，责任大，对事业成就的期望高，劳心劳力，尽职尽责，长期持续承受高强度的精神紧张压力。这种状况严重地威胁着中年人的身心健康，特别是中年知识分子的情况更为严重。

(1)社会责任感：在当今历史背景的条件下，以中年知识分子为代表的一代中年人，在改革和社会主义建设事业中，深感自己的责任重大，为了实现自己历史使命，他们不畏艰辛、任劳任怨，希望振兴中华、富国强民。这种强烈的历史责任感，激励着他们奋发图强，夜以继日地劳动在各自岗位上。高度的社会责任感是中年人的精神支柱并形成了最美好的心理状态，造就了他们的献身精神。

(2)事业上至善至美的追求与现实的差距：对大多数中年人来说，在事业上都有一个明确的目标，并期望通过自己的不懈努力付诸实现，但由于主、客观的种种因素，事业上经常会遇到困难、遭受挫折，甚至失败。这对追求至善至美的个体是强烈或持久的打击，并造成巨大的压力。

(3)工作效率与内耗之间的矛盾：人们都盼望以集中精力地开展工作并有较高的工作效率。但由于体制上、人事上、程序上或工作作风上诸种不良因素的干扰，抵消了中年人对事业投入的努力，造成他们在精力和时间上的消耗。为此，他们要忍受长期的心理压力。这种内耗现象及其根源的彻底改革，并非一朝一夕所能实现，所以，这种心理压力的承受将是长期的过程。

(4)希望健康与忽视疾病的矛盾：人们总希望自己能身心健康、精力充沛地为祖国建设做贡献，但繁忙的工作和高度责任心，往往使中年人对健康状况疏忽不顾。时间紧迫而无暇体检，疾病的早期征兆往往被忽视。即或有一些明显的症状也缺乏必要的重视和措施。这可能是缺乏医学知识，也可能是一种心理防御则自认为不会得病。凡此种种，往往会延误诊治良机，造成不可挽回的损失。许多颇有才华的中年人，积劳成疾，又未及早发现和诊治，过早地离开人世。这种教训不能不引以为戒。

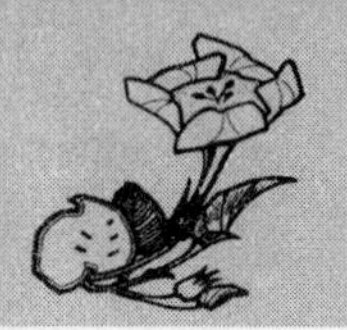

343. 中年人应如何进行心理保健

中年人是社会的柱石，任务大、责任重，特别是当今 40～50 岁的中年人在成长过程中多遭磨难，因而身体素质差，内心烦扰多。所以，维护中年人的健康应有立法和政策的保证。

（1）量力而为：对自己的体力与能力要有正确的认识和估计，勿使超负荷任务强加于己，要尽力而为，量力而行。不少科技界中年知识分子，富有不怕疲劳连续作业的拼搏精神，但缺乏营养及休整等后勤保证，结果积劳成疾，过早谢世，壮志未酬身先死，给家庭、社会造成重大损失。据测北京地区中年知识分子的平均期望寿命为 58 岁，这比社会总的平均期望寿命的 68 岁整整少 10 年，这一严重现实应引起社会和个人的重视。所以，中年人要力戒超负荷运转。

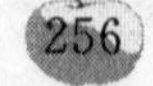

（2）修身养性：中年人应有更高的修养，克己奉公、力戒奢欲、表里如一、光明磊落。古人云："君子坦荡荡，小人常戚戚。"良好的品行有益于保持心理平衡。还应擅自调适。

（3）陶冶性情：琴、棋、书、画，可陶冶性情，丰富业余爱好和精神生活有益健康。只有会休息，才能更好地工作。高尚的、典雅的、积极的休息，应是生活中必要的组成部分。

（4）放松技术：要学会放松技术，以利休息和睡眠。养生功、太极拳、自律训练，放松功等都有助于消除疲倦和紧张状态。

344. 更年期的心理有哪些变化

更年期标志着中年向老年过渡。女性一般在 47～52 岁开始，绝经后 2～3 年。男性比女性晚 10 年左右。这个阶段是生理和心理上较明显地呈现衰老过程的一个起点，是一生中变化比较剧烈的时期，所以被称为"多事之秋"。无论是女性或男性的更年期，都是人类生命过程中的正常发展阶段，既是生理性的，也是心理性

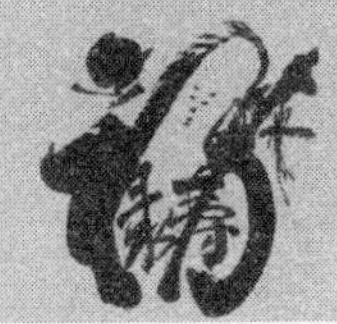

的。注重讲究心理卫生，有助于顺利地度过更年期。

(1)科学地理解更年期是生命的必然过程：更年期是人生长发育成熟转向衰退的转折时期，是生命的必然过程，是不以人的意志为转移的自然规律。每个人对更年期的反应及其征象，只有程度轻重，时间长短的差别，而不可能不存在更年期。将进入和已进入更年期的人，尤其是女性，要有准备地去迎接这一变化。要努力提高自我控制能力，有意识地去控制更年期的各种症状，对于症状带来的苦恼，要善于自我宽解，适当调理，使机体功能早日恢复平稳。切忌盲目疑虑，无休止地寻找和探求自己身上所出现的任何不适，以免食不甘味，睡不安席。须知，心理不安宁可进一步促使机体功能的失调。

(2)正确对待疾病：有病早治疗，适当调整。人到更年期不论有无症状出现，都应该主动地、积极地求诊，如果发现器质性疾病，就应积极治疗；要是更年期反应，则主要通过自我调理来解决而不必介意。应该指出的是，对男性在更年期出现某些症状时，决不可轻易下结论。因为男性这一时期内脏器质性疾病发病率也比较高。例如，恶性肿瘤、高血压病、脑动脉硬化症等，早期也出现类似更年期综合征的症状，必须仔细检查，以免延误器质性疾病的诊断和治疗。

此外，更年期抑郁症也很常见，但却往往不被注意，误认为不过是精神不快而已，这是特别要注意的。由于机体虚弱、精力不足、皮肤松弛、容颜色衰而感到悲哀，加重了紧张不安、焦虑抑郁，因而坐卧不安、顿足叹息、惶惶不可终日，若有大祸临头等临床症状。有的常把自己过去生活中的一些缺点认为莫大罪过，担心自己将失去能力，变成废人，成为家庭和社会的累赘，自责自罪，甚至产生轻生念头和发生自杀行为。也有的认为自己已病入膏肓，危在旦夕。抑郁症是一种严重的疾病，必须及时诊治。

总之，处于更年期的人，对个人、家庭、社会，以及过去、现在和

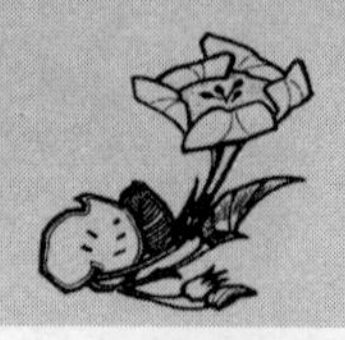

未来，都要有正确的认识和评价，要合理地对待。子女、亲属也要对更年期的人，尤其是女性的心理、生理变化有所了解。如果她们出现某些症状如烦躁、发怒时，需要家庭成员的谅解、同情和照顾，使之平稳地度过更年期。

345. 如何看待衰老

衰老过程是人们不可避免的自然规律，它给老年人带来许多不适、烦恼和困境。

(1)形态的老化：衰老引起形态的变化必然导致老年人不满意自己的形象，挫伤老年人自尊心，并由此提示老年人已是来日不多。

(2)感觉器官功能下降：老眼昏花、听力下降、味觉迟钝，这些都会给老年人的生活和社交活动带来诸多不便。例如，由于听力下降，容易误听，误解他人谈话的意义，出现敏感、猜疑，甚或有心因性偏执观念。

(3)神经运动功能缓慢：老年人的行动及各项操作技能变得缓慢、不准确、不协调，甚至笨拙，这些都会减少老年人外出参加一些社会活动的积极性。操作性动作缓慢、迟钝，在劳动生产中，势必跟不上青壮年。老年人为此既苦恼又不服气。一些老人常采用好谈"当年勇"的心理自我防御方式，以补偿和掩饰自己能力的不足。

(4)记忆减退：老年人的记忆特点是近事容易遗忘，而远记忆尚好。有命名性遗忘。速记、强记虽然困难，但理解性记忆、逻辑性记忆常不逊色。

(5)性格改变：老年人性格逐渐发生改变，因常不为老年人自己察觉，故多否认。性格改变的特点是：由于记忆减退，故说话重复唠叨，再三叮嘱，总怕别人和自己一样忘事。抽象概括能力差，思维散漫，说话抓不住重点。学习新鲜事物的机会减少，故多根据老经验办事，固执、刻板。工作能力下降，会增加老朽感、无能感、

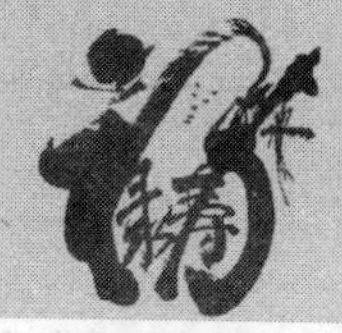

情感脆弱和情绪不稳定。有些老年人由于自我中心，常常影响人际关系，乃至夫妻感情，彼此抱怨对方脾气变怪了，对不起自己。实际上，双方的性格都因年老而改变，但又只看到对方在变，互不理解。

346. 老年人心理卫生应注意什么

(1)提高身心健康水平、增强体质：随着衰老和体弱多病，名誉地位已不再像以前那样有现实意义了。有个健康的身体，行动方便，能随心所欲地参加家务劳动和社会活动，那才是老年人最大的幸福。体弱多病，给老年人带来种种躯体不适，如疼痛、便秘、食欲缺乏、消化不良和睡眠障碍等，可导致焦虑及朝不保夕的不安全感。由于患病、行动不方便，不但与社会交往减少，甚至料理个人生活也很困难。因久病引起某些儿孙的厌烦冷淡；医药费用的开支加重，致使实际生活水平下降，这些都可增加老年人的孤独、寂寞、与世隔绝、悲观失望、自叹自怜和厌世之感。处于此情此景，哪有幸福愉快可言。

对老年人的幸福来说，其健康的自我评价，比实际的健康状况更具重要意义。这种自我评价包括有两个标准，即实际健康水平的高低和老年人对疾病不适感的态度。自我健康评价高的老年人，其晚年幸福高于自我评价低者，而自我健康评价低的老年人，由于对疾病的过分担心、焦虑、病感增强、对死亡恐惧，整日忧心忡忡，十分不利于老年人的心身健康。在老年人身心健康的实践指导中，应实事求是地指导老年人正确评价自己的健康，对健康应持乐观态度。

健康的好坏还影响老年人的认识活动。健康不良者，多有日益衰老和死亡临近感，因之悲观、绝望，甚至想早死了事。由于健康不良的影响，老年人自感跟不上社会发展的步伐，自暴自弃，称自己是思想僵化、知识老化、血管硬化，即将火化的“四化”干部，足

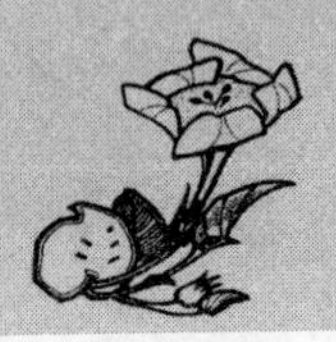

见其悲观消极的态度。

健康对老年人的幸福影响比经济水平高低更重要。调查发现,虽然是低收入的老年人,如其对自我健康评价高,则其晚年的幸福感也高,“乐天安命,怡然自得”。相反,富裕的老年人,如对自我健康评价低,虽然钱多,却不一定感到幸福。

因此,应加强老年医学的研究,特别是对老年人的常见病和多发病的研究,并改善老年人的卫生保健措施,以提高对老年病的防治水平。

(2)维持与社会接触:国内的调查表明,有1/3的老年人不愿意退休,健康的退休老年人中,有50%希望继续工作。老年人深感社会生活的重要性,他们通过各种方式,走向社会,保持与人交往,从社会生活中寻找友谊、精神寄托和生活的动力。老年人希望通过新的社会角色身份,发展自我实现,以补偿他们社会活动范围的缩小。1/3的退休老年人有自己的兴趣和爱好活动,兼职兼差,充当顾问,或从事某些与公共利益有关的活动。46.2%的老年人认为工作或劳动是为社会尽责,27.1%的老年人认为工作会使他们愉快,24.6%的老年人把工作视为获得经济上补偿的途径。这些统计数字表明,老年人参加社会工作,是人生价值观的体现,他们力图摆脱衰老的限制,回归社会,在继续学习、工作和与人际交往中摆脱空虚感和孤独感,以求得精神上的充实与愉快。同时,社会对老年人成就的肯定,以及对老年人的尊重,都会增强老年人的自尊心和荣誉感。所以,为他们提供发挥余热的机会,使他们对社会有贡献、有作为、有精神充实的愉快,这是老年人心理卫生中不可缺少的内容之一。

(3)独立支配经济收入:有无经济收入,和经济收入的多少,必然影响老年人的晚年幸福和在家庭中的地位。我国目前尚有一大批无经济收入的居民和农民老年人,他们依赖子女赡养,而没有自己支配的经济权。收入低的老年人也会因通货膨胀、物价上涨,影

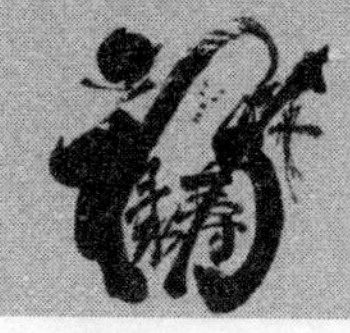

响生活水平。没有经济收入，或收入较低，再加上物价上涨及部分儿女的态度不端，都会造成老年人对生活保障的担心，在忧愁中度过残年。故在老年人的心理卫生工作中，应重视改善老年人的经济条件，使其能有足够的经济来源以维持生活。

(4)家庭和睦：老年人的生活有子女体贴照料，有病能及时诊治，经济上有保障，父慈子孝，就会使老年人感到温暖，家庭成员间和睦，友爱互助，而使老年人备享天伦之乐。有些家庭，尊老传统受到破坏，子女对老年人的生活不闻不问，把老年人选为勒索和役使对象，老年人在精神上备受折磨，出现焦虑、抑郁，并有万念俱灰、前景渺茫之感。在这种不愉快的逆境中，假如老伴存在，尚可相依为命，互相照应体贴。一旦老伴去世，孤单一人，实难适应这种悲惨凄凉的晚景。所以，帮助丧偶老人在自愿的前提下，重组家庭，对于孤寡老人的心理卫生也是一个主要环节。

347. 如何维护好夫妻心理生活

婚姻的缔结和家庭的组成，就产生了配偶、子女、双方父母、对社会的法律责任和道德义务。尊重人、爱护人、照顾人，把自己的幸福与配偶、子女和家庭的幸福凝聚在一起，是社会主义婚姻家庭的道德观。结婚绝不是爱情的结束，而是更深厚的爱情开始。夫妻情感要在生活中不断汲取新的营养来培植和丰富，才能巩固与发展。生活是严峻的、复杂的、曲折的，各种思想的、道德的、经济的、政治的、文化的、个性的、亲属的、性的因素在影响着双方。夫妻双方要在生活的长河中，互相支持、互相关心、互相谅解、互相慰藉、互相忍让、甚至做出必要的牺牲，才能做到互敬互爱使爱情之树常青。

性生活和谐是夫妻情感的基础之一。据一些地区离婚民事诉讼案件分析，性生活不满足导致夫妻情感破裂的占离婚案件的50%以上。性功能障碍属器质性疾患者极少，往往与心理因素有

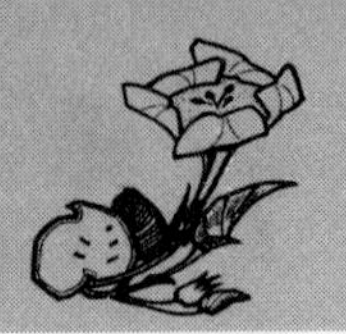

关。有人把性生活作为一种惩罚、要挟和满足不合理要求的法宝，从而造成对方性功能障碍，这种害人害己的做法实不可取。那种一方强求，一方厌烦的倾向也应避免。

家庭中权利和义务的分工应民主平等，要互相尊重，共同承担家务劳动。对内、对外可有所侧重，发挥各自长处，也要考虑各自所处环境等因素，不断调节平衡。经济生活应共同商定，勤俭持家，量入为出，十分重要。

夫妻情感要经常培养，不断增添新情趣。如果随便放纵自己的弱点、缺点，不善于保持自己的吸引力（含事业成就、社会声望、经济收入、仪表风度等），那么可能给家庭带来麻烦。夫妻的一方由于得不到原来设想的温情幸福，有可能在某种机会有了外遇。这时，另一方要冷静考虑到“为什么会有第三者插足”？

家庭不可能与世隔绝，生活的需要和乐趣主要来自家庭之外。一个人的最高乐趣还是对工作的成就和事业的贡献，拥有诚实的朋友和同事。妒忌自己的爱侣和异性正常接触交往是自寻烦恼。家庭至上，而不赞成对方在事业上和工作上付出艰辛劳动则会导致家庭乐趣之源枯竭。夫妻间要善于重新认识对方、充分估计对方在社会活动中的进展和个性的再塑造。双方不断从为实现共同理想、共同事业的努力和社会交往中汲取营养，浇灌爱情之树。

348. 如何维持良好的亲子关系

父母与子女由于时代背景不同，两代人之间在心理上出现差异是自然的。随年龄增长，儿童时代惟父母之命是从的情况有了变化，似乎与父母有些格格不入，有人称这种现象为“代沟”。这种亲子间的矛盾现象有普遍性。父母要用发展的眼光去观察和认识发育成长中的孩子，研究和掌握他们的一系列心理变化。

首先，要改变传统的家长式教育。要做孩子的良师益友，在尊重和理解的气氛中，使子女乐意倾诉衷肠，才能做到相互了解，真

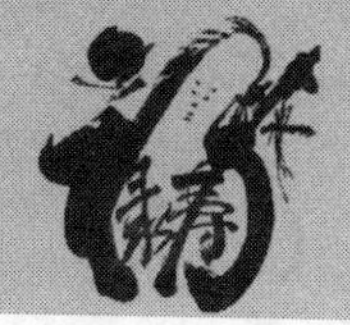

实情感得以交流。

其次，要理解子女的需要和追求。新的一代比起父母当年的生活丰富，视野开阔，而且欲求也提高了。对子女的正当需要，应努力恰当地予以满足，不能立即实现或过高的要求，也要耐心指导，而不要动辄呵斥。

第三，要尊重孩子的独立意向与创造精神。随年龄增长，孩子的成人感、独立感、自尊心日益加强，他们不喜欢别人（包括家长）对自己过多地干预和限制，对无休止的重复劝说和训导容易产生反感，甚至有对抗情绪。父母要树立民主家风，鼓励子女参与家政，倾听他们的独立见解，表扬孩子的创见，使孩子能自觉地认识良好行为的道德价值，培养和发展孩子的社会责任感和家庭义务感的积极性。

还要注意对子女教育的一致性，夫妻要经常交换意见，统一认识。如发生意见不一时，不要在子女面前争执，而应互相维护威信。否则使子女无所适从，造成不和。

349. 什么是心理自我意识良好

就心理保健来说，自我意识良好的核心是自知自爱。人贵有自知之明，能做到自知是很不容易的。需要自我观察、自我认定、自我判断和自我评价。不能自知的人，不自量力，承担非力所能及的任务，不仅影响工作效果，而且可能由于过度疲劳和心理压力而罹患疾病。

自爱要比自知要难些。自爱是悦纳自己、爱惜自己、保护自己、重视身体健康、珍惜自己的品德和荣誉，以此取得别人的尊敬和友情，并能善于适应现实环境，力求事业的进展和自身的充分发展。自爱的反面是自暴自弃，酗酒就是一种不自爱的表现。

自尊、自信、自强、自制是自爱的内涵。自尊是人的基本动机之一。人的能力有大小、地位有高低、收入有多少，但作为一个社

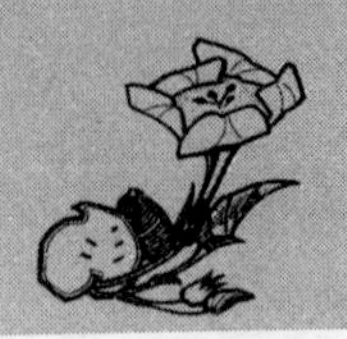

会人，在社会生活中和别人应居平等的状态，表现出不退缩、不畏惧，更不妄自菲薄。谦虚是美德，但谦而不卑方是适度。自卑就是对自己不满意，严重的自卑，甚至于发展为自疚、自责、自罪，持续下去会影响健康，罹患疾病，甚至失去生活信心。没有自信心的人是什么事情也干不成的。自己对自己的信任是以自知为基础的，以往成功的经验有助于强化自信。自强不息是立身之本，也是心理健康之本，人人都应力争自强。自制是指不但能控制自己的情绪，而且能根据自己的能力，做到有所为和有所不为，能独立自主地做出决定，善于掌握和支配自己的行动。

自爱要以自知为基础，完全对自己“毫无了解”的人很少，但能真正完全了解自己的人也并不多。增进自知，培养自爱，非一朝一夕之功，尽管人随社会阅历而增添生活经验，如果没有明确的意识，自觉地进行修养，自知和自爱也难随岁月的增长而自然养成。

350. 如何做到社会适应自如

社会适应自如即社会功能良好。适应是个体为满足生存的需要与环境发生的调节作用。或改造环境以适应个体的需要，或改造自身以适应环境的要求，都是适应形式。

心理健康者能和客观环境保持良好的接触，在社会实践和生产实践过程中，从实际出发，对现实环境做客观观察并取得正确的认识，以便正常、有效地适应。对生活中的各种问题，不退缩、不幻想、不逃避、正视现实，以切实的方式给予处理。心理健康的人虽不能时时、事事都能顺利地解决他所遇到的问题，但是他所采用的方法应当是积极的。即使偶尔采取消极性的防卫措施，也不至于成为习惯性行为。

351. 如何维持良好的人际关系

在社会生活中，良好的人际关系可以消除孤独感，获得安全

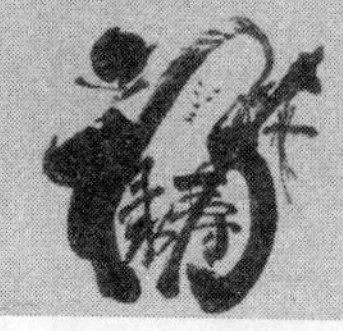

感。心理卫生的原则是有朋友来往，乐于助人，也能接受别人情感的和实质的帮助，在和别人相处时持善意态度（如信任、尊敬、喜悦等）多于敌意的态度（如怀疑、轻蔑、厌恶等）。相互关心能促进心理健康。当一个人意识到自己能够对别人关心和帮助时，他的自信和自尊也会增强。

人与人之间靠信息的交流互相了解。交谈时，要善于倾听别人讲述的内容，并不应抱定某种成见，不然则无法弄清楚别人的意见和信息。交流除言语外，还要注意对方的体态、表情，以及整个的反应。有学者认为“体态”的语言比申诉更为重要。

以下3点对友谊的建立十分重要：第一，团结的愿望和善意的批评。第二，对人有真诚的鼓励和赞美，则非阿谀奉承。第三，要尊重人格，不强加于人。

三、心理治疗与配合

352. 哪些人需要心理咨询

伴随着生活质量的提高，心理咨询已经被越来越多的人所接受。有下列情况的人需要心理咨询。

（1）当有持久性的心绪低落，常伴有焦虑、躯体不适和睡眠障碍时应考虑心理咨询。

（2）过分地关注自身健康，怀疑身体某一部位或某一器官异常时，尽管在医院检查没有任何疾病，但总认为患有某种疾病，这时应该考虑找心理医生。

（3）以厌食、消瘦、虚弱为特点的女性心理疾病，多见于青少年平时爱打扮与追求苗条而盲目节食的不正确做法有关，这时也该看看心理医生。

（4）入睡困难、易醒、早醒、夜惊、夜游等应去心理咨询。

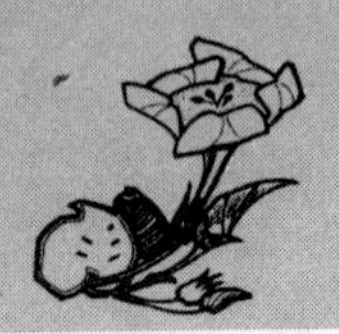

(5)老年人孤独、恐惧、多疑、忧郁、有失落心理也应找心理医生。

(6)儿童注意力不集中、多动、学习困难,家长应该考虑带孩子去做心理咨询。

(7)青年人出现性冷淡、异物癖、恋物癖等,应该去做性心理咨询。

(8)4岁以上的儿童反复出现夜间不自主尿床的现象,家长发现后应立即去找心理医生咨询。

(9)女性进入更年期,一般表现为月经紊乱、情绪不稳、心理紧张、焦虑、恐惧、敏感,建议应该去做心理咨询。

353. 心理医生人人需要吗

在心理门诊,通常不把来就诊的人叫做"患者",而称为"咨询者"或"被助者",由此可见,心理医生并不认为来心理门诊的是"患者"。心理医生的主要职责是保证来访者的心理健康和调整来访者的心理状态,也就是说,你并非一定要等到出现什么症状才来看心理医生。

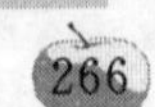

在国外,工作压力大是人们需要心理医生的首要目的,其次,是情感障碍、性障碍、人格障碍和心理发育障碍。随着社会发展和生活节奏的加快,人们的心理压力和心理不良状态会越来越突出,心理医生要做的事情就是帮助你如何更轻松地生活并面对现实。

354. 心理门诊医生是怎样工作的

心理门诊并不神秘,除了需要治疗和测试的科目外,也不需要什么特殊的仪器和设备。它与其他科室一样,只是一间普通的房间,拥有必需的桌子、椅子、诊床,或许有一些神经科才能见到的辅助检查工具,但心理医生也很少使用。在这里,最关键的是人,即进行工作的心理医生和他(她)所具备的素质和水平。通常情况

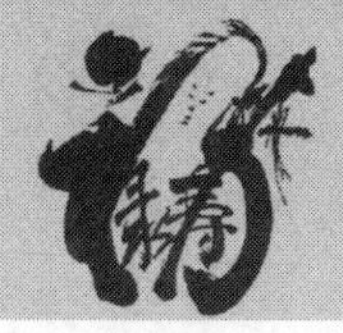

下，一名优秀的心理医生可以在与你最初交谈的5句话内，洞悉你来门诊的真正意图和心理障碍的分属。

一般来说，心理医生是按5个步骤工作的，即认真倾听—仔细分析—相互交流—情感诱导—确定治疗。

心理咨询其实是一个理解和分析的过程，只有你的阐述能够使心理医生充分理解，医生才可以准确地进行分析和判断，也才能真正地帮助你。

心理医生在提供咨询服务的时候，为减少患者情绪分散，会使用一些技术性的引导，比如暗示、话题截断等。在需要确定患者真正情况的时候，也可能依赖心理测试表和心理测试工具，这些固定的表格和工具都是几代心理学家在实践中总结发明的科技结晶，能起到你所难以想象的作用。

至于心理治疗，是要根据患者不同的情况来计划的。社会上传说的电针治疗、催眠疗法、生物反馈技术、森田疗法等，其实在精神科领域使用得多一些，虽然心理医生也熟悉掌握这些技能并偶尔应用，但心理医生为缓解患者心理障碍，使用最多的是为患者“量身定做”一套心理调整计划，同时还会适当地配合使用一些药物来加快和增强治疗效果。

355. 为什么说心理医生看病守口如瓶

除了必需的挂号费用和单独开列的治疗费用外，心理咨询是按时间收费的，因此，为了节省你的费用和大家的时间，在看心理医生之前，你一定要明白自己为什么去？要解决什么问题？怎么阐述更清楚？从哪里开始阐述？

你不用担心心理医生是否听得明白，在他觉得有不清晰的片段的时候，他会提示你该重点述说什么。你也不用转弯抹角，真正的心理医生会发现你来的真正目的，所以，你在与心理医生接触的时候最好直截了当，有什么说什么，需要什么讲什么。

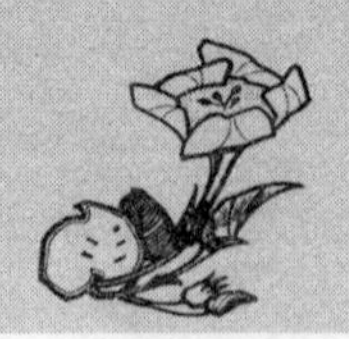

你也不用担心你所述说的对你不利，心理医生有他的职业道德和准则，保守职业秘密是他必修的课程。

要记住的是：心理医生只是帮助你解决心理问题的专家，他不是你的生活参谋，也不能替代你的痛苦，更不能替你拿主意或干涉你的私人生活。

356. 心理咨询包括哪些内容

心理咨询解决的是心理或精神方面存在的问题。一般来说，各种心因性问题，尤其是与心理社会因素有关的各种适应不良、情绪调节问题、心理教育和发展问题等，都是心理咨询的内容。具体可分为发展咨询和健康咨询两大类。

(1)发展咨询的内容：包括孕妇的心理状态、行为活动和生活环境对胎儿的影响；儿童早期智力开发；青春期身心发展的不平衡；性心理知识咨询；男女社交与早恋等；青年独立性和依赖性的矛盾；友谊与恋爱；择偶与新婚；人际关系；择业、失业与再就业；中年及更年期人际冲突、情绪失调、工作及家庭负荷的适应；家庭结构调整；更年期综合征等；老年社会角色再适应；夫妻、两代、祖孙等家庭关系；身体衰老与心理衰老；老年性生活等。

(2)健康咨询的内容：包括各种情绪障碍，如焦虑、恐惧、抑郁、悲观等；各种不可控制性的思维、意向、行为、动作的解释；各类心身疾病，以及性功能障碍；长期慢性躯体疾病，久治不愈，既对治疗不满意，又丧失信心，因而需进行心理上的指导；精神病康复期求助者的心理指导；对家庭中的求助者，应如何进行处理及护理等。

357. 心理咨询师是如何帮助解决问题的

咨询师通过启发、引导、支持、鼓励，帮助求助者领悟到内心存在的冲突，矫正错误的认知，做出新的有效的行为，从而达到解决问题、促进发展、完善人格的目的。整个过程，始终是求助者主动。

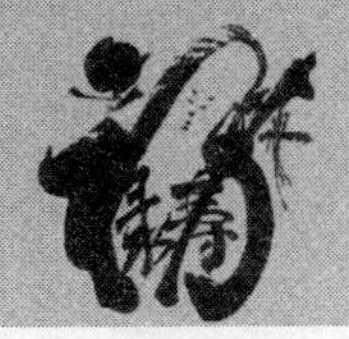

咨询师只起到一种协助、指导的作用,不会主观地指示求助者一定要怎样做或一定不能怎样做,与求助者共同分析、讨论、设想有助于解决问题的各种方案,以及不同方案可能导致的不同后果。

咨询师需要与求助者建立一种咨询联盟。在这里,咨询师和求助者是平等的,咨询师对求助者不是教导,也不具有医生的权威,咨询方案是在双方认可的情况下共同制订的。咨询关系是一种合同关系,咨询双方都有自己的权利、责任和义务,需要严格遵守。

咨询中要避免双重关系。如果是熟人间的咨询,就容易影响咨询效果。所以,遇到亲戚、朋友、同事、领导等来咨询,咨询师一般都会介绍给别的咨询师,或者仅给予一些建设性的意见。

358. 怎样判断个人所患心理障碍的轻重

对于一个患有心理障碍的人,客观评价问题的轻重是很重要的,可以使较轻的患者不必担负沉重包袱,使较重的患者能引起警觉,得到及时的治疗。判断心理障碍的轻重,有以下三方面重要标准。

第一,也是最重要的标准,就是现实检验能力,它涉及一个人对事物的主观判断与客观现实的吻合度,主观判断与客观吻合度越差,现实检验能力越弱,他的心理病也就越重。重症精神病患者对事物的判断被幻觉和妄想所控制,严重脱离现实,是现实检验能力最差的人,所以,他们属于最重的心理障碍。

第二,就是他对人际关系和压力的适应能力。适应能力越差,心理障碍就越重。重症精神病患者的适应性明显退化,只能躲在“自恋”的小圈子里,他的生活只能和自己,以及自己的幻觉和妄想进行;边缘障碍的患者只能适应非常有限的人际交往、处于半自恋、半公开的“边缘生活”状态;神经症患者通常都可以适应一般的人际交往和压力,只不过适应能力打了折扣。

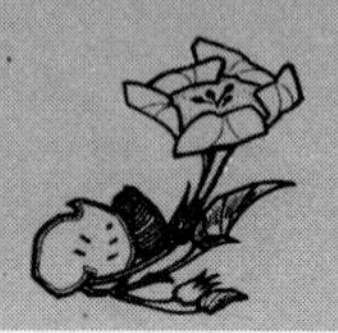

第三，就是心理发育受损的阶段，受损越早，障碍越重。在出生后6个月内，心理发育受损，精神障碍在重症的范畴，可以出现精神分裂；6～18个月期间受损，属于重症心理障碍，可以出现边缘型心理障碍、癔症；2～3岁期间受损，容易产生强迫或自恋障碍；3～5岁受损，容易出现社交恐怖等神经官能症和性心理障碍。把3条标准综合起来，就能对心理障碍的轻重，做出较准确的判断。

359. 在哪里可以获得专业心理帮助

目前，社会上提供心理帮助的机构和部门很多，概括地讲，有心理热线、心理咨询中心、心理门诊或心理诊所、心理病院和精神病院。这些心理帮助资源各有所长，也各有所短，心理障碍患者应该根据自身的问题特点，选择求诊部门。

一般来说，紧急的日常心理危机，如自杀、家庭纠纷和一过性的心理烦恼，适合通过心理热线暂时得到缓解。学习障碍、轻度社会适应不良，适合于到由社会教育工作者主办的心理咨询中心，接受心理咨询。神经症、人格障碍、和性心理障碍等发病时间较长、有一定人格基础的心理障碍，适合去心理门诊或心理诊所，接受系统的心理治疗。而精神分裂症或躁狂抑郁症等重症精神病，在发作期适合到精神病院，接受以化学药物治疗为主的专业治疗。

360. 怎样选择合适的心理治疗师

选择心理治疗师，可以根据以下3点：第一，也是最重要的一点，就是医生的健康人格，健康人格对患者的影响，是心理治疗能够奏效的根本原因。人格是难以客观评价的，主要凭主观体验，这种体验，就是在与医生有了初步接触之后，产生了信任和喜欢的感觉。即使这个心理治疗师的人格是基本健康的，也不见得适合所有患者。因为研究表明，并不是一个心理治疗师能够适合所有类

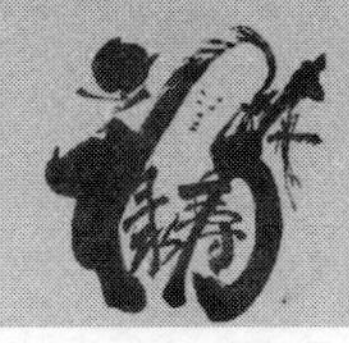

型的患者，只有医生与患者的人格比较匹配，才能产生比较理想的治疗效果。因而，那些在初次见面，容易使患者产生好感的医生，可能对这个特定的患者更有帮助。第二，就是医生的理论水平。这可以从其所受的教育、所获得的学位、所受的训练及咨询过程中对于心理问题的解释，得到间接的了解。第三，就是治疗技术。治疗技术包括倾听技术、解析技术、修通技术等。对于技术水平的了解，可以通过治疗师的工作经历长短、治疗过程中对于节奏的把握、关键点切入的能力、核心情结深入透彻的理解力，来逐渐进行。

此外，还可以通过学术界或心理治疗的同行那里，了解治疗师的背景和能力作为选择心理治疗师的参考。

总的来说，那些看起来和蔼可亲、善解人意、令人信任和喜欢，有医学或心理学背景、学历较高、接受过专业训练，有长期丰富的心理治疗经验，阅历比较丰富，年龄在 30 岁，最好在中年以上、得到专业心理治疗协会或社会认可的心理治疗师，可能是比较适合的心理治疗师。最终是否适合，还是要靠患者自己在心理治疗过程中去实际感受。如考虑了上述的一些参考条件后，可能会选择效率更高。

361. 为什么有的心理咨询不成功

(1)求助者没有确实按照咨询师的要求去做：如果求助者对自己以往不良方式改变的愿望不强烈，完成作业时总打折扣，就会影响咨询效果。所以求助者要积极配合咨询师，对于每次布置的作业都认真对待。

(2)咨询关系不匹配：咨询师都有自己的特长，如果咨询的内容正好是咨询师不擅长的，恐怕咨询效果就不容易出来。只有找到合适的咨询师，才可能达到较好的效果。所以，不能因为一次咨询不成功就认为心理咨询无用，如果发现无法匹配，应终止咨询或寻找合适、匹配的咨询师。

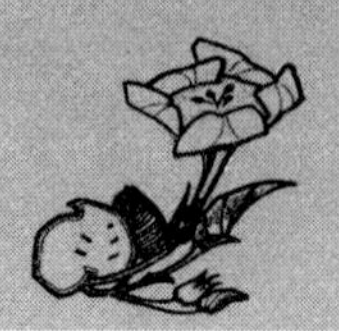

心理咨询也不是“万能的”。首先，它要求咨询的内容必须是心理方面的，其他方面则不是咨询的范围。其次，求助者的问题都是长期不良方式作用的结果，让他做出改变需要一个过程，所以心理咨询要经历几个阶段，才可能解决问题。再者，咨询师对求助者也有一定的要求，一般来说，求助者需要具备以下基本条件：智力正常，人格基本健全，有交流能力，对咨询有一定信任度，内容合适，动机合理等。

362. 怎样配合医生做好心理治疗

为了配合医生做心理治疗，患者必须做好以下准备：第一，必须为心理治疗留下固定的时间。这对于成功的心理治疗非常重要，因为在一定时间内，施加恒定的治疗和心理影响本身，就是心理治疗奏效的基本因素，时间保证不了，治疗就无从谈起。三天打鱼、两天晒网，或者治疗时间总是改来改去，治疗是不会奏效的。这是一种对于治疗和改变的阻抗。通常心理治疗的频度在每周1～5小时，个别甚至可以达到10小时，总的疗程，根据疗法不同，时间长短不一，行为疗法可以是几个月，精神分析疗法需要几百小时，通常都需要几年，个别严重的，可能需要终生咨询。所以，决定治疗前，必须做好时间安排。第二，就是做好经济上的准备。心理治疗费通常是比较昂贵的，每小时为30～100元，平均每月的治疗费用，要在200～600元。而且，大部分治疗都难以在短时间内奏效，所以心理治疗的总费用为5 000～20 000元。在进行治疗前，必须对此有充分准备，量力而行。第三，也是最重要的准备，就是必须准备好承受治疗和改变过程中的痛苦。无论是行为疗法、森田疗法，在治疗过程中，患者都必须承受一些焦虑和痛苦，都必须面对、接受、承受自己的内心冲突，这是无论任何心理疗法都无法避免的，它相当于外科手术中不可避免的疼痛和失血。

在上述的准备比较充分之后，就可以与医生进行治疗了。治

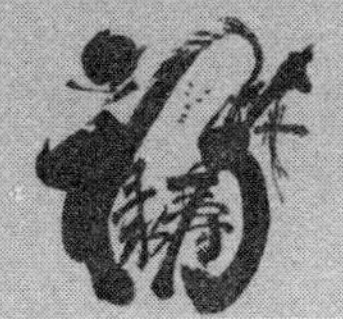

疗中的配合包括多方面，最重要的就是在治疗中尽可能做到真实，真实地表达和表现自己。其实，通常医生对患者几乎没有过多的要求，只要能按时与医生接触，一切就都可以听其自然了，听其自然，是最佳的也是最难达到的理想治疗状态。

363. 心理病为什么难治疗

为什么心理病很难治疗，这是由心理病的特殊性决定的。心理病的核心问题，是一些持久的、无法排遣的“内心”痛苦，患者能感觉到，但它是无形的东西，谁都看不见、摸不着，人们无法把它拿出来、搬走，或用刀把它切除，即使用药物，也无法把它彻底消除。心理治疗技术有能力使患者的问题再现于心理治疗室中，但治疗仍很困难，因为据研究，心理病一方面妨碍患者的正常生活，另一方面，它也是心理冲突的一种妥协，在能力有限的情况下，它对患者还有一定的保护作用，消除了“心理病”也就等于消除了保护，会使患者面对更大的压力，自然会遇到来自患者的抵抗。心理病难治疗的第三个原因是，心理病发生在成年，而它的形成是从童年期就已经开始，早已为心理病的产生奠定了牢固的基础，心理病状态早已成为患者习惯和人格的一部分。当心理治疗触及到它的时候，也就触及到了一个人从小养成的习惯和人格，而人本能上拒绝改变形成多年的习惯和人格，所以，心理治疗总会遇到来自患者本身的顽强抵抗。这就是心理治疗与其他治疗最突出的差别；患者一方面来寻求治疗，一方面又下意识地抵抗治疗。这就像一位患者一只手拉着医生请求施治，另一只手推拒医生拒绝治疗一样。患者的不自觉抵抗，使心理治疗变得困难，而患者或医生对于抵抗的无知，将使治疗难上加难。

364. 心理病治疗的常见误区有哪些

在诊治心理病的过程中发现，很多心理病之所以治不好，是因

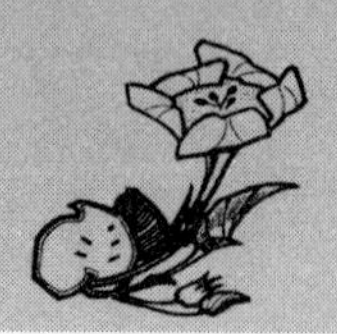

为患者陷入了某些误区。第一种常见的误区,是患者一味地去寻求特效疗法,什么特效药、什么高级仪器、什么外国疗法等,凡是媒体上宣传过的,都要匆匆忙忙试一试,而每种疗法又都是浅尝辄止,忽视了调动患者本人的内在潜力和能动性。而调动患者本人的内在潜力和能动性,恰恰是心理治疗的核心,也是治疗取得疗效的根本原因,如果忽视了根本核心,治疗当然不会取得成功。第二种常见误区,是患者在心理治疗过程中,颠倒了医生和患者间的主次关系。心理病的诊疗与一般疾病的一个显著区别就在于,患者是治疗的主体,医生是辅体。如果把心理病的治疗比做一次心灵手术的话,那么最合适、最理想的手术者并非心理医生,而是心理病患者本人,心理医生只是手术的助手和顾问,绝不能越俎代庖,否则,只会拔苗助长。第三种常见误区,是患者对于治疗的难度和所需时间估计不足。据研究,任何心理病的产生,都有病态性格作为基础,性格基础不动摇,心理病的症状也将难以根除。而性格是在5岁以前就已铸型,5岁以后基本定型,一旦定型,终生难以改变。我国的谚语里有“江山易改、本性难移”的说法,可见,心理病的诊治原本就是艰难而漫长的。对此缺乏认识和没有足够的准备,陷入急于求成的误区,治疗就容易失败。

365. 心理咨询前应做哪些准备

心理有问题去看心理医生,如同躯体有病到医院看大夫。但由于人们对心理咨询的一般知识了解不多,以致把看躯体疾病的习惯用于看心理医生,影响了咨询效果。所以去咨询,略知些咨询常识最好。

(1)求询者本人要有心理咨询的愿望:心理咨询是以语言沟通为基础,这种沟通是建立在咨询者对医生的信任和自愿的基础上。若求询者没有沟通的愿望或是被亲朋好友带领至此,是不会情愿地谈及真实的自我,咨询效果会受到影响。

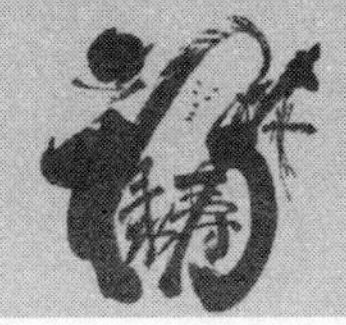

(2)求询者不必担心谈话的内容外露：心理医生工作的原则之一是为求询者保密，有些求询者因有这种担心，咨询时往往隐去某些问题，不利于医生做出诊断和提供帮助。

(3)求询者最好有自助意识：心理咨询除有心理医生的启发引导帮助，还需要求询者积极主动配合。有的求询者没这种意识，在咨询后对医生布置的作业不实施。如对恐惧症患者的治疗是先练习放松法，再进行系统脱敏疗法，这是一个连贯程序，有的求询者回家不练习，总想在医生那里讨一种简单的治疗方法或药物，导致咨询半途而废。

(4)求询者勿急于追求效果，欲速则不达：心理问题及心理疾病不是一天两天形成的，它可能是多种原因造成的。如人际交往障碍，有的求询者出现障碍的原因是因性格偏内向、口吃、怕别人讥笑、拒绝与人交往引起，咨询时首先要打破这一循环链，使求询者改变自身对口吃的认识，消除紧张焦虑情绪，学习与人交往的方法技巧。这是一个积累的过程，并不是短期就能达到的。还有些心理问题或疾患需要有关人员同步参与咨询，如孩子的问题父母参与，婚姻问题夫妻参与。

(5)理解咨询的时间限定：咨询一次约 50 分钟，若时间长、内容多，不便于咨询师清晰地理解并接受主要问题的核心部分。

366. 心理治疗有哪些适应证

心理治疗在不同学派理论的影响下，方法各异，适应对象也有所不同。一种心理疗法的选择是否适当，往往影响治疗效果。一般认为，常用心理治疗的适应范围如下。

(1)社会心理应激引起的各种适应性心理障碍：诸如一个人未能处理好人际关系等原因，而表现为心境不悦、自责自卑、悲观失望等，常需要进行心理治疗，如支持性心理治疗和环境安置等。遭受突然的生活事件刺激表现急性心理障碍时也可使用心理治疗。

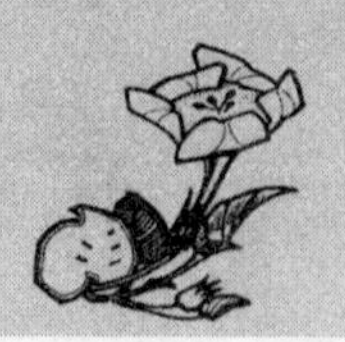

（2）综合医院临床各科的心理问题：内科患者患有躯体疾病而无求治欲望或治愈信心，甚至将自已疾病看得过分严重，或者躯体疾病患者的心理反应等，都需要用个别心理治疗，通过安慰、支持、劝慰、保证、疏导和调整环境等方法来帮助患者认识疾病的性质等有关因素，调动患者的主动性来战胜疾病。

（3）心身疾病：常见的心身疾病，如冠心病、原发性高血压、心律失常、支气管哮喘、消化性溃疡、溃疡性结肠炎、心因性肥胖症、偏头痛、雷诺综合征及类风湿关节炎等，均可使用松弛疗法、默想训练、养生功训练和生物反馈等方法。另外，神经性厌食症和神经性贪食症、睡眠障碍、性功能障碍经常需要心理治疗。

（4）神经症性障碍：①神经衰弱需要支持疗法、体育活动、体力劳动和养生功训练等综合治疗。②癔症，主要以暗示疗法为主，对转换型癔症也可进行精神分析法治疗。催眠疗法治疗癔症是暗示治疗的例证。③强迫症和恐惧症主要以行为治疗为主，因为强迫症和恐惧症被认为是在生活中习惯的不良行为，必须通过特殊的正确的学习方法，减轻和消除病态的症状和行为，以新的、合乎要求的行为矫正取代病态行为。常采用松弛训练、系统脱敏、生物反馈和养生功训练等办法。④焦虑症，首先要帮助患者消除对急性焦虑发作所产生的种种精神负担和恐惧心理，结合病情的性质和原因采用支持疗法。配合交互抑制法和放松功可以较好地抑制焦虑反应。⑤抑郁性神经症和疑病症，主要以支持疗法为主，给予鼓励、劝告、保证或暗示等方法。

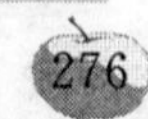

（5）抑郁症，近年来研究发现，社会心理应激和认知歪曲对抑郁症的发生起重要作用，采用认知疗法具有一定疗效。

（6）精神分裂症恢复期的心理治疗也很重要，目的是帮助患者提高对疾病的认识，促进自知力的恢复，巩固疗效以防复发。

（7）病态人格也可使用心理治疗，帮助他们认识个性的缺陷所在，并指导矫正行为的方法。性心理障碍是心理治疗中的常客，因

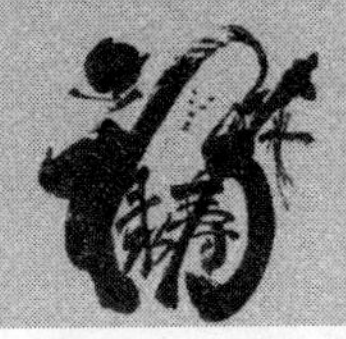

为其中部分患者的人格有不健康的成分。

(8)酒精中毒和药物依赖等可用家庭治疗、厌恶疗法和环境改变等治疗。

(9)儿童精神心理问题,如儿童行为问题,精神发育不全的技能训练。

367. 心理咨询应注意什么

(1)想好开头说什么:一些来访者见到咨询师后情绪波动很大,不知从何谈起,浪费了许多时间。事先想好“开场白”,几句话就能进入主题。

(2)把心理咨询师看作是一个特别亲密的朋友:心理问题,大多要有情感上的倾诉,这是来访者和咨询师的共同愿望,且咨询师会对你的“泄密”给予绝对保密。因此,面对心理咨询师,尽可能敞开心扉。倾诉要有所节制。人在激动时易失控,一肚子的烦恼和苦水恨不得全都倒出来,从时间上考虑,一般倾诉时间在10～30分钟即可。

(3)“有问必答”比“拐弯抹角”更利于沟通:一些来访者存在种种顾虑,有的人说到一半时忽然又后悔了,改变了主题;有些人因怕露丑、害羞等原因不肯说关键的问题,这都不利于达到医治心病的目的。对咨询师的提问最好是有问必答,使咨询师的分析、判断更准确。

(4)不必过分地关注自我的表现与形象:求医不是求职或与上级领导谈话。咨询师并不大关心你表层的东西,而是更注重解决你的心理问题。在与咨询师的谈话中,你要尽可能地放松一些,不要在说话中过多考虑方式方法和技巧。有话直说,“开门见山”最好。

(5)就事论事不必纠缠于细节之中:有些人生怕咨询师不了解自己的经历与问题的发生、发展和现状,用大量时间去讲述一件事的细节,其实,这是不必要的。咨询师更关注你的思想观念及对问题的认

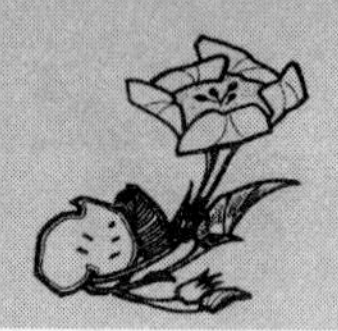

识。对于事情的叙述,先可大致讲一讲,然后等咨询师提问再说。

(6)不要期望由心理咨询师给你“决策”:比如说离不离婚,与恋爱对象是否继续保持关系等问题,不少咨询者希望咨询师给一个明确的答复。而心理咨询师的职业准则恰恰是避免这种不能完全负责的“硬性指导”。他们只能给你讲些观点和道理,启发、疏导你的“症结”,最后的大主意还得由你自己拿。

(7)不要要求一次咨询就“根治”:解决心理问题往往要有一个过程,不是所有的心理问题都能够一次性解决,那种希望“一点通”、“仙人指路”走捷径的想法是不现实的。这反而会使你走更多的弯路。

(8)心理问题不要等成了“心病”时才去求医:现实中,心病不算病的观念还是很有市场的,不到万不得已,人们似乎不愿与心理咨询师打交道。其实,预防心理疾病与心理疾病的及早治疗更为重要,在“心理刚感冒,还未发高烧”时就该去找心理咨询师了。

368. 为什么心理咨询要回避家人

治疗师应尽可能避免或减少为同事、亲属、朋友等直接或间接关系、利害关系人群进行心理治疗或咨询。特别是内部员工或本院医务人员,建议不要在单位心理治疗师那里进行心理治疗和咨询。道理很简单,那就是“心理距离”。心理治疗中常常涉及患者平时压抑的心境或潜意识中连自己都不愿意接受的内容,这种心理治疗性的被激活若只在治疗室内发生,不会对患者形成大的心理阻抗,若是治疗者与患者在日常生活中经常见面,将会对患者产生心理伤害。

369. 心理治疗有什么不良反应

世界上没有只有治疗作用而无不良反应的疗法,心理治疗当然也不会例外。心理治疗的不良反应,体现在以下3个方面问题。

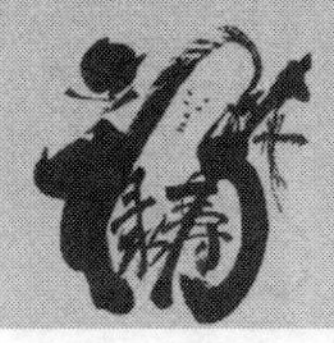

(1)使患者停滞不前:如一个依赖型的患者,把依赖的模式转移到医生身上,而这个医生没有察觉,下意识地在满足和鼓励患者的依赖模式,这将导致患者的依赖模式难以解决,治疗就会停滞不前。还有的患者心理问题的核心是被动、习惯于接受别人的控制,如果恰好遇到一个习惯于控制别人的治疗师,患者和治疗师会形成"控制-接受控制"的病态同盟,这样的关系表面上似乎非常舒适,但是,患者的根本问题并没有得到解决,患者的人格没有得到发育和成熟。

(2)使患者的病情加重:这样的情况是非常少见的。通常发生在边缘型人格障碍的心理治疗。由于这些患者的心理防御机制比较脆弱,如果治疗强度过重,会使患者的防御机制崩溃,使病情一过性地加重。还有个别患者,存在着隐蔽很深的自虐心理,将心理治疗视为自虐的工具,这样的人,心理治疗在表面上越成功,他的受虐心理越得到满足,病情也就越重越顽固。

(3)使患者增加新问题:这样的情况是非常罕见的。它通常发生在一个非常变态的医生和一个心理上非常幼稚的患者之间,是以医患双方严重的施虐受虐心理做基础的。这种情况似乎只是在西方的心理片中可以领略得到。

心理治疗的不良反应,主要是来自于医生的不成熟。好在心理治疗是一种"自纠"过程,患者会本能地退出这样的治疗。而且,对心理医生督导制度的产生,也可以一定程度地避免心理治疗的不良反应。所以,心理治疗和其他治疗比起来,还是属于安全度比较高的治疗,不必过分担心。

370. 什么是患者中心疗法

患者中心疗法又称咨客中心疗法、来访者中心疗法、非指导性疗法。患者中心疗法,是罗杰斯以人本主义理论为基础于 1942 年提出的。咨客中心疗法是人本主义心理疗法中的主要代表。患者

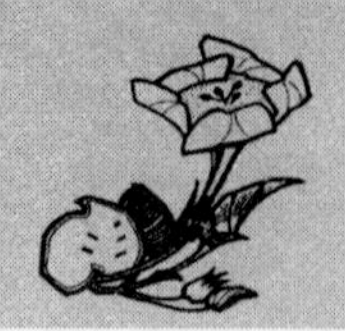

中心疗法强调心理治疗是一种患者和治疗者都必须深入置身其中的治疗关系，假如治疗者有无条件的积极关注，就会产生治疗变化；假如发生治疗变化，就会使患者体验到更多的自我认可和更多的自信等。罗杰斯的理论和工作成为心理咨询和心理治疗的一个结合点，在此以前心理治疗都由医生来做，在此以后非医疗人员也可以参加心理咨询的培训，对表现为轻度的心理问题和心理紊乱的人进行辅导。

患者中心疗法认为，任何人在正常情况下都有着积极的、奋发向上的、自我肯定的无限的成长潜力。如果人的自身体验受到闭塞，或者自身体验的一致性丧失、被压抑、发生冲突，使人的成长潜力受到削弱或阻碍，就会表现为心理病态和适应困难。如果创造一个良好的环境使他能够和别人正常交往、沟通，便可以发挥他的潜力，改变其适应不良行为。

患者中心疗法主张治疗者把患者作为一个有自尊心的主人来看待，而不是一个普通的患者，故用咨客一词。在进行治疗时，治疗者让咨客畅所欲言，但不需要什么自由联想。治疗中的关键是治疗者处于中间的媒介，帮助咨客发泄他的感受，治疗者耐心地倾听。为达到这一目的，当交谈时治疗者不断用反响来激发咨客的情绪，一再重复咨客在交谈中所表现的最基本的情感。治疗者不能把自己的意志强加在咨客身上，而是帮助他弄清问题，增加自我了解和适应能力，发展其成长潜力，从而获得治愈。罗杰斯认为，治疗关系中最重要的因素在于治疗者应成为“真诚的或自我和谐的人”，这就是说他不仅是从专业的角度去发挥作用和进行操作，而且在与咨客的关系中也是坦率和诚实的。因为任何人都不愿意向不真诚的人暴露自己的一切。

371. 什么是婚姻治疗

婚姻治疗又称“夫妻治疗”及弥合治疗，是指一对夫妻就他们

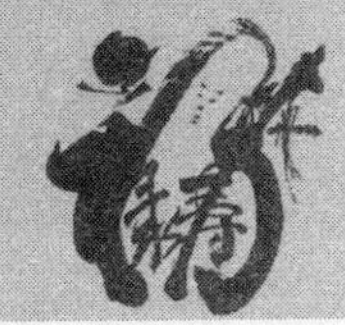

的夫妻关系及婚姻问题为主要焦点而进行的治疗方法。因其关系是夫妻俩的人际关系，包括他们之间的感情、相处关系、沟通情况或所扮演的角色等，所以是属于人际关系治疗的一种。婚姻治疗是 20 世纪 60 年代以来才发展起来的一类心理治疗类别，除采用各种家庭治疗的理论和技术外，其主要特点是把治疗焦点放在一对夫妻身上，以人际关系的观点来了解夫妻的心理与行为，解释他们的婚姻问题，并协助他们改善不良的关系与适应方式，提高婚姻质量。婚姻治疗的目标是改善配偶间的关系。这一领域的工作最早是由婚姻咨询家、社会工作者开拓的，随之心理学家和精神病学家也开始从事这种治疗。婚姻问题主要由于配偶之间的关系造成，毛病不仅存在于某个配偶身上，而是家庭中不良交往方式的结果。夫妇双方均负有一定责任，因此要改善婚姻状况，对夫妇同时进行治疗是最适宜的策略。

372. 婚姻治疗的目标是什么

(1)增进夫妻们的“沟通交流”，改善“人际关系”。

(2)矫正夫妻的“角色关系”与调整“职责分配”。

(3)促进建立“夫妻认同感”与“夫妻联盟”。

(4)协助夫妻顺利面临、度过“婚姻发展”各阶段。

(5)鼓励夫妻相互“培养配偶感情”。

(6)改进夫妻“适应问题”的模式，解决面对的问题。

(7)帮助夫妻树立适当的“生活方式”。

婚姻治疗在达到以上的目标时，通常使用的技术包括夫妇双方阐明各自的情感；确定夫妻关系症结的性质及意义；对夫妇的决策、交流和解决冲突给予重点帮助，提供技巧，检查并改变夫妻双方对他们关系不切实际的愿望，让夫妇对影响其婚姻关系的有关因素进行反省及认识，处理在治疗中夫妻的防御行为等。婚外恋，性生活障碍，经常争吵，夫妇间缺乏亲密情感，对待亲友的态度不

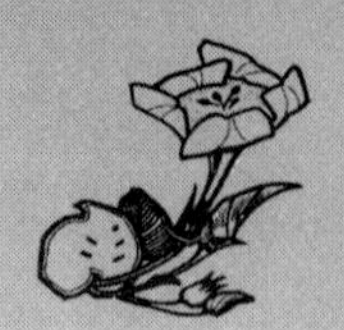

一致。婚姻治疗也可用于解决明显的"个体"问题。如酒精依赖、焦虑症、恐惧症、抑郁症、赌博等。有的家庭成员中(如孩子)的精神异常或心理障碍,最根本的原因是夫妻关系问题,在治疗个体的心理问题时,可以同时做夫妻的婚姻治疗。

373. 什么是理性情绪疗法

理性情绪疗法又称合理情绪疗法(RET),是20世纪50年代由艾利斯在美国创立,它是认知疗法的一种,因其采用了行为治疗的一些方法,故又被称之为认知行为疗法。RET的理论认为,人们的情绪是由人的思维、人的信念所引起,而不合理的信念往往使人们陷入情绪障碍之中。不合理信念的几个特征是:绝对化的要求、过分概括化、糟糕至极。一般认为,人的情绪和行为障碍不是由于某一激发事件直接所引起,而是由于经受这一事件的个体对它不正确的认知和评价所引起的信念,最后导致在特定情景下的情绪和行为后果,这就称为ABC理论。通常认为情绪和行为后果的反应直接由激发事件所引起,即A引起C,而ABC理论则认为A只是C的间接原因,B即个体对A的认知和评价而产生的信念才是直接的原因。两个人遭遇到同样的激发事件或工作失误造成一定的经济损失,产生了很大的情绪波动,在总结教训时,A认为吃一堑长一智,以后一定要小心谨慎,防止再犯错误,努力工作,把造成的损失弥补回来。由于有了正确的认知,产生合乎理性的信念,所以没有导致不适当的情绪和行为后果。而B则认为发生如此不光彩的事情,实在丢尽脸面,表明自己能力太差,怎好再见亲朋好友,由于有了这样错误的或非理性信念,再也振作不起精神来,导致不适当的甚至是异常的情绪和行为反应。

374. 什么是放松疗法

放松疗法又称松弛疗法、放松训练,它是按一定的练习程序,

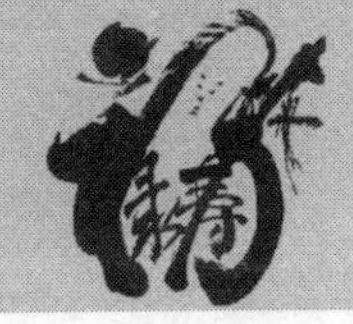

学习有意识地控制或调节自身的心理生理活动，以达到降低机体唤醒水平，调整那些因紧张刺激而紊乱了的功能。实践表明，心理生理的放松，均有利于身心健康、起到治病的作用。像我国的养生功、印度瑜伽术、日本的坐禅、德国的自生训练、美国的渐进松弛训练、超然沉思等，都是以放松为主要目的的自我控制训练。

375. 什么是厌恶疗法

厌恶疗法又称“对抗性条件反射疗法”，它是应用惩罚的厌恶性刺激，即通过直接或间接想象，以消除或减少某种适应不良行为的方法。厌恶疗法的特点是，治疗期较短，效果较好。此疗法多用引起躯体痛苦反应的非条件刺激与形成不良行为的条件刺激结合，使患者发生不良行为的同时感到躯体的痛苦反应，从而对不良行为产生厌恶而使其逐渐消退。此疗法对酒瘾、戒烟、贪食、吸毒和性变态者效果较好。

376. 什么是满灌疗法

满灌疗法又称“冲击疗法”、暴露疗法。它与系统脱敏疗法正好相反，是鼓励求治者直接接触引致恐怖焦虑的情景，坚持到紧张感觉消失的一种快速行为治疗法。著名行为治疗专家马克斯(Marks)在谈到满灌疗法的基本原理时指出：“对患者冲击越突然，时间持续得越长，患者的情绪反应越强烈，这样才能称之为满灌。迅速向患者呈现让他害怕的刺激，并坚持到他对此刺激习以为常为止，是不同形式的满灌技术的共同特征。”

运用满灌疗法，治疗一开始时就应让求治者进入最使他恐惧的情境中，一般采用想象的方式，鼓励患者想象最使他恐惧的场面，或者心理医生在旁边反复地、甚至不厌其烦地讲述他最感恐惧情境中的细节，或者使用录像、幻灯片放映最使求治者恐惧的情景，以加深求治者的焦虑程度，同时不允许求治者采取闭眼睛、哭

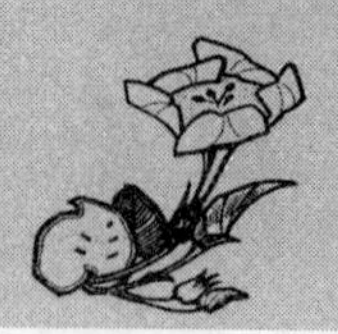

喊、堵耳朵等逃避行为。在反复的恐惧刺激下，即使求治者因焦虑紧张而出现心跳加快、呼吸困难、面色发白、四肢发冷等自主神经系统反应，但求治者最担心的可怕灾难却并没有发生，这样焦虑反应也就相应地消退了。或者把求治者直接带入他最害怕的情境，经过实际体验，使其觉得也没有导致什么了不起的后果，恐惧症状自然也就慢慢消除了。或者直接把患者带入他最害怕的情境，经过重新实际体验，觉得也没有什么了不起，慢慢地就不怕了。“习能镇惊”是满灌疗法治疗的要诀。国外报道，即使病程超过 20 年的恐惧症，经过 3～15 次满灌治疗，也有希望治愈。

377. 什么是系统脱敏疗法

系统脱敏疗法也称交互抑制法。这种方法主要是诱导患者缓慢地暴露出导致焦虑的情境，并通过心理的放松状态来对抗这种焦虑情绪，从而达到消除焦虑习惯的目的。治疗包括 3 个步骤，即排列出由弱到强的焦虑层次表，进行焦虑反应与肌肉放松技术的结合训练。当患者想象第一个焦虑层次时，同时放松肌肉，若不感到紧张害怕，则进入下一个焦虑层次。如此渐进，直到通过最后一个焦虑层次。系统脱敏疗法有 4 个变式，即快速脱敏法、接触脱敏法、自动脱敏法和情绪性表象法。一些研究者发现，在愉快环境下逐渐暴露恐怖刺激比想象恐怖刺激更有效。

378. 什么是完形心理学

完形心理学又称格式塔心理学，是西方现代心理学的主要流派之一，1912 年在德国诞生，后来在美国得到进一步发展。格式塔心理学采取了胡塞尔的现象学观点，主张心理学研究现象的经验，也就是非心非物的中立经验。在观察现象的经验时要保持现象的本来面目，不能将它分析为感觉元素，并认为现象的经验是整体的或完形的（格式塔），所以称格式塔心理学。主要代表人物是

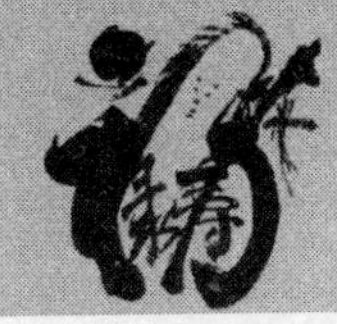

韦特海默、苛勒和科夫卡。他们认为，现象的经验就是整体或格式塔，所谓感觉等元素乃是进行了不自然分析的产物。现实的经验只能证明“感性的组织”。

韦特海默、苛勒和科夫卡等提出格式塔心理学的基本理论以后，在社会上和学术界渐渐地产生了一定的影响。皮尔斯的咨询理论直接受到他们的格式塔思想的影响。德裔美籍心理学家皮尔斯原先是从事心理分析学派的理论研究，但是在一次心理分析年会上受到很大的打击。从此他彻底脱离心理分析学派，提出格式塔疗法，他认为这种疗法的本质是“我必须对于自己的存在承担一切责任”。这种疗法主张通过增加对自己此时此地躯体状况的知觉，认识被压抑的情绪和需求，整合人格的分裂部分，从而改善不良的适应。

379. 何谓心理分析疗法

心理分析疗法又称精神分析疗法、分析性心理治疗，是心理治疗中最主要的一种治疗方法。精神分析的启蒙者是催眠术的先驱者麦斯麦，在此基础上弗洛伊德创立并发展和完善了精神分析学说。应用此疗法使患者从无拘束的会谈中领悟到心理障碍的症结所在，并逐步改变其行为模式，从而达到治疗的目的。

这一疗法的适应证是心因性神经症。这种会谈显然不适合儿童或已呈精神错乱症状的各种精神病患者。由于它耗时长、效率低、费用开支大，而今很少有人应用。但这一经典心理分析的技术仍在各种改良的分析疗法（如分析性心理治疗）中运用。其基本理论核心是：人的精神活动可分为潜意识、前意识和意识。

精神分析学说以潜意识的理论为基点，所要探讨的“是一个人为什么是他那个样子”的真正原因，它设法将潜意识的东西进入意识中来（如采用自由联想法），然后通过自我认识，以摆脱心理问题和不良情绪。精神分析的目的和价值在于它能够挖掘出深藏在潜

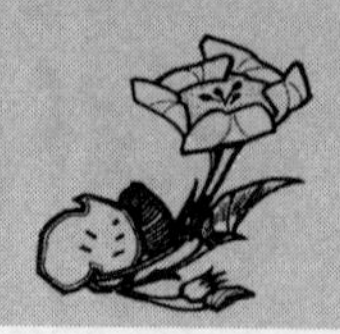

意识中的各种关系(尤其是童年的精神创伤和痛苦经历),使之被召回到意识中来。患者借助于医生的分析、解释,理解这些关系,彻底领悟和认识自己;医生再加以疏导,使患者宣泄并消除深藏在潜意识中童年的精神创伤、心理矛盾和痛苦体验,最后矫治不良行为,达到治疗目的。精神分析的奠基不是出于无意识的心理过程,其中包括了诸如抗拒、压抑、性欲、攻击、恋亲情绪等诸多无意识的心理反应。探讨患者的深层心理,识别潜意识的欲望和动机,解释病理与症状的心理意义,协助患者对自我的剖析,解除自我的过分防御,调节超我的适当管制,善用患者与治疗者的移情关系,来改善患者的人际关系,调整心理结构,消除内心症结,促进人格的成熟,提高适应能力。为了达到治疗目标,精神分析心理疗法主要采用自由联想和释梦等技术。

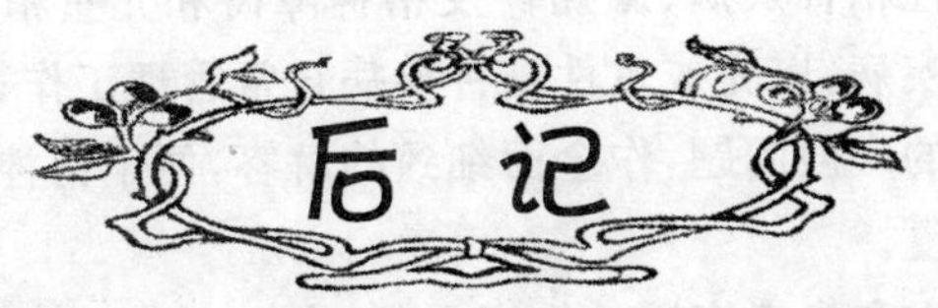

后记

在精神科工作中，经常会碰到一些患者或家属要求为他们介绍一些有关精神疾病的书籍，我也曾绞尽脑汁地为他们着想，到书店和网上寻找相关图书，很无奈的是虽然我们费尽周折却难以找到一本满意的相关书籍。患者们的要求一般有三点：其一是要能够充分反映当代医学科学信息，帮助他们和医生一起讨论，共同制定患者的个体化诊疗方案；二是要能够为家人提供家庭医疗帮助和决策的专业知识，为长期治疗和家庭护理提供科学依据；三是要专业而又简单易懂，全面而又实用。目前，我国精神医学图书市场上的书籍可以分为两大类，一类是专业书籍，包含有各种各样的医学教材、参考书、治疗指南、实用手册、研究进展、考试用书等；另一类是科普书籍，如某某病问答，某某病指导，某某病图解等。目前而言，专业和科普类书籍都不满足以上三点要求，由此我们就有了编写一本相关知识书籍的念头。近两年来，我们在内部编写了两本资料供家属和患者阅读，一本是《家庭精神康复指导》(三小册)，一本是《社区精神卫生健康教育指导》，这本书的雏形就是这样形成的。

近年来，随着国家“686”项目和“重性精神疾病管理工作”的开展，基层卫生服务机构中全科医师和精神病防治专业，对精神病学知识的需求也越来越凸显出来。他们的工作特点是工作面广泛，服务对象全面，知识全面而不需要过度深入。他们的精神病学知识需要满足工作中四点需要：一是要能够了解目前国内精神疾病管理的相关政策和工作任务；二是要能够大致识别各种精神障碍的严重程度和性质，为患者提供转诊转介服务；三是初步诊断和处理常见的重性精神疾病、癫痫伴发精神障碍和儿童精神发育迟滞等重性精神疾病，以完成重性精神疾病日常管理工作；四是能对基层群众提出的一般问题，作全面细致的解答，便于精神疾患者在社区和家庭康复。

社区医生和患者家属的知识需求，有一个共同的特征，那就是能够掌握一定的专业知识又能不花太大的功夫就能看懂，既能帮助他们解决一定的专业困惑，还能帮助他们解决一些医学与生活上的问题。由此，我们花费了近两年的时间，编写了《社区与家庭精神医学》一书。这本书的功能有四点：一是可为患者提供所患疾病的科学认识，帮助他们早日恢复健康；二是帮助家属理解精神疾病患者所出现的各种异常表现，以科学的态度尊重患者的人格，还可以科学地照顾和安排患者的日常生活；三是便于帮助社区医生进行全科医疗和“重性精神疾病管理”工作；四是有利于低年资专业精神科医师进行健康教育指导。因为专业书过于深奥，不易看懂，所以本书采用了问答的形式，以便读者能够根据目录提示很快找到自己想要的答案，同时又严格按照精神医学专业书的科学态度解答问题，做到绝大多数医学问题的结果都有据可查，尽力使本书成为一本“普及版专业书”。

在编写本书的过程中，得到了上海同济大学赵旭东教授和云南省精神病医院杨家义院长的指导和支持，并为本书作序推介，还得到了云南省精神病医院中西医结合科同仁的大力协助，在此书付梓之时，特向他们表示衷心的感谢。

由于首次编写此类型的书籍，虽经反复修改和审稿，但错误仍然难免，敬请读者谅解，并真诚地希望您提出宝贵的意见。

作　者

2013 年（癸巳 蛇年 2 月 10 日始）

一	二	三	四	五	六	日
	1 二十	2 廿一	3 廿二	4 廿三	5 小寒	6 廿五
7 廿六	8 廿七	9 廿八	10 廿九	11 三十	12 十二月	13 初二
14 初三	15 初四	16 初五	17 初六	18 初七	19 初八	20 大寒
21 初十	22 十一	23 十二	24 十三	25 十四	26 十五	27 十六
28 十七	29 十八	30 十九	31 二十			

一	二	三	四	五	六	日
				1 廿一	2 廿二	3 廿三
4 立春	5 廿五	6 廿六	7 廿七	8 廿八	9 廿九	10 正月
11 初二	12 初三	13 初四	14 初五	15 初六	16 初七	17 初八
18 雨水	19 初十	20 十一	21 十二	22 十三	23 十四	24 十五
25 十六	26 十七	27 十八	28 十九			

一	二	三	四	五	六	日
				1 二十	2 廿一	3 廿二
4 廿三	5 惊蛰	6 廿五	7 廿六	8 廿七	9 廿八	10 廿九
11 三十	12 二月	13 初二	14 初三	15 初四	16 初五	17 初六
18 初七	19 初八	20 春分	21 初十	22 十一	23 十二	24 十三
25 十四	26 十五	27 十六	28 十七	29 十八	30 十九	31 二十

一	二	三	四	五	六	日
1 廿一	2 廿二	3 廿三	4 清明	5 廿五	6 廿六	7 廿七
8 廿八	9 廿九	10 三月	11 初二	12 初三	13 初四	14 初五
15 初六	16 初七	17 初八	18 初九	19 初十	20 谷雨	21 十二
22 十三	23 十四	24 十五	25 十六	26 十七	27 十八	28 十九
29 二十	30 廿一					

一	二	三	四	五	六	日
		1 廿二	2 廿三	3 廿四	4 廿五	5 立夏
6 廿七	7 廿八	8 廿九	9 三十	10 四月	11 初二	12 初三
13 初四	14 初五	15 初六	16 初七	17 初八	18 初九	19 初十
20 十一	21 小满	22 十三	23 十四	24 十五	25 十六	26 十七
27 十八	28 十九	29 二十	30 廿一	31 廿二		

一	二	三	四	五	六	日
					1 廿三	2 廿四
3 廿五	4 廿六	5 芒种	6 廿八	7 廿九	8 五月	9 初二
10 初三	11 初四	12 初五	13 初六	14 初七	15 初八	16 初九
17 初十	18 十一	19 十二	20 十三	21 夏至	22 十五	23 十六
24 十七	25 十八	26 十九	27 二十	28 廿一	29 廿二	30 廿三

一	二	三	四	五	六	日
1 廿四	2 廿五	3 廿六	4 廿七	5 廿八	6 廿九	7 小暑
8 六月	9 初二	10 初三	11 初四	12 初五	13 初六	14 初七
15 初八	16 初九	17 初十	18 十一	19 十二	20 十三	21 十四
22 大暑	23 十六	24 十七	25 十八	26 十九	27 二十	28 廿一
29 廿二	30 廿三	31 廿四				

一	二	三	四	五	六	日
			1 廿五	2 廿六	3 廿七	4 廿八
5 廿九	6 三十	7 七月 立秋	8 初二	9 初三	10 初四	11 初五
12 初六	13 初七	14 初八	15 初九	16 初十	17 十一	18 十二
19 十三	20 十四	21 十五	22 十六	23 处暑	24 十八	25 十九
26 二十	27 廿一	28 廿二	29 廿三	30 廿四	31 廿五	

一	二	三	四	五	六	日
						1 廿六
2 廿七	3 廿八	4 廿九	5 八月	6 初二	7 白露	8 初四
9 初五	10 初六	11 初七	12 初八	13 初九	14 初十	15 十一
16 十二	17 十三	18 十四	19 十五	20 十六	21 十七	22 十八
23 秋分	24 二十	25 廿一	26 廿二	27 廿三	28 廿四	29 廿五
30 廿六						

一	二	三	四	五	六	日
	1 廿七	2 廿八	3 廿九	4 三十	5 九月	6 初二
7 初三	8 寒露	9 初五	10 初六	11 初七	12 初八	13 初九
14 初十	15 十一	16 十二	17 十三	18 十四	19 十五	20 十六
21 十七	22 十八	23 霜降	24 二十	25 廿一	26 廿二	27 廿三
28 廿四	29 廿五	30 廿六	31 廿七			

一	二	三	四	五	六	日
				1 廿八	2 廿九	3 十月
4 初二	5 初三	6 初四	7 立冬	8 初六	9 初七	10 初八
11 初九	12 初十	13 十一	14 十二	15 十三	16 十四	17 十五
18 十六	19 十七	20 十八	21 十九	22 小雪	23 廿一	24 廿二
25 廿三	26 廿四	27 廿五	28 廿六	29 廿七	30 廿八	

一	二	三	四	五	六	日
						1 廿九
2 三十	3 十一月	4 初二	5 初三	6 初四	7 大雪	8 初六
9 初七	10 初八	11 初九	12 初十	13 十一	14 十二	15 十三
16 十四	17 十五	18 十六	19 十七	20 十八	21 十九	22 冬至
23 廿一	24 廿二	25 廿三	26 廿四	27 廿五	28 廿六	29 廿七
30 廿八	31 廿九					

2014 年（甲午 马年 1月31日始 闰九月）

一	二	三	四	五	六	日
		1 十二月	2 初二	3 初三	4 初四	5 小寒
6 初六	7 初七	8 初八	9 初九	10 初十	11 十一	12 十二
13 十三	14 十四	15 十五	16 十六	17 十七	18 十八	19 十九
20 大寒	21 廿一	22 廿二	23 廿三	24 廿四	25 廿五	26 廿六
27 廿七	28 廿八	29 廿九	30 三十	31 正月		

一	二	三	四	五	六	日
					1 初二	2 初三
3 初四	4 立春	5 初六	6 初七	7 初八	8 初九	9 初十
10 十一	11 十二	12 十三	13 十四	14 十五	15 十六	16 十七
17 十八	18 十九	19 雨水	20 廿一	21 廿二	22 廿三	23 廿四
24 廿五	25 廿六	26 廿七	27 廿八	28 廿九		

一	二	三	四	五	六	日
					1 二月	2 初二
3 初三	4 初四	5 初五	6 惊蛰	7 初七	8 初八	9 初九
10 初十	11 十一	12 十二	13 十三	14 十四	15 十五	16 十六
17 十七	18 十八	19 十九	20 二十	21 春分	22 廿二	23 廿三
24 廿四	25 廿五	26 廿六	27 廿七	28 廿八	29 廿九	30 三十
31 三月						

一	二	三	四	五	六	日
	1 初二	2 初三	3 初四	4 初五	5 清明	6 初七
7 初八	8 初九	9 初十	10 十一	11 十二	12 十三	13 十四
14 十五	15 十六	16 十七	17 十八	18 十九	19 二十	20 谷雨
21 廿二	22 廿三	23 廿四	24 廿五	25 廿六	26 廿七	27 廿八
28 廿九	29 四月	30 初二				

一	二	三	四	五	六	日
			1 初三	2 初四	3 初五	4 初六
5 立夏	6 初八	7 初九	8 初十	9 十一	10 十二	11 十三
12 十四	13 十五	14 十六	15 十七	16 十八	17 十九	18 二十
19 廿一	20 廿二	21 小满	22 廿四	23 廿五	24 廿六	25 廿七
26 廿八	27 廿九	28 三十	29 五月	30 初二	31 初三	

一	二	三	四	五	六	日
						1 初四
2 初五	3 初六	4 初七	5 初八	6 芒种	7 初十	8 十一
9 十二	10 十三	11 十四	12 十五	13 十六	14 十七	15 十八
16 十九	17 二十	18 廿一	19 廿二	20 廿三	21 夏至	22 廿五
23 廿六	24 廿七	25 廿八	26 廿九	27 六月	28 初二	29 初三
30 初四						

一	二	三	四	五	六	日
	1 初五	2 初六	3 初七	4 初八	5 初九	6 初十
7 小暑	8 十二	9 十三	10 十四	11 十五	12 十六	13 十七
14 十八	15 十九	16 二十	17 廿一	18 廿二	19 廿三	20 廿四
21 廿五	22 廿六	23 大暑	24 廿八	25 廿九	26 三十	27 七月
28 初二	29 初三	30 初四	31 初五			

一	二	三	四	五	六	日
				1 初六	2 初七	3 初八
4 初九	5 初十	6 十一	7 立秋	8 十三	9 十四	10 十五
11 十六	12 十七	13 十八	14 十九	15 二十	16 廿一	17 廿二
18 廿三	19 廿四	20 廿五	21 廿六	22 廿七	23 处暑	24 廿九
25 八月	26 初二	27 初三	28 初四	29 初五	30 初六	31 初七

一	二	三	四	五	六	日
1 初八	2 初九	3 初十	4 十一	5 十二	6 十三	7 十四
8 白露	9 十六	10 十七	11 十八	12 十九	13 二十	14 廿一
15 廿二	16 廿三	17 廿四	18 廿五	19 廿六	20 廿七	21 廿八
22 廿九	23 秋分	24 九月	25 初二	26 初三	27 初四	28 初五
29 初六	30 初七					

一	二	三	四	五	六	日
		1 初八	2 初九	3 初十	4 十一	5 十二
6 十三	7 十四	8 寒露	9 十六	10 十七	11 十八	12 十九
13 二十	14 廿一	15 廿二	16 廿三	17 廿四	18 廿五	19 廿六
20 廿七	21 廿八	22 廿九	23 霜降	24 九月	25 初二	26 初三
27 初四	28 初五	29 初六	30 初七	31 初八		

一	二	三	四	五	六	日
					1 初九	2 初十
3 十一	4 十二	5 十三	6 十四	7 立冬	8 十六	9 十七
10 十八	11 十九	12 二十	13 廿一	14 廿二	15 廿三	16 廿四
17 廿五	18 廿六	19 廿七	20 廿八	21 廿九	22 十月 小雪	23 初二
24 初三	25 初四	26 初五	27 初六	28 初七	29 初八	30 初九

一	二	三	四	五	六	日
1 初十	2 十一	3 十二	4 十三	5 十四	6 十五	7 大雪
8 十七	9 十八	10 十九	11 二十	12 廿一	13 廿二	14 廿三
15 廿四	16 廿五	17 廿六	18 廿七	19 廿八	20 廿九	21 三十
22 十一月 冬至	23 初二	24 初三	25 初四	26 初五	27 初六	28 初七
29 初八	30 初九	31 初十				